浙派中医丛书

专题系列

本草学派

主编　张水利　俞　冰　苏青华

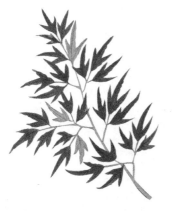

学派 本草

全国百佳图书出版单位

中国中医药出版社

·北京·

图书在版编目（CIP）数据

本草学派 / 张水利, 俞冰, 苏青华主编 . -- 北京：
中国中医药出版社, 2024.9. -- (《浙派中医丛书》专
题系列).

ISBN 978-7-5132-8956-6

Ⅰ. R281

中国国家版本馆 CIP 数据核字第 2024L3N716 号

中国中医药出版社出版

北京经济技术开发区科创十三街 31 号院二区 8 号楼

邮政编码　100176

传真　010-64405721

廊坊市佳艺印务有限公司印刷

各地新华书店经销

开本 710×1000　1/16　印张 20　字数 287 千字

2024 年 9 月第 1 版　2024 年 9 月第 1 次印刷

书号　ISBN 978 - 7 - 5132 - 8956 - 6

定价　98.00 元

网址　www.cptcm.com

服 务 热 线　010-64405510

购 书 热 线　010-89535836

维 权 打 假　010-64405753

微信服务号　zgzyycbs

微商城网址　https://kdt.im/LIdUGr

官 方 微 博　http://e.weibo.com/cptcm

天猫旗舰店网址　https://zgzyycbs.tmall.com

如有印装质量问题请与本社出版部联系（010-64405510）

《浙派中医丛书》组织机构

指导委员会

主 任 委 员 王仁元　曹启峰　谢国建　朱　炜　肖鲁伟
　　　　　　范永升　柴可群

副主任委员 蔡利辉　曾晓飞　胡智明　黄飞华　王晓鸣

委　　　员 陈良敏　郑名友　程　林　赵桂芝　姜　洋

专 家 组

组　长 盛增秀　朱建平

副组长 肖鲁伟　范永升　连建伟　王晓鸣　刘时觉

成　员（以姓氏笔画为序）

　　　　　王　英　朱德明　竹剑平　江凌圳　沈钦荣

　　　　　陈永灿　郑　洪　胡　滨

项目办公室

办公室 浙江省中医药研究院中医文献信息研究所

主　任 江凌圳

副主任 庄爱文　李晓寅

《浙派中医丛书》编委会

总　序

浙江位居我国东南沿海，地灵人杰，人文荟萃，文化底蕴十分深厚，素有"文化之邦"的美誉。就拿中医中药来说，在其发展的历史长河中，历代名家辈出，著述琳琅满目，取得了极其辉煌的成就。

由于浙江省地域不同，中医传承脉络有异，从而形成了一批各具特色的医学流派，使中医学术呈现出百花齐放、百家争鸣的繁荣景象。其中丹溪学派、温补学派、钱塘医派、永嘉医派、绍派伤寒等最负盛名，影响遍及海内外。临床各科更是异彩纷呈，涌现出诸多颇具名望的专科流派，如宁波宋氏妇科和董氏儿科、湖州凌氏针灸、武康姚氏世医、桐乡陈木扇女科、萧山竹林寺女科、绍兴三六九伤科，等等，至今仍为当地百姓的健康保驾护航，厥功甚伟。

值得一提的是，古往今来，浙江省中医药界还出现了为数众多的知名品牌，如著名道地药材"浙八味"，名老药店"胡庆余堂"等，更是名驰遐迩，誉享全国。由是观之，这些宝贵的学术流派和中医药财富，很值得传承与弘扬。

有鉴于此，浙江省中医药学会为发扬光大浙江省中医药学术流派精华，凝练浙江中医药学术流派的区域特点和学术内涵，由对浙江中医药学术流派有深入研究的浙江中医药大学原校长范永升教授亲自领衔，凝心聚力，集思广益，最终打出了"浙派中医"这面能代表浙江省中医药特色、优势和成就的大旗。此举，得到了浙江省委省政府、浙江省卫生健康委员会和浙江省中医药管理局的热情鼓励和大力支持。

《中共浙江省委 浙江省人民政府 关于促进中医药传承创新发展的实施意见》提出要"打造'浙派中医'文化品牌，实施'浙派中医'传承创新工程，深入开展中医药文化推进行动计划。加强中医药传统文献研究，编撰'浙派中医'系列丛书"。浙江省中医药学会先后在省内各地多次举办有关"浙派中医"的巡讲和培训等学术活动，气氛热烈，形势喜人。

浙江省中医药研究院中医文献信息研究所为贯彻习近平总书记关于中医药工作的重要论述精神和《中共浙江省委 浙江省人民政府 关于促进中医药传承创新发展的实施意见》，结合该所的专业特长，组织省内有关单位和人员，主动申报并承担了浙江省中医药科技计划"《浙派中医》系列研究丛书编撰工程"，省中医药管理局将其列入中医药现代化专项。在课题实施过程中，项目组人员不辞辛劳，在广搜文献、深入调研的基础上，按《浙派中医丛书》编写计划，分原著系列、专题系列、品牌系列三大板块，殚心竭力地进行编撰出版，我感到非常欣慰。

我生在浙江，长在浙江，在浙江从事中医药事业已经五十余年，虽然年近九秩，但是继承发扬中医药的初心不改。我十分感谢为编写《浙派中医丛书》付出辛勤劳作的同志们。专著的陆续出版，必将为我省医学史的研究增添浓重一笔；必将会对我省乃至全国中医药学术流派的传承和创新起到促进作用。我更期望我省中医人努力奋斗，砥砺前行，将"浙派中医"的整理研究工作做得更好，把这张"金名片"擦得更亮，为建设浙江中医药强省做出更大的贡献。

葛琳仪

写于辛丑年孟春

注：葛琳仪，国医大师、浙江中医学院原院长。

前　言

"浙派中医"是浙江省中医学术流派的概称，是浙江省中医药学术的一张熠熠生辉的"金名片"。近年来，在上级主管部门的支持下，浙江省中医界正在开展规模宏大的浙派中医的传承和弘扬工作，根据浙江省卫生健康委员会、浙江省文化和旅游厅、浙江省中医药管理局印发的《浙江省中医药文化推进行动计划》（2019—2025 年）的通知精神，特别是主要任务中打造"浙派中医"文化品牌——编撰中医药文化丛书，梳理浙江中医药发展源流与脉络，整理医学文献古籍，出版浙江中医药文化、"浙派中医"历代文献精华、名医学术精华、流派世家研究精华、"浙产名药"博览等丛书，全面展现浙江中医药学术与文化成就。根据这一任务，2019 年浙江省中医药研究院中医文献信息研究所策划了《浙派中医丛书》（原著、专题、品牌系列）编撰工程，总体计划出书 60 种，得到浙江省中医药现代化专项的支持，立项（项目编号 2020ZX002）启动。

《浙派中医丛书》原著系列指对"浙派中医"历代文献精华，特别是重要的代表性古籍，按照中华中医药学会 2012 年版《中医古籍整理规范》进行整理研究，包括作者和成书考证、版本调研、原文标点、注释、校勘、学术思想研究等，形成传世、通行点校本，陆续出版，尤其是对从未整理过的善本、孤本进行影印出版，以期进一步整理研究；专题系列指对"浙派中医"的学派、医派、中医专科流派等进行系统介绍，深入挖掘其临床经验和学术思想，切实地做好文献为临床服务；品牌系列指将名医杨继洲、朱丹溪，名店胡庆余堂，名药"浙八味"等在浙江地域甚至国内外享有较高知名度的人、物进行整理研究编纂成书，突出文化内涵和打造文化品牌。

《浙派中医丛书》从 2020 年启动以来，得到了浙江省人民政府、浙江省卫生健康委员会、浙江省中医药管理局的大力支持，得到了浙江省内和国内对浙派中医有长期研究的文献整理研究人员的积极参与，涉及单位逾十家，作者上百位，大家有一个共同的心愿，就是要把"浙派中医"这张"金名片"擦得更亮，进一步提高浙江中医药大省在海内外的知名度和影响力。

2020 年至今，我们经历了新冠肺炎疫情，版本调研多次受阻，线下会议多次受影响，专家意见反复碰撞，尽管任务艰巨，但我们始终满怀信心，在反复沟通中摸索，在不断摸索中积累，继原著系列第一辑刊印出版后，原著系列第二辑、专题系列、品牌系列也陆续交稿，使《浙派中医丛书》三个系列均有代表著作问世。

还需要说明的是，本丛书专题系列由于各学术流派内容和特色有所不同，品牌系列亦存在类似情况，本着实事求是的原则，各书的体例不强求统一，酌情而定。

科学有险阻，苦战能过关。只要我们艰苦奋斗，协作攻关，《浙派中医丛书》的编撰工程，一定能胜利完成，殷切期望读者多提宝贵意见和建议，使我们将这项功在当代，利在千秋的大事做得更强更好。

《浙派中医丛书》编委会

2022 年 4 月

《本草学派》编委会

编写说明

浙派中医本草学派是主要活动于浙江一带，及籍贯为浙江学者的传统药物学学术派别。为浙派中医的一大分支。

浙江地区历代本草名人辈出，著述汗牛充栋，并逐渐形成具有创新、致用、尊经、药鲜等学术思想特色的传统药物学学术派别，对我国中医药事业做出了杰出的贡献，并在中医药史上占有重要的地位。尤其是两部本草"拾遗"著作，犹如两座丰碑，彰显着浙江本草学派的辉煌。

目前，浙江本草学派（简称"浙派本草"）的相关研究尚属初步阶段。2009 年由范永升主编的《浙江中医学术流派》首次对浙派本草的源起发展、学术主张、诊疗特色、学术影响与薪传等做了简要介绍。其后管家齐、宋捷民在 2018 年《浙江中医药大学学报》第42 卷第 1 期发表了《浙派中医本草学派的源流与学术特色》一文，对浙派本草的历史源流、学术思想和特色进行初步梳理。除此之外，相关研究报道零散地记录于一些著述与文章中。因此，为深入发掘和研究浙江本草学派，我们需要在前人研究的基础上，对其发展脉络进行全面、系统地梳理，以便总结其学术思想，明晰其学术特色，探究其主要成就及学术影响；同时对本草学派医家著作和《本草图经》中浙产特色药材与中药资源，以及有关药物、方剂、医案等内容进行简要论述，故而编撰本书，也希冀为浙派中医锦上添花。

全书共分七章：第一章概述了本草学派的形成背景、学术源流、主要特点、主要成就及学术影响；第二、三章分别介绍了本草学派主要代表人物和其他医药学家的生平简介及代表著述的学术特色；第四章论述《本草图经》中浙产特色药材与中药资源；第五、六、七章分别是药论选释、方剂选录和医案选按，其中方剂选录，采用现代格式撰述，不拘原文，以便应用。

需要说明的是，为了使"浙派本草"显得更加完整、充实，我们在编写过程中，荟萃了《浙派中医丛书》编委会成员研究本草的相关成果，同时还对国内现代有关文献予以广采博引，书末"主要参考文献"均已标明，谨向有关作者表示衷心的感谢。

限于作者水平，书中错误和不足之处，敬请同道指正。

《本草学派》编委会
2023 年 1 月

目 录

第一章　学派概述 ……………………………………………… **001**

第一节　形成背景 …………………………………… 001

一、自然环境 ……………………………………… 001

二、经济发达 ……………………………………… 003

三、人文变迁 ……………………………………… 004

四、上层引导 ……………………………………… 006

五、文化滋养 ……………………………………… 007

第二节　学术源流 …………………………………… 010

一、先秦时期 ……………………………………… 010

二、秦汉至南北朝时期 …………………………… 013

三、隋唐五代十国时期 …………………………… 014

四、宋元时期 ……………………………………… 015

五、明代时期 ……………………………………… 017

六、清代时期 ……………………………………… 019

七、民国时期 ……………………………………… 022

八、新中国至今 …………………………………… 023

第三节　学派主要特点 ……………………………… 023

一、学术思想与观点 ……………………………… 023

二、诊疗特色 ……………………………………… 030

三、制方用药特色 ………………………………… 033

第四节　学派主要成就及学术影响 ………………… 038

一、主要成就 ……………………………………… 038

二、学术影响 ……………………………………… 047

第五节　浙江药业发展 ························· 059

一、古代药业 ····························· 059

二、近现代中药业 ·························· 062

第二章　主要本草学家及著作 ··················· **066**

第一节　陈藏器与《本草拾遗》 ················ 066

一、作者生平简介 ························· 066

二、代表著述研讨 ························· 067

第二节　日华子与《日华子诸家本草》 ·········· 073

一、作者生平简介 ························· 073

二、代表著述研讨 ························· 074

第三节　王介与《履巉岩本草》 ················ 078

一、作者生平简介 ························· 078

二、代表著述研讨 ························· 078

第四节　陈衍与《宝庆本草折衷》 ·············· 082

一、作者生平简介 ························· 082

二、代表著述研讨 ························· 083

第五节　朱震亨与《本草衍义补遗》 ············ 086

一、作者生平简介 ························· 086

二、代表著述研讨 ························· 087

第六节　倪朱谟与《本草汇言》 ················ 091

一、作者生平简介 ························· 091

二、代表著述研讨 ························· 092

第七节　张介宾与《本草正》 ·················· 095

一、作者生平简介 ························· 095

二、代表著作研讨 ························· 096

第八节　贾所学与《药品化义》 ················ 101

一、作者生平简介 ························· 101

二、代表著述研讨 ························· 101

第九节　张志聪、高世栻与《本草崇原》……………………… 105

一、作者生平简介 ………………………………………105

二、代表著述研讨 ………………………………………106

第十节　陈士铎与《本草新编》…………………………… 110

一、作者生平简介 ………………………………………110

二、代表著述研讨 ………………………………………111

第十一节　吴仪洛与《本草从新》…………………………… 115

一、作者生平简介 ………………………………………115

二、代表著述研讨 ………………………………………116

第十二节　严洁、施雯、洪炜与《得配本草》……………… 120

一、作者生平简介 ………………………………………120

二、代表著作研讨 ………………………………………121

第十三节　赵学敏与《本草纲目拾遗》《串雅内外编》……… 125

一、作者生平简介 ………………………………………125

二、代表著述研讨 ………………………………………126

第十四节　王士雄与《随息居饮食谱》……………………… 136

一、作者生平简介 ………………………………………136

二、代表著述研讨 ………………………………………137

第十五节　张寿颐与《本草正义》…………………………… 142

一、作者生平简介 ………………………………………142

二、代表著述研讨 ………………………………………143

第三章　其他医药学家及代表著作……………………………… **149**

第一节　徐彦纯与《本草发挥》……………………………… 149

一、作者生平简介 ………………………………………149

二、代表著述研讨 ………………………………………150

第二节　王纶与《本草集要》………………………………… 154

一、作者生平简介 ………………………………………154

二、代表著述研讨 ………………………………………154

第三节　皇甫嵩、皇甫相与《本草发明》 …………………… 158

一、作者生平简介 …………………………………………… 158

二、代表著述研讨 …………………………………………… 159

第四节　蒋仪与《药镜》 …………………………………… 163

一、作者生平简介 …………………………………………… 163

二、代表著述研讨 …………………………………………… 164

第五节　卢之颐与《本草乘雅半偈》 ……………………… 167

一、作者生平简介 …………………………………………… 167

二、代表著述研讨 …………………………………………… 167

第六节　凌奂与《本草害利》 ……………………………… 172

一、作者生平简介 …………………………………………… 172

二、代表著述研讨 …………………………………………… 172

第七节　莫文泉与《神农本经校注》 ……………………… 177

一、作者生平简介 …………………………………………… 177

二、代表著述研讨 …………………………………………… 177

第八节　仲学辂与《本草崇原集说》 ……………………… 181

一、作者生平简介 …………………………………………… 181

二、代表著述研讨 …………………………………………… 182

第九节　周岩与《本草思辨录》 …………………………… 185

一、作者生平简介 …………………………………………… 185

二、代表著述研讨 …………………………………………… 186

第十节　曹炳章与《增订伪药条辨》《规定药品考正》 …… 191

一、作者生平简介 …………………………………………… 191

二、代表著述研讨 …………………………………………… 192

第四章　《本草图经》中浙产特色药材 ……………………… **199**

第一节　苏颂与《本草图经》 ……………………………… 199

一、作者生平简介 …………………………………………… 199

二、代表著述研讨 …………………………………………… 200

　　第二节　浙产特色药材与本草考证 ···················· 211

　　　一、浙产特色药材 ······························· 211

　　　二、浙产特色药材本草考证 ····················· 216

　　　三、评述与展望 ······························· 234

第五章　药论选释 ································· **236**

　　第一节　药论综述 ····························· 237

　　　一、《本草拾遗》 ····························· 237

　　　二、《药品化义》 ····························· 238

　　　三、《本草崇原》 ····························· 242

　　　四、《本草从新》 ····························· 243

　　　五、《串雅内外编》 ··························· 246

　　第二节　各药分述 ····························· 249

　　　一、《本草拾遗》 ····························· 249

　　　二、《日华子诸家本草》 ······················· 252

　　　三、《履巉岩本草》 ··························· 253

　　　四、《本草正》 ······························· 258

　　　五、《药品化义》 ····························· 260

　　　六、《本草崇原》 ····························· 262

　　　七、《得配本草》 ····························· 264

　　　八、《本草纲目拾遗》 ························· 265

　　　九、《随息居饮食谱》 ························· 268

第六章　方剂选录 ································· **270**

　　第一节　《本草汇言》 ························· 270

　　　一、百部汤 ································· 270

　　　二、和肝饮 ································· 271

　　　三、胡麻汤 ································· 271

　　　四、蚕沙酒 ································· 271

　　　五、白术杜仲木瓜汤 ························· 272

　　　六、白及散 ································· 272

七、益智乌药丸 ································ 272

八、麦冬乌梅汤 ································ 272

九、麦冬知母石膏竹叶汤 ························ 272

十、参附姜炭汤 ································ 273

十一、当归养血汤 ······························ 273

十二、橘皮饮 ··································· 273

第二节 《本草纲目拾遗》 ······················ 274

一、代参膏 ···································· 274

二、保元丹 ···································· 274

三、药制柑橘饼 ································ 274

四、藕粉 ······································ 275

五、五妙汤 ···································· 275

六、四制仙术散 ································ 275

七、半枝莲饮 ·································· 275

第三节 《串雅内外编》 ························ 276

一、诸疮掺药 ·································· 276

二、还魂丹 ···································· 276

三、梅苏丸 ···································· 276

四、药肺 ······································ 276

五、法制青皮 ·································· 277

六、法制枳实 ·································· 277

七、法制桃仁 ·································· 277

八、法制橘红 ·································· 278

九、参杏膏 ···································· 278

十、神妙痧药 ·································· 278

十一、发汗散 ·································· 278

十二、贴腰膏 ·································· 279

十三、桑木灸 ·································· 279

十四、五虎下西川 ┈┈┈┈┈┈┈┈┈┈┈┈┈┈┈┈┈┈ 279

第七章　医案选按 ┈┈┈┈┈┈┈┈┈┈┈┈┈┈┈┈┈┈┈┈ **280**

第一节　《本草汇言》 ┈┈┈┈┈┈┈┈┈┈┈┈┈┈┈┈ 280

一、羞明案 ┈┈┈┈┈┈┈┈┈┈┈┈┈┈┈┈┈┈┈┈┈ 280

二、红花救急案 ┈┈┈┈┈┈┈┈┈┈┈┈┈┈┈┈┈┈ 281

三、因酒泄泻案 ┈┈┈┈┈┈┈┈┈┈┈┈┈┈┈┈┈┈ 281

四、葛根治验五则 ┈┈┈┈┈┈┈┈┈┈┈┈┈┈┈┈ 282

第二节　《本草从新》 ┈┈┈┈┈┈┈┈┈┈┈┈┈┈┈┈ 284

一、乳痈案 ┈┈┈┈┈┈┈┈┈┈┈┈┈┈┈┈┈┈┈┈┈ 284

二、湿疮案 ┈┈┈┈┈┈┈┈┈┈┈┈┈┈┈┈┈┈┈┈┈ 284

三、痢疾案 ┈┈┈┈┈┈┈┈┈┈┈┈┈┈┈┈┈┈┈┈┈ 285

第三节　《本草纲目拾遗》 ┈┈┈┈┈┈┈┈┈┈┈┈ 286

一、痔疮案 ┈┈┈┈┈┈┈┈┈┈┈┈┈┈┈┈┈┈┈┈┈ 286

二、疝气案 ┈┈┈┈┈┈┈┈┈┈┈┈┈┈┈┈┈┈┈┈┈ 287

三、痞满案 ┈┈┈┈┈┈┈┈┈┈┈┈┈┈┈┈┈┈┈┈┈ 287

四、红癜案 ┈┈┈┈┈┈┈┈┈┈┈┈┈┈┈┈┈┈┈┈┈ 288

五、咳嗽痰喘案 ┈┈┈┈┈┈┈┈┈┈┈┈┈┈┈┈┈┈ 289

主要参考文献 ┈┈┈┈┈┈┈┈┈┈┈┈┈┈┈┈┈┈┈┈┈┈┈ **290**

第一章　学派概述

本章主要介绍了浙江本草学派的形成背景、学术流源，并对学派主要特点、学术成就及影响予以概述，同时梳理了浙江药业发展历史。

浙派本草的形成与发展有其深厚背景，与浙江优越的自然环境、发达的经济条件、人文变迁历史、上层的支持引导以及儒释道的文化滋养等息息相关。浙江本草学派发端于古吴越地域，肇启于先秦，初成于秦汉，完善于隋唐，鼎盛于宋元，广兴于明清，流传至今。经过漫长发展，学派形成了"宗参《本经》，尊经重典""融古通今，开拓创新""以实为宗，经世致用""质疑辨异，去伪存真""海纳百川，师古不泥"的学术思想与观点，临床上善用单验秘方和擅长外治疗法的诊疗特色，在医药领域取得了重大学术成就并产生了重大影响。同时，浙江丰富的药材资源和兴旺发达的药事产业在全国名列前茅，在历史上占有重要地位，为我国中医药产业的发展做出了重要贡献。

第一节　形成背景

一、自然环境

浙江简称"浙"，境内最大河流为钱塘江，因江流曲折，称之江，又称浙江。浙江地处东南沿海的长江三角洲南翼地区，东临东海，南毗福建，西接安徽、江西，北连上海、江苏与安徽，具得天独厚的江海交汇、南北适宜之区位条件。

浙江陆地面积虽小，仅 10.55 万平方公里，其南北与东西直线距离均约为 450 公里，然境内地形复杂多样，地势起伏不平，呈西南高、东北低的阶梯下降态势，大致分为浙西中山丘陵、浙南山地、中部金衢盆地、浙东丘陵、浙北平原、东南沿海平原及滨海岛屿六个地形区，素有"七山一水两分田"之称。

山脉自北而南呈大致平行的三支，西北支为怀玉山，延伸为天目山、千里岗山；中支为仙霞岭，延伸为四明山、会稽山、天台山；东南支为洞宫山脉，延伸为大洋山、雁荡山、括苍山，主峰海拔均在 1000 米以上。平原主要为杭嘉湖平原、宁绍平原、金衢盆地河谷平原以及温台沿海平原等。

浙江地处亚热带中部，属季风性湿润气候，特点是季风显著，四季分明，全年气温适中，光照较多，雨量丰沛，空气湿润，是我国自然条件较优越的地区之一。浙江水系发达，河湖众多，主要有八大水系与四大名湖。八大水系分别是钱塘江、瓯江、甬江、椒江、飞云江、鳌江、苕溪与京杭运河；四大名湖为宁波东钱湖、杭州西湖、绍兴东湖、嘉兴南湖。此外还有极具地方特色的最大人工湖——淳安千岛湖。

浙江山地、丘陵广泛分布，地形、地貌复杂多样，气候温暖湿润，降水量充沛，形成了众多的生态系统，并孕育着丰富的生物资源，根据浙江省第四次中药资源普查结果数据显示，药用植物种类达 2244 种，资源蕴藏量在亿吨以上，有"东南植物宝库"美称，形成了具有浙江特色的传统道地药材"浙八味"，同时经引种栽培产生了新一批的道地药材。此外浙江还有独特的民族医药——畲医畲药。

浙江山河锦绣，物茂丰华，星河璀璨，人杰地灵。境内山峦叠嶂、青翠秀丽，平原易野、阡陌纵横，江河婉转、清澈见底，山岛辣峙、星罗棋布，构成一幅绝美画卷，此间胜境孕育过一代代才子佳人，吸引了一批批文人骚客留守驻足，挥墨传唱。李白赠诗曰"闻道稽山去，偏宜谢客才。千岩泉洒落，万壑树萦回。东海横秦望，西陵绕越台。湖清霜镜晓，涛白雪山来。八月枚乘笔，三吴张翰杯。此中多逸兴，早晚向天台"；白居易回忆杭州，深情写下"江南忆，最忆是杭州。山寺月中寻桂子，郡亭枕上看潮头。何日更重游""最爱湖东行不足，绿杨阴里白沙堤"等名句；诗词大家苏东坡"欲把西湖比西子，淡妆浓抹总相宜"的千古佳句至今仍在吟唱。

二、经济发达

从跨湖桥、河姆渡、良渚等遗址所出土的遗物来看，浙江省的原始农业、纺织业等行业发展均较其他地区为早。春秋时期，于越族创建了浙江历史上第一个国家——越国，定都会稽。因占据地势之利，农业、手工业得到快速发展。春秋末期，商圣范蠡在辅政时，大力发展商业，认为资产乃立业之本，经商是财富之道，倡导农末俱兴，全面振兴越国经济。在吴越战争胜利后，他弃官从商，因经营有道，成为历史上第一位著名的经济学家和公认的商业鼻祖。

秦汉时期，浙江经济落后于中原大地，发展速度较为缓慢。其后的六朝时期，因北人大批南迁，带来北方先进的生产技术，促进了浙江地区的迅速发展，农田水利、纺织业、瓷器业等行业表现突出，故东晋书圣王羲之感叹："区区吴越，经纬天下十分之九。"

隋唐时期，浙江经济繁荣，主要表现在农业人口的增加、农田水利事业的开发、手工业的兴盛和商业城市的蓬勃等方面，这也加快了经济中心的南移。尤其是京杭大运河江南段（江南运河）的开凿贯通，促进了南北方之间的贸易往来，推动了浙江经济的迅速发展，使该时期成为古代浙江经济腾飞的转折点，也进一步推动了医药卫生领域的进步。在此阶段，浙江各府州县置设医药官员，负责用百药医治民疾，加强对公共卫生的管理；因药材资源丰富，品种多、产地广，上贡的中药材数量也位列前茅；医药器具和保健食材琳琅满目；与邻国医药学家、学僧之间的国际交流日益频繁，加快了中医药文化的传播与发展。

北宋时期，两浙路的社会经济在唐末五代的基础上得到进一步提高，逐渐成为全国首富地区，被苏东坡评价为"两浙之富，国用所恃"。

浙江农业的大力发展表现在无论是水利修治，还是粮食增产，均大有提升，这也使得农业生产逐步向商品化、专业化发生转变。浙江商业欣欣向荣，海外贸易十分频繁，香料及外国药材不断流入中国，增添了许多可用新药。北宋末期，战争频仍，疫情肆虐，使浙江的医药从业者有较多的临床诊疗机会，也推动浙江药业的兴盛。另外活字印刷术的发明与推广，促进了医药知识的广泛传播。宋室南迁，北方百姓随之南移，两浙地区的人口得到进一步增长，彼时临安作为南宋首都，是当时全国的政治、经济、文化之中心，"往来辐辏，非他郡所比""大小铺席，连门俱是"，俨然一幅兴盛繁荣景象，大街小巷，药铺林立，药材丰富，对外贸易与日俱增，医药事业发展水平为全国之冠。

明清时期，浙江区域性的经济结构出现一些显著变化，主要表现为农业经营方式的改变、工商业经济的繁荣昌盛以及城市人口的迅速增长。由于商品经济的迅猛发展，浙江成为我国资本主义萌芽最早的地区之一。首先，此时期浙江农业得到全面发展，粮食作物品种增多，栽培技术日趋精细，中药材种植讲究道地，种植面积也大幅度增加，还有倪朱谟、赵学敏等医药学家不断探索海洋药物，等等。其次，城镇经济方面，浙江城镇数量增加，工商经济有了较大发展，逐步成为全国工商业大省份之一，进一步促进中药材的市场流通和药材经济的发展。明末清初，十多位外来传教士来浙传教，带来西方的文化与科技，致使传统医药学突破原有束缚，再次飞跃。另外，此阶段浙江医药学家辈出，名医人数和医药著作之多渐冠全国各省之首，蔚为壮观。

三、人文变迁

浙派中医本草学派的形成和发展，与国家命运、历史变迁等息息相关。主要表现为稳定的地区建制、北人南迁带来人口增长的医疗需求和中原人文文化等，这些都是推动浙江医药进步的重要因素。

浙江历史悠久，古称瓯、越。历史记载，唐虞、夏、商、西周时期，我国被划分为九州，浙江地区分属扬州。春秋时期，浙江境内出现最早的国家——越国；秦汉之际，浙江地区的地方政区制度开始确立起来，东汉时政府将原会稽郡分吴、会两郡；隋朝朝廷在浙江设置7州24县，取代原有的郡县制；唐代在此基础上将浙江分为11个州，这对之后浙江的行政区划有着深远影响。北宋初年，全国设路、州、县三级行政区划，浙江地区属两浙路，下辖11个州，至此11个行政区域（二级政区）的格局已完全形成，后世行政区划皆以此为蓝图。元末明初，浙江省基本形成，后朱元璋在杭州设置"浙江等处行中书省"，简称浙江省。1381年，浙江行省管辖下属11府。至此，浙江省境最终形成。清初该地区被清政府正式命名为"浙江省"。自唐以来"一省辖11州"的行政区划从未改变，长期稳定不变的地域格局，为区域社会经济的发展、特色文明的生成和区域文化的认同缔造了有利条件。

浙江历史上有过两次人口大迁徙，分别是两晋之际的永嘉之乱、两宋之际的靖康之变，这两次大规模移民潮使浙江地区人口激增。谭其骧在《晋永嘉丧乱后之民族迁徙》一文中记载："截至宋世止，南渡人口约共有九十万，占当时全国境人口约共五百四十万之六分之一……即晋永嘉之丧乱，致北方平均凡八人之中，有一人迁徙南土；迁徙之结果，遂使南朝所辖之疆域内，其民六之五为本土旧民，六之一为北方侨民是也。"如是观之，大批北方人口南迁入浙，所带来的人口增长及医疗需求，势必刺激浙江本草学派的形成与发展。当时南迁的中原人士中，多为文化望族，有儒学世家、仕官之第以及衣冠之族等，这些士大夫除了为浙江带来先进的生产技术外，还带来了优秀的汉文化，使南方地区的文明程度呈现反超北方的发展态势，也为后世浙江地区医药学的发展奠定了基础。

第二次人口大迁徙是宋室王朝南迁浙江，定都临安（今浙江杭州），使得浙江一带人口再次突跃，中原文化再度南移，形成江南地区取代中原地位的局面，使浙江成为新的政治、经济、文化中心。南宋时期，浙江在科学技术、文学艺术、宗教信仰、雕版印刷、社会风俗等方面都有着杰出成就，其人文高度在中国整个封建社会历史时期都堪称空前绝后，该时期的浙江医药事业得到了极大发展。

四、上层引导

自古圣贤明哲皆留心于医药。第一次中原人口南迁后，浙江一带医药卫生领域的发展突飞猛进。数百年间，政府高层设置了医药学官员，加强了医药行业的管理，出现了陈藏器等一批著名的医药学家；同时政界浙江籍要人精通医药者大有人在，如宰相陆贽、户部侍郎杜光庭、药局奉御陈士良等。政界与医药界、传统文化与中医药学的有机融合，皆为浙江医药卫生事业的繁荣昌盛埋下了种子。

两宋政府高度重视、扶持医药学发展，上至天子下至庶民无一不关心医药，出现了为政者热衷医药、仕人懂医、文人通医的风尚。北宋官方设置了许多医药机构，如校正医书局、惠民局、和剂局等。和剂局、惠民局等官药局在建立之初，就在平抑药价、便利群众、防治疫病等方面发挥了一定的积极作用。历史上一大批由政府主持的本草著作均在此时期完成，如《开宝新详定本草》《开宝重订本草》《嘉祐补注神农本草》（简称《嘉祐本草》）、《本草图经》等。艾晟在杭州仁和县任职期间补订的《大观经史证类备急本草》（简称《大观本草》），为《经史证类备急本草》（简称《证类本草》）的颁布流行做出了重要贡献。《太平惠民和剂局方》十卷，初刊于1078年，是宋代太医局所属药局的一种成药处方配本。最早曾名《太医局方》。徽宗崇宁间（1102—1106），药局拟定制剂规范，称《和剂局方》。大观时（1107—1110），浙江籍医官裴宗元、陈师文曾加校正，成5卷21门、收297方。南渡后绍兴十八年（1148）药局改"太平惠民局"，《和剂局方》也改成《太平惠民和剂局方》（简称《局方》），本书在对后世医药学尤其是方剂、成药的应用与研究方面有着举足轻重的地位。

此外，北宋一些政府要员在浙任职期间颇为关注医药卫生的发展。范仲淹在担任宁波刺史时提出"不为良相，便为良医"的口号，将医学抬高到与治国安邦同等的崇高地位。而在医药书籍方面，有杭州人沈括编《良方》《灵苑方》，苏东坡撰《苏学士方》（后人将《良方》与《苏学士方》合订为《苏沈良方》)等。此外，苏轼还成立了杭州第一所为民服务的医院——安乐坊，这也是他在医疗卫生领域做出的杰出功绩。王安石在任鄞县知县时，重视医学，关心民间医药，并在县府门外刻竖"善救方"石碑等。

南宋时期，大批政界、文坛、医界等上层名流迁入浙江，客观上也为浙江地区医药事业的繁荣发展提供了人才基础。官方层面，南宋中央政府通过制定一系列的医事制度和法规，对医政体制和医学教育制度的改革，重视医药人才的选拔，开办地方医学教育，注重实际医疗技术，实行严格的考试与奖惩制度，进一步完善了医药卫生行政机构和管理系统。

明代政府不仅沿袭元朝的职业和地位的政策分订，还制定了一套更为严格的世医制度，这一政策的主导，巩固和强化了浙江地区医学的家族传承。清代杭州侣山堂的问世，使浙江民间创办的中医药学教育机构跻身全国先进行列。清末民初，浙江瑞安利济医学堂在全国中医药学的教育中独树一帜，具有极大的影响力。随着新中国的成立，党和国家高度重视中医药在新中国医疗卫生体系中的重要地位和作用，提出坚持"中西医结合"的基本原则，并大力开展西医学习中医运动，鼓励、支持各省地区开展中医药医疗建设。在当代，国家、省政府充分肯定了浙江中医药在历史进程中所取得的发展，并继续支持浙江中医药大学建设成为一流中医药大学，努力推进浙江省从中医药大省向中医药强省迈进。

五、文化滋养

中医药学植根于中国传统文化，是中国传统文化与医药学实践相结合的产物。中国传统文化不仅奠定了中医药的理论基础，成功为中医临床提供了指导，还决定着中医药学未来的发展方向。而在中国传统文化中，儒、道、佛三大主流文化是中医药学形成、发展的重要源泉。

（一）儒家文化

儒家以仁、义、礼、智、信为道德准则，以忠孝为立身之本，以济世利民为最高人生理想，正如《伤寒杂病论·序》言"上以疗君亲之疾，下以救贫贱之厄，中以保身长全"，其人生观、伦理观促使许多儒学之士投身于医学研究，甚至弃儒从医。据《浙江医林人物志》所载的1700余位医家中，大多数为儒生。古时医术又称"仁术"，或谓"医乃仁术"，这都秉承自儒家的仁义观。当儒士们应举不第或官场失意，无法实现其安邦治国之志，便退而求其次，"不为良相，便为良医"，认为救治一方百姓，亦可实现利世济民之个人理想。这在浙江医学史上，不胜枚举。如医家朱震亨，他在青少年时便立志从政，钻研儒家经典，三十五岁师从理学家许谦，其在学习期间，曾参加过两次科举考试，但都未中，遂决意断绝仕途，专攻医学，终成一代杏林大家。

儒家追求"修身、齐家、治国、平天下"的人生理想，讲究学有所用、经世济用，尤其是浙东学派的兴起，对浙江地区本草学的发展影响甚大。南宋时浙江本草学派以"简化本草，变更体例，以符实用"为宗旨，一改北宋以来的药典性本草之风，反以私家著述的临床节要本草为主流，较前代本草更适应临床用药需求。如陈衍《宝庆本草折衷》、王介《履巉岩本草》等，这些以实为宗的节要性本草书籍，独具地方特色。

儒家有着浓厚的尊经重典思想，对经典的学习推崇备至。在医药学方面，讲求对《神农本草经》（简称《本经》）、《黄帝内经》（简称《内经》）、《伤寒杂病论》（分《伤寒论》和《金匮要略》）等书的深研与注释，这一现象在明清时期达到高潮。本草一脉，张志聪《本草崇原》、莫文泉《神农本（草）经校注》等俱以注释《神农本草经》为主，充分体现了尊经重典的思想内涵，为浙江本草学派的繁荣发展注入了不竭动力。

（二）道家文化

从中医药理论与实践的发展角度考察，对其影响最为深远的当首推道家。所谓"综罗百代，广博精微"，道家文化几乎无所不包，微妙非常，医药亦属道家文脉分支。《抱朴子·内篇》云："古之初为道者，莫不兼修医术。"自秦汉始，凡方士之流莫不亦道亦医，医道同兼。东汉以降，道家黄老思想已然成为一种宗教派别的道教传入浙江。魏晋南北朝时，随着文化重心南移，浙江逐渐成为道教传播的重要区域，许多深山茂林都留有他们的炼丹遗迹。

东汉末年，道教大师会稽魏伯阳撰写了现存世界上第一部炼丹书《周易参同契》，此书也是一部关于养生长寿的系统性著作，被道教及炼丹家们奉为圭臬。东晋葛洪曾在杭州葛岭炼丹，至今仍遗有葛仙庙、抱朴庐、渥丹室、流丹谷、还丹古井等遗迹，他撰写的《肘后备急方》为后世所熟知。南北朝时，道家陶弘景曾隐居浙江安吉、括苍山等地，撰著《名医别录》《本草经集注》等书，这对本草学的兴盛起到继往开来的作用。此外，唐末五代时期，宁波籍道人日华子收集当时诸家本草之用药经验，完成了以临床实用为主的《日华子诸家本草》（简称《日华子本草》）。这些浙江道家人物、学者，在浙江本草学派的传承和发展上扮演着重要角色，为本草学的嬗递做出贡献。

（三）佛家文化

中医药基本理论在汉代已然成型，此时佛教尚处于传入阶段，所以对中医药学的形成和发展所产生的影响不及儒、道两家。但自汉以后，浙江佛教寺庙逐渐林立，信仰者络绎不绝，南宋时杭州有"东南佛国"之称，精通医学的僧侣和兼修佛学的中医药人才荟萃一堂，巩固了中医药的传承，并对其进行拓展和延伸，特别是在中医药学的传播与发扬方面，佛教徒起到不可替代的传承作用。

湖州道场山碧琅湖僧以集珍膏治恶疮而名。后有皈云僧，精通医学，尤精外科，医技远近闻名，求治者日无暇暑；多年来他不辞辛苦，弥留时将其经验秘藏修炼升、降、膏、丹方药抄本，传给当地费姓子弟，该抄本便是著名的《方外奇方》。明代杭州人卢复，幼学岐黄，兼通禅理，一生行医，著作颇丰，现存医著有《芷园臆草存案》《芷园臆草题药》；其子卢之颐继承父业，精医通佛，著有《本草乘雅半偈》等医著，治病常以禅理参证医理、药理，屡起沉疴，名声远扬。清代绍兴人姚澜，又称维摩和尚，长于本草，编有《本草分经》。

精通佛教的医药学家不仅为我国人民的医疗保健事业鞠躬尽瘁，甚至漂洋过海赴日交流医技。宋金元时期，浙江高僧兰溪道隆、无学祖元等赴日时带去了大量医籍与药材。明清时期浙江籍赴日僧人不计其数，如陈元赟、戴笠、澄一、隐元隆琦、心越兴俦等，均为浙江本草学派的传播与兴盛做出了一定努力。

相传"佛门圣地，多出良药"，佛家自古便与本草有着不解之缘。我国佛教四大圣地之一，观音道场的普陀山盛产能治肺痈、血痢的普陀山茶，以及百合、山栀、天冬、何首乌、半夏、沙参、艾、益母草等药材。佛教天台宗道场之天台山亦盛产药材乌药、黄精、山药、孟菜、茯苓、茱萸、何首乌、白芷、黄寮郎、耆婆藤、天寿藤、石南藤、清风藤、紫葛等。其他诸如杭州等地区的一些佛教寺院也培植药材，在一定程度上也推动了浙江地区本草学的繁荣。

第二节　学术源流

一、先秦时期

（一）原始社会

本草的发展贯穿于我国农业发展之始终。浙派中医本草学派的源起可远溯至 10000 年前的上山文化。浦江上山遗址的稻作遗存证明，古代先人通过采食水稻（粳米）获取能量和营养。距今 8000 年前的杭州萧山跨湖桥遗址中发掘出大量植物遗存，如蔷薇科杏核、桃核、梅核，壳斗科白栎果、麻栎果，漆树科南酸枣，睡莲科芡实，菱科菱角等，其中部分是药用植物，这确切表明彼时已有一定程度的饮食文化。同时还发现一件稍有残缺的绳纹小陶釜，据考古发掘者们认为"（该）小陶釜是一个中药罐"，这一珍贵资料成为早期人类应用中药、煎煮中药的可靠物证。

距今约 7000 年前的河姆渡文化，发端于今宁波余姚的河姆渡镇，是我国长江流域下游地区古老而多姿的新石器文化。河姆渡遗址中出土的诸多药用植物遗存，与河姆渡人认识其药用性能、有目的地采集密切相关。此外还发掘出水生动物以及穿山甲、猴头等骨架，表明在食用动物时人们已认识到某些动物的组织器官具有一定的治病作用，从而积累起动物药的有关经验。

良渚文化是分布于环太湖地区一支著名的史前考古学文化，位于现今杭州余杭的良渚、瓶窑两镇，至今已有 5300 多年历史。水田畈遗址出土的蚕豆、葫芦、芝麻、瓜子、酸枣等植物种子，证明良渚文化时期园圃作物大有发展，瓜果蔬菜的栽培和药用植物的种植成为彼时农业生产的一个重要方面。另外，从 4700 多年前钱山漾遗址中出土的葫芦、芝麻、甜瓜子、毛桃核、酸枣核等，也表明了浙江先民们曾在实践劳动中不断发现、采集、使用以及栽种药材。

（二）奴隶社会

传说黄帝时期的药学家桐君，结庐于浙江桐庐县东山隈桐树下，有人问其姓名，他指向桐树，故人们以桐君称之，此山与县因而得名。他修炉炼丹，采集百草，识草木金石性味，定三品药物，撰《桐君采药录》（又作《桐君药录》）3 卷（或作 2 卷），后世尊其为"药祖"，桐君山亦誉为"药祖圣地"。从后世本草文献记录的条文内容来看，该书的确是一部药用植物专著，主要介绍了植物的根、茎、叶、花、果实等部位的形态、颜色、花期、果期等，是我国较早记述药物形态的专书。同时该书还记述了某些植物有叶刺、根汁、花从叶出等特点，观察入细入微，这表明当时桐庐一带药用植物颇多，当地盛产药材。至今，桐庐民间还保留着悠久的采药、种植、炮制传统，以及药祖桐君名医馆"悬壶济世，求真济人"的医药文化和"华夏中药节"等民间桐君祭祀活动。

史料记载，殷商时期彭祖隐居于天目山，善用药物食疗，寿命悠长，后人袭此，逐渐发展出彭祖养生文化。传说彭祖仙逝后，后人为表纪念，将其归葬地八岗岭改为八百里（今锦城街道潘山村），以示此处为八百岁老人故里。八岗岭青山绿水，物种丰富，尚存的彭祖墓、祠、红梅寺等遗址均彰显着深厚的文化积淀，潘山村更是彭祖养生文化的发源地。

时至西周，中医之医学流派已有分科。据《周礼·天官冢宰·叙官》记载，西周时期医生共分五类，即医师、食医、疾医、疡医和兽医。医师者，"掌医之政令，聚毒药以共医事"；食医者，"掌和王之六食、六饮、六膳、百羞、百酱、八珍之齐"；疾医者，"掌养万民之疾病"；疡医者，"掌肿疡、溃疡、金疡、折疡之祝、药、劀、杀之齐"；兽医者，"掌疗兽病，疗兽疡"。这是有文献记载的最早之医学分科，也是后世医学流派之权舆。如任应秋先生所言："中医学学术流派的发展，是与整个中国学术文化的发展相俱兴的，应远溯至春秋战国时期，而不能断自金元时期。"这是信而有征、有据可考的。商朝彭祖当属食医之先，今人有谓"药食同源"，故彭祖亦为浙江本草学派之杰出人物。

（三）春秋战国时期

春秋时期，越国大夫范蠡"以医药救人"，提出"服饵"之法，利世济民，摄食养生。范蠡所著之《范子计然》为现存最早之中药商品学专著，载药93种，书中系统地论述了药物产地、商品储存、药材规格等级、品质特征标准等，并提出"务完物"概念，将中药质量作为经商的重要原则。

战国时，楚国屈原因看不到楚国未来而投汨罗江自杀，人们为纪念屈原，在五月五日这一天开展"端午除五毒"的有益活动，挂菖蒲、艾叶，佩香囊，喷洒雄黄酒等，进行芳香避秽、防疫祛病。现今杭州人民在节日里还有挖草药活动，如上山挖乌药、青木香等，这些传统习俗仍然延续，是浙江人民医药卫生文化的标志之一。

二、秦汉至南北朝时期

秦汉时期是本草学理论的奠基期，这一阶段不仅有据可查、有史可征，亦有著作可考。如《五十二病方》《六十病方》《武威汉简》等，书中记载药物之丰富以及配伍之复杂，反映了秦汉时期的药学理论已发展到相当高的水平。此外，安徽阜阳发掘出一部以药物学为主的著作《万物》，以及《史记·扁鹊仓公列传》中公乘阳庆传给淳于意的《药论》均可能是先秦时期的本草学专著。

自汉晋以后，因神农为我国医药与农业的开创者，故诸家本草著作常托以神农为名。《汉书·艺文志》著录以"神农"为名者，书目凡6种。而"本草"一词首出西汉《汉书》，共见3次。这是本草史上划时代的一件大事。其意义不仅在于中国传统药物学有了专用名词，更重要的是本草作为一门学科，从其他知识体系中脱离出来，成为独立存在，并达到一定水平。"神农本草"首次被提及，是在晋代皇甫谧《针灸甲乙经·序》："伊尹以亚圣之才，撰用神农本草，以为汤液；汉张仲景论广汤液为十数卷，用之多验。"而"神农本草经"之称则略晚，见于南朝齐梁时期阮孝绪的《七录》。

《神农本草经》开本草学派之先河，是后世本草实际发展的主要出发点和立足点。它非一人一时所作，也不是无文字记载的神农时代作品，至于其最后的成书年代尚存争议。尚志钧先生认为《神农本草经》"主体在西汉已经撰成……经东汉医家增订修补，最后由陶弘景厘正，应该算是西汉时期的本草专著"，同时还认为在本草著作的草创阶段，曾涌现出多种本草著作，各自总结了先秦时期各地的药物知识。而在这诸多本草中，《神农本草经》因其内容和编排特色成为中国本草之主流。因此，尚志钧提出中国本草的发展是多元一统的观点，《太平御览》所引资料对此进行了佐证。

中国本草的主流发展脉络，大致以《神农本草经》为主要出发点，南北朝陶弘景在《神农本草经》基础上，完成了《本草经集注》。其后，唐宋等官方本草皆以此为蓝本，进行增订、补充以及完善。故后世本草著作与《神农本草经》一脉相承，《神农本草经》当为后世本草之宗。

另外，东汉会稽上虞人魏伯阳（151—221）著《周易参同契》3卷，是现存最早记述制药与化学的著作。东晋葛洪（283—363），炼丹于杭州葛岭、丽水括苍，开制药先河，并留下丹炉遗迹。其著《抱朴子》20卷、《玉函方》100卷（已佚）、《肘后备急方》8卷，内容包括各科医学，其中有世界上最早的治疗天花等病的记载。

三、隋唐五代十国时期

本时期内本草学家辈出，开创了由政府组织编写药学著作，以及开展全国药物资源普查这样举世闻名、影响深远的大事件，形成在《神农本草经》《本草经集注》基础上的世界第一部药典《新修本草》。该书虽佚，但对后世本草影响较大。陈藏器、日华子、陈士良等为此时期涌现的浙江籍本草学名家。

唐代陈藏器（约687—757），四明（今浙江宁波）人，开元年间（713—741）任京兆府三原县尉，是集本草学、方剂学、博物学和海洋生物学等学科的大家。陈藏器认为《神农本草经》虽有陶弘景、苏敬补集诸说，但遗逸尚多，故在《新修本草》（简称《唐本草》）基础上俯拾历代本草、医方及方志、史书等，于739年集前人遗漏药物而撰《本草拾遗》10卷，惜原书已佚，今存《〈本草拾遗〉辑释》为尚志钧从后世本草中辑释而得。该书拾掇遗逸药物近700种，较《唐本草》之新增药物多出数倍。其补遗药品多为民间用药和一些外来药，故而本书对考察古代民间药物情况、外国药物文化交流，以及相关文献均具有较高的学术价值和科学价值。陈藏器对一些药物提出许多个人见解，订正了以往本草书中的部分错误，并增加了一些关于其他自然科学成就的记载。这些都对明代李时珍编写《本草纲目》产生重要影响，李氏评价陈藏器"博极群书，精核物类；订绳谬误，搜罗幽隐。自本草以来，一人而已"。陈藏器提出"十剂"之说，对后世中药方剂理论的发展具有重要贡献和深远意义。尚志钧对《本草拾遗》予以赞语："《本草拾遗》是唐代一部重要的本草著作，据现有资料来看，他的成就仅次于《新修本草》。"

《日华子诸家本草》，约成书于五代十国吴越（895—978），作者姓氏不详，但云日华子大明，为四明（今浙江宁波）人所著。日华子精通医药，洞察药性，审辨精微，集诸家本草和当时所用之药著成《日华子本草》20卷。原书早佚，内容散见于《证类本草》。此书对药物性味论述较详，所论药物皆从实际效用出发以谈功用，是总结唐末五代时的临床药物学著作，其中大部分药物被宋代本草书籍作为正品记载，其学术价值与《本草拾遗》等同。

陈士良，一作陈仕良，又名陈巽，生卒年不详，五代南唐（937—975）钱塘县（今浙江杭州）人。陈士良曾任陪戎副尉，剑州（今福建南平）医学助教，撰《食性本草》10卷。本书已佚，其部分资料可见于《证类本草》。从《嘉祐本草》所引资料来看，《食性本草》主要论述了药物性味、主治、功用、禁忌、性状、鉴别、制剂等。因该书是选录前代本草中有关食品药品而成，作者本人新见甚少，故李时珍评论此书"总集旧说，无甚新义"，然而是书新见虽少，却引领浙江地区后世学者以食疗病、以药入膳的新风尚。

四、宋元时期

宋元时期本草学家云集，有突出贡献者多出于江浙一带，浙江籍医药学家中有几位也是杰出的政治家。他们长期关心着浙江地区以及国家的医药卫生事业，如校勘《经史证类备急本草》等。

（一）北宋时期

北宋时浙江籍本草学者有突出贡献者当属艾晟。他对《证类本草》进行广采博辑、搜罗补充，并予以校定、翻刻，终成官行本。

艾晟，生卒年不详，字孚先，真州（今江苏仪征）人，崇宁二年（1103）进士，任通仕郎行杭州仁和县尉管句学事。在大观二年（1108），艾晟首次校刊《证类本草》，并补入陈承书中少量注说和他自己的十余条资料，完成了《大观经史证类备急本草》，使唐慎微《证类本草》在几百年间多次以官刻形式颁行全国，被视为本草范本流传于世。

另有杭州人沈括著《苏沈良方》《灵苑方》，裴宗元、陈师文等人著《局方》等，均对浙江地区乃至全国的医药事业产生不可磨灭的影响，至今仍受余荫。

（二）南宋时期

南宋时期的本草特色较北宋时期简化许多。为适应临床用药需求，浙派医家对药典性的《大观本草》进行节要、改编、类纂，变更体例，更符合实用，从而形成众多私家著述的临床节要本草。

王介，生卒年不详，字圣与，号默庵，琅琊（今山东临沂）人。其人善画，南宋庆元年间官太尉，主要活动于临安（今浙江杭州）一带。王介于1220年绘撰成现存最早的彩色本草图谱《履巉岩本草》，该书也是杭州史上首部地方性本草著作。全书分上中下3卷，共收药206种（实存202种），其中部分药物为民间用药，于前代本草书中未见著录，此书对杭州民间用药情况的研究具有重要的学术价值。同时该书药图在画法上亦有新发展，绘图比例匀称、形态逼真，较《本草图经》更为科学、写实。

陈衍（1190—1264），字万卿，自号丹丘隐者，浙江黄岩人，著《宝庆本草折衷》20卷，初成于1227年，后一直修订至1248年成书。现仅残存14卷，载药789种。此书汇集当时多种节要本草的编纂优点，不仅内容切于实用，而且编排注意文献出处标识，实为南宋民间药书不可多得之佳作。

南宋永嘉（今浙江温州）王硕撰《易简方》曾风靡一时，该书简、便、验的特点进一步推动了本草学派的发展。

（三）金元时期

金元时期，浙江医家的本草著作，其主要内容是精炼药效，归纳药理，将药理与医理进行有机结合，使经验用药处方上升到理论处方高度，这极大地促进后世医家在新的医学理论指导下去开创新方、增补旧方。

朱震亨（1281—1358），字彦修，义乌（今金华义乌）人，居于丹溪之畔，故学者尊称为丹溪先生，为"金元四大家"之一，是著名的"滋阴派"创始人。朱震亨早年深研理学，后拜于罗知悌门下。其所著的《本草衍义补遗》（简称《补遗》）在论药上，非常重视探求药物命名和功效义理，特点是着眼于药物的阴阳、五行属性，据五行属性来判断药物的归经入脏及功效主治。

徐彦纯（？—1384），字用诚，元末明初会稽（今浙江绍兴）人，为朱震亨私淑弟子，著《本草发挥》4卷。此书约成于1368年，载药270种，以药物自然属性进行分类。

另外，还有浙江周天锡的《图经备要本草诗诀》（1294）是现存最早的元代本草歌诀专书，可供追溯歌诀体本草书的发展渊源。元代海宁人吴瑞，取日用饮食之切要者540余种，叙明药效，著为《日用本草》等。

五、明代时期

明代浙江籍医药学家的本草著作多成于明晚期，风格各有特色。

王纶（约1460—1537），字汝言，号节斋，慈溪（今浙江宁波）人。精于医道，为人治病，无不立效。王纶以《证类本草》及洁古、东垣、丹溪诸书，参互考订，删繁节要，于1496年写成《本草集要》8卷。全书分三部分，立足临床用药而论。因该书具有紧贴临床、集大家精要而检索方便之特点，故深受临床医家欢迎，是明代中期很有影响的一部实用性本草著作。

张介宾（1563—1640），字会卿，号景岳，山阴（今浙江绍兴）人，明代著名医家。约十四岁时就随父亲进京，追随名医金梦石，得其倾囊相授。张氏为人治病，常应手除疾，门庭若市，创有"阳非有余，真阴不足"等理论，提出甘温固本大法，临证善用熟地及温补方药，故有"张熟地"之谓。1624年张介宾著《本草正》（即《景岳全书》卷48、49），由于该部分学术价值极高，故后世医家多视其为一本独立著作。

倪朱谟，字纯宇，号冲之，钱塘（今浙江杭州）人，生卒年不详。平生精于医道，对药物十分注意，集同时代医家对中药理论的认识和用药经验，又加40余种历代本草而汇集成《本草汇言》20卷，成于明天启四年（1624）。该书图文并茂，内容精要。《浙江通志》记载："世谓李（时珍）之《本草纲目》得其详，此得其要，可并垺云。"

皇甫嵩与皇甫相，生平及生卒年不详。皇甫嵩号灵石山人，明代武林（今浙江杭州）人，家世业医，其为儒而兼医。他于万历戊寅年（1578）著《本草发明》6卷。全书载药600余种，于各药条下设"发明"一项，以专治、监治论述功效、配伍，简明实用。

卢复（?—1627），字不远，晚年信佛，释名福一，字毕公，钱塘（今浙江杭州）人，明代医药学家。早岁习儒，二十岁弃儒业医。著述甚多，代表作有丛书《医种子》（一名《藏园医种》），费时14载研究本草，纂成现存最早的《神农本草经》辑本。又著《纲目博议》，其子卢子颐于《本草乘雅半偈》中多存其论。又有《本草考汇》2卷，未见传世。

卢之颐（约1598—1664），字子繇，一字繇生，号晋公、芦中人，钱塘（今浙江杭州）人，明末清初医药学家。父卢复，名医。卢之颐自幼承其家传医学，又多得名师心授。年轻时精于方药，二十八岁时遵父遗嘱完成《本草乘雅》（1643）。后因兵乱散佚原稿，在回思追忆中写就《本草乘雅半偈》10卷（约1647）。因受其父影响，常以儒理、佛理来推演医理，对药物进行理论阐发。

贾所学，字九如，明末鸳州（今浙江嘉兴）人，生平不详。精于医，尤对本草研究甚深，撰著《药品化义》。该书成于1644年，共13卷。贾氏首创的"药母"理论作为归纳药学理论的要素，可概括为八法，而八法之内，又有具体内容，有总论与分论，说理清晰，是不可多得的一部中药理论专著。

蒋仪，字仪用，鸳州（今浙江嘉兴）人，生活于明末清初。早年习举子业，明末应试而未尝登第。他认为"无爵位而有功名，可以遂我宏济之愿者，莫若业医"，遂潜心研究医药，于1648年夏撰成《药镜》4卷。

此外还有其他本草医家及相关著述，如东阳（今浙江东阳）卢和《食物本草》、嘉禾（今浙江嘉兴）周履靖《茹草编》、钱塘（今浙江杭州）高濂《遵生八笺·饮馔服食笺》等均对本草学派的发展做出贡献。

六、清代时期

清代时，浙江本草学者著述颇丰，尤其是明末清兵入关，浙江大批有民族气节的知识分子隐匿于医，使清初医药学发展势头得以延续。后又因当时的思想文化禁锢，迫使众多文人转向考据学，在尊经复古的思潮下，涌现一大批辑注《神农本草经》的著作。

张志聪（1610—1674），字隐庵，钱塘（今浙江杭州）人，明末清初名医。他曾在侣山堂集同学及门弟数十人开堂讲学，以集注形式著书，开集体创作先河。《本草崇原》为其晚年著作，未成而卒，后由其弟子高世栻续成。《本草崇原》是历史上第一部注释《本经》的药学专著。全书凡3卷，善以五运六气理论对300余味中药药性进行阐释，是一部实用价值较高的本草学专著。

高世栻（1637—？），字士宗，钱塘（今浙江杭州）人。少时家贫，后习儒无成，遂转研岐黄之术。二十三岁即悬壶应诊，治病颇效。后自病，时医治之反剧，久之不药而自愈。其有感于己之治病，亦与时医同，遂从学张志聪参究经典十年，悉窥精奥。张志聪殁后，高氏在侣山堂论道讲学，继承发挥张氏之学，纂辑《本草崇原》。

陈士铎，字敬之，号远公，别号朱华公，自号大雅堂主人，山阴（今浙江绍兴）人，生卒年不详。陈士铎年轻时习举子业，然屡试不第。其自幼好医，三十岁后治病多奇中。晚年时，结识著名"仙医"傅青主，得其真传，著《本草新编》5 卷，初刻于康熙三十年（1691）。该书论药切于临床，将药理与医理紧密结合，畅述独到，颇有见解，具独特的学术价值，对后世影响较大。

吴仪洛（约 1704—约 1766），字遵程，浙江海盐人。自幼习儒，旁览医书，垂四十年，著就医书十余种。他在清代汪昂所编《本草备要》基础上加以重订，于乾隆二十二年（1757）完成《本草从新》6 卷。因此书将医药紧密结合，内容精简扼要，间附己意，是临床实用的本草专著，故后世医药界乐于采用。

严洁、施雯、洪炜，均为姚江（今浙江余姚）人，生平及生卒年不详。三位医家合纂《得配本草》10 卷，成书于乾隆二十六年（1761），共收药物 647 种，主要论述药物在临床中的配伍运用，其谓"药之不能独用""得一药而配数药，一药收数药之功；配数药而治数病，数病仍一药之效"，故曰《得配本草》。本书作者对药物配伍应用研究尤为精深，继承此间经验和成果，对指导临床用药、提高疗效，有着重要的参考价值。

赵学敏（约 1719—1805），字恕轩，号依吉，钱塘（今浙江杭州）人，清代著名药物学家。赵氏幼时勤奋，涉猎广泛，莫不博览，尤嗜医药。家藏医书甚丰，又辟一药圃，亲自种药。在医疗活动中，他尤重实践，在实践中获取新知，检验所学，常遍游各地，采访药物，进行研究，又善于深入民间，从地方民间医生中汲取经验。他一生所著颇丰，《本草纲目拾遗》10 卷为其药物学代表作，这是继《本草纲目》之后另一部集本草大成之作。此书成于乾隆三十三年（1765），是为补充《本草纲目》之不足，以收载李时珍未录之新品种为主。该书所参资料极多，增补本草学大量新鲜内容，是对清中期以前的草药进行的一次系统总结，故而本书的学术价值极高，受到近现代医药史学者和药学人员的高度赞扬。此外，赵学敏还著有民间走方医的医药方书《串雅内外编》。

王士雄（1808—1868），字孟英，号梦隐，盐官（今浙江海宁）人，清末著名的温病学家。其年十四而孤，有感其父临别之言，遂究心医道，昼夜考索，直造精微。咸丰十一年（1861），撰《随息居饮食谱》，简介饮食之功效、宜忌，附以用法，每出新见，为食疗本草之佳作。

凌奂（1822—1893），原名维正，字晓五，晚号折肱道人，归安（今浙江湖州）人。早岁攻儒，因幼年体弱多病，遂留心医学。后步入医门，不久声誉鹊起，被誉为"凌仙人"。凌奂《本草害利》一书系于同治元年（1862）完成，书中将药物按害、利、修治3项论述，而先列其害，是创辟之处。全书体现辨证用药的"害利"观，颇切临床，素为晚近医家推崇。

莫文泉（1836—1907），字枚士，号苕川迂叟，归安（今浙江湖州）人。1900年，莫枚士对《神农本草经》365种药物进行诸多文献的校勘注释研究，遂成《神农本（草）经校注》3卷。该书对本草的文字学及地域性特征研究具有重要意义。

仲学辂，清末名医，字昂庭，钱塘（今浙江杭州）人，生卒年不详，约生活于19世纪下半叶。其精于理学，长于医药一道，以《神农本草经》及张仲景、张志聪、高世栻之书为宗。因虑本草无善本，故奉张志聪《本草崇原》为本，附以学术见解近似之诸家精粹，参酌己意，纂集《本草崇原集说》3卷。是书为我国清代本草学颇有影响的著作，特别是在江浙一带影响较大。

周岩（1832—约1905），清末名医，字伯度，号鹿起山人，山阴（今浙江绍兴）人。因崇尚仲景学说，认为"读仲圣书而不先辨本草，犹航断港绝潢而望至于海也"，故著《本草思辨录》4卷，载药128种，于1904年刊行。该书不但有益于本草学习，且对经方的研究亦大有裨益。

除上述之外，尚有吴兴（今浙江吴兴）沈穆《本草洞诠》、钱塘（今浙江杭州）梅得春《药性会元》、武林（今浙江杭州）王逊《药性纂要》、山阴（今浙江绍兴）鲁永斌《法古录》与姚澜《本草分经》等诸书均对本草学派发展作出了一定贡献。

七、民国时期

近代以来，西学东渐，加之民国政府对中医药的胁迫打压，使传统本草学的主导地位每况愈下。民国之初浙江尚存传统本草之余韵的，如张山雷的《本草正义》、曹炳章的《增订伪药条辨》《规定药品考正》等。

张寿颐（1873—1934），字山雷，嘉定（今属上海市）人，近代中医药名家，医事活动多在浙江。他自幼博极群书，后因母患风痹顽疾而弃儒攻医，一生致力于中医药振兴，开拓中医药教育事业，重视教材建设，为近代中医药教育做出重大贡献。所著《本草正义》一书初成于1914年，凡7卷，后几经修订，在1932年由兰溪中医专门学校刊行。是书收载药物285种，共分8类，每药以《神农本草经》《名医别录》原文为纲，博采诸家，详加考订，参以己见，融会贯通而成，是一部有颇高学术价值的中药著作，也是中国近代史上第一部中药学教材。

曹炳章（1878—1956），字赤电，鄞县（今浙江宁波）人，近代著名中医药学家。少时曾为学徒，工作之余自学中医。其后又相继师从名医方晓安、何廉臣，学业益精，声誉日隆，病家争相延请。其所著《增订伪药条辨》是于民国十六年（1927）在郑肖岩《伪药条辨》的基础上增订而成，书中对不同产地的药品进行详细介绍，为鉴别药物的真伪优劣提供了经验。此外，其尚著有《规定药品考正》，是集曹氏五十余年习医辨药经历所得，不仅对一些药物进行考证规范，还纠正了当时药界存在的一些错误认知，对中药的发展起到了实质上的积极作用，故后世誉其"不仅为神农之功臣，亦且为唐宋元明以来药学家之净友"。

此外，绍兴何廉臣的《药学汇讲》《实验药物学》《药物学讲义》、绍兴祝味菊的《和汉医药实验录》等书博而有要，深入浅出，益于中医药的传承学习。

八、新中国至今

新中国成立以后，毛泽东同志提出"中国医药学是一个伟大的宝库，应当努力发掘，加以提高"的倡导，中医药惠利政策相继实施，在全国范围内掀起了发掘中草药宝库的热潮。1959年浙江省卫生厅编写出版《浙江中药手册》，为中医药从业人员提供有力参考；1961年编著出版的《杭州药用植物志》，至今仍是研究杭州地区中药资源分布、民间用药情况等方面的重要参考书籍；1965年浙江省卫生厅组织人员在天目山地区药物普查的基础上，结合当地民间医疗经验、中药生产和利用等进行系统整理，编写了《浙江天目山药用植物志》。在此期间，浙江中医药学家、经方家叶橘泉所著《现代实用中药》，对当代中医药界仍具影响。1969年浙江省革命委员会生产指挥组卫生办公室编写《浙江民间常用草药》，揭开对民间常用草药进行整理的序幕。20世纪80年代以后，随着国家对中药的重视，各中医药院校培养出一代代杰出的本草学者，《浙江药用植物资源志要》《浙江常用中草药图鉴》等书先后问世。他们前仆后继，继往开来，薪火相传，至今方兴未艾。

第三节 学派主要特点

一、学术思想与观点

（一）宗参《本经》，尊经重典

浙江本草学派学者注重引经据典，重视中医传承，提倡"尊经重典"，视《本经》为药学本源，并通过对《黄帝内经》《伤寒论》《金匮要略》等经典的研究，着力阐发药物产生疗效的机制。

明代钱塘名医卢复费时 14 载研究本草，最后辑成《神农本草经》，这是我国现存最早的《神农本草经》辑本。清初医家张志聪对《素问》《本经》研究甚深，善以经解经，他运用五运六气之法，创立药气理论，将药物生成、性味形色、主治功效等内容与病因病机联系起来，对《本经》药物躬身考证，并结合临证心得予以发挥，著有《本草崇原》一书。此书是历史上第一部注释《神农本草经》的药学专著，承《本经》而引发后世之论。余杭仲学辂，取以为纲，撷取《神农本草经读》（简称《本草经读》）、《神农本草经经解》（简称《本草经解》）、《神农本草经百种录》、《侣山堂类辩》、《医学真传》等"尊经"派诸书药论精义，间夹自己评议，编为《本草崇原集说》。

晚清莫枚士以训诂之长综合明清名家辑本与校本，对《本经》正文予以勘定，案语其下，对其中部分药物进行专题论述，所撰《神农本（草）经校注》是一部有特色的本草专著，对研究本草的文字学及地域性特征等方面具有重要意义。山阴"尊经"派学者周岩，著有《本草思辨录》，他认为中医之弊，不在守旧而在弃旧，指出读仲景书须先辨本草，"辨本草者，医学之始基"，力倡以《伤寒论》《金匮要略》二书之义印于本草，提出以经为始、博思明辨的观点。浙江本草学派学者注重传承、尊经重典的学风，对清代中医学者重视经典的研习有一定导向作用。

另外，浙江本草学派医家还注重学术上的继承，常常开堂授徒。如清初张志聪，集同学友生及诸门弟子数十人，在侣山堂讲学，开中医教育民间授徒之新范。不少本草医家还编著了入门本草，以供新生阅读。如吴兴潘旭的《分经药性赋》、绍兴何廉臣的《药学汇讲》《实验药物学》《药物学讲义》、瑞安陈虬的《利济医药讲义》、绍兴祝味菊的《和汉医药实验录》等，博而有要，深入浅出，对于中医药的学习传承大有裨益。

（二）融古通今，开拓创新

"融古通今，开拓创新"是浙派中医本草学派的思想之一。

首先，浙江本草学者"博古以寓今，立言以激后"，理论创新十分活跃。他们不仅具有渊博的中医药学识，熟谙传统文化，而且善于独立思考，敢于超越传统，开创新说，提倡勇为第一，如桐君、范蠡、魏伯阳等。唐代陈藏器首创"宣、通、补、泄、轻、重、滑、涩、燥、湿"十剂理论，对临床合理用药具有划时代意义，至今仍为中医界广泛运用，并首提"本草茶疗"概念，被唐玄宗赐以"茶疗鼻祖"，奠定了其在我国本草茶疗领域的杰出地位。药物性味方面，《日华子本草》除继承传统的四气五味外，亦有新发展，丰富了药性药味方面内容；明代卢复、卢之颐善以儒理、佛理阐释药理，对中药药性理论进行完善；嘉兴贾九如创造性地构建了"药母八法"理论，并以此指导临床用药。还有清代赵学敏于 1769 年通过观察白术因所种之地不同，疗效性状亦各有异，进而提出物种演变之说，此论比达尔文 1842 年第一次写出《物种起源》的简要提纲要早七十多年。另外余姚人严西亭编《得配本草》，详述不同药物之间的配合使用，进一步创新本草配伍学。近代绍兴人何廉臣著《实验药物学》，他以中医传统药物学理论为主，旁参西医实验研究成果，结合临床用药心得，中西兼论，新义殊多。

其次，新增药物的创新。《本草拾遗》所引资料广博，收载新增药物近 700 种，较《新修本草》多出六倍有余，极大地丰富了本草学内容，其中还有许多博物学内容，如石油、碱的发现等。《本草纲目拾遗》是继《本草拾遗》后的又一部"拾遗"巨著，所参文献 600 余种，新增药品达 716 种，为历代本草"拾遗"之最，其中许多为国外药物，如金鸡勒、日精油等均首载于该书。

再次，本草制药的实践创新。《本草拾遗》中记载了飞法、升华法等实验方法。宋代钱塘人沈括与苏轼的《苏沈良方》首载秋石（激素结晶）的制备方法，这被英国学者李约瑟评价为中国古代科技的 26 项发明之一。后王逊在《药性纂要》中亦首次收录与阴炼、阳炼不同的另一种秋石制法。

从次，书籍及目录分类的创新。北宋浙江籍裴宗元、陈师文等人奉命校正撰写我国现存最早之官修成药药典——《校正太平惠民和剂局方》，该书对后世影响颇大，现今临床常用方剂多来源于此。元代周天锡撰《图经备要本草诗诀》，是我国现存最早的一部七言歌诀本草书籍。明代王纶《本草集要》在对药物进行分类时，其书中、下部采用双重分类法：即中部按草、木、菜、果、谷、石、兽、禽、虫、鱼、人分类；下部按气、寒、血、热、痰、湿、风、燥、疮、毒、妇人、小儿分类；且于下部分类之中，又按功效细分，形成二级分类，颇有特色，受到当时临床医生的普遍好评。清代姚澜以经络为纲，药品为目，编《本草分经》，其分类独具一格，在同类著作中有一定影响。

最后，浙江本草学者博采众长，厚积薄发，在继承前人智慧的基础上做出一系列的创造、发明，为中医药学的创新与发展提供新的活力和生机。

（三）以实为宗，经世致用

从唐代起，浙江本草学派学者学术上反虚就实，倡导"以实为宗"的新学风和经世致用的真学问，注重药物的临床应用与实地考察，著书立说，讲求实事求是，切合实际。

浙江本草学派医家所撰本草书籍，以实用为本，收录方药直指临床。五代末期，《日华子本草》便从临床实效出发，主要记载诸药之性味功效和附方，总结了当时许多医者的临床用药经验，可靠性强，对后世用药影响甚大，是一部著名的临床中药学专著。南宋王硕《易简方》因简、便、验的实用特点，流传颇广。同时期陈衍一改历代本草著作层层包裹、先后堆积之状，著节要性本草专著《宝庆本草折衷》，以满足临床用药需要，精练充实，为南宋本草佳作。张介宾《本草正》中所选之药皆为临床常用之品，尤重审辨用药宜忌，其药中"四维"观点，为后世医者提供重要参考。倪朱谟"遍游遐方，登堂请教"，博采彼时诸家用药经验和资料，撰成《本草汇言》，书中许多方药颇为实用。清代吴仪洛认为古之医家对药物主治以统言为主，析言较少，不近实用，故在《本草从新》中多有发明，而对一些常用药的特点，予以删繁就简地说明，以便后学。赵学敏《本草纲目拾遗》注重调查研究，收集了较多民间单方、验方、治法和当时传入的西方医药资料。张山雷深明药性，熟谙药理，见解独到，在《本草正义》中可窥见其辨证用药的指导思想，如张氏言《本经》《别录》中均无白术、黄芩为安胎圣药记载，自李东垣谓白术主安胎、张洁古有黄芩安胎之说后，后人误以白术、黄芩为安胎之必用，但两味药安胎机理各有不同，白术可益气健脾，黄芩能清热凉血，二者有别，不可一概而用。

此外，本学派医家还注重本草辨认之实用。《履巉岩本草》为现存最早的彩绘本草图谱，也是杭州地区第一部草药书，具有很强的地域性和实用性。该书一药一图，先图后文，绘图精美逼真、栩栩如生，野外辨认药物极为方便；书中之药皆生于杭州慈云岭一带，用药之时，无须旁求，随手可用，并附以单方百只，使"园丁野妇，皮肤小疾，无昏暮叩市之劳"。书中文字部分所载用法，或捣烂，或为细末，或茶清送服，皆是便民之法。

综上可知，浙江本草学派医家尤重药物临床应用，讲求实事求是，学以致用。

（四）质疑辨异，去伪存真

浙江本草学派学者善于从实践出发，独立思考，严于求证，对历代本草有选择性地进行吸收采纳，对其中尚有疑问或存有不同意见的观点，提出异议，去伪存真。

唐代陈藏器《本草拾遗》特列"解纷"3卷，以审辨真伪，纠正前代本草之误。如有关"桂"的药物品种讨论，提出"箘桂、牡桂、桂心，以上三种，并同是一物。板薄者即牡桂也，筒卷者即箘桂也。古方有筒桂，字似箘字，后人误而书之，习而成俗"；在纠正前代本草著作错误方面，如云"姜黄性热不冷，《本经》云寒，误也"。因该书在药物辨别上的突出成就，李时珍赞曰"历代本草唯陈藏器辨物最精审，尤当信之"。

清代吴仪洛《本草从新》非常重视药物真伪之辨析，加以细注，他针对当时药肆中盛行以假乱真，而数百年来无人起而指摘的现象，大胆指出此断不可行，并利用自己丰富的辨药经验，对易作假、易混乱的药物详尽地予以剖析鉴别，去伪存真，去劣留优。他主要从产地、形态、品种、炮制四个方面鉴别药物。如产地上，"人参，宁古台出者红光结实，船厂出者空松铅塞……而大戟，杭产紫者为上，北产白者伤人等"，即使同种药物，因产地不同，药性亦各有异，不可混合。

赵学敏重视药用植物的品种考证，他专举"正误"一文，对李时珍《本草纲目》中某些药物形态、主治禁忌等有误的记载进行改正。其或参诸家之论，或实地考察，或走访同行及普通百姓，认真考证。如对金锁匙的品种讨论，他指出："草药有金锁匙，俗称金锁银开，乃藤本蔓延之小草也。土人取以疗喉症极验。又名马蹄草，非马蹄细辛也；马蹄细辛即杜衡。濒湖于杜衡条后附方，引《急救方》中之金锁匙，认为杜衡，误矣。"赵氏若对某药有疑，则悬而置之，不下断语，如"八角连"条下，按曰："濒湖《纲目》有鬼臼，亦治毒蛇伤。郑樵《通志》云：八角盘，即鬼臼。今人所谓独脚连是也。或《粤语》类举其名，呼为八角连。未可知，附存俟考。"

清末民初，医药大家曹炳章对当时药肆为图盈利，以假乱真、以紫乱朱现象深恶痛绝，故在郑肖岩《伪药条辨》的基础上结合他自己的药物鉴别经验，编写了《增订伪药条辨》，以期纠弊。此外，曹炳章另有《规定药品考正》一书亦为纠正时弊而撰，该书六章内容皆旨在阐明辨别药物真伪的重要性，以及重视药物的修制与贮藏，这对中药的发展起到积极的推动作用。这些均体现出浙江本草学派学者实事求是，从严求证的学术作风。

（五）海纳百川，师古不泥

浙江本草学派学者才思敏捷，广博多学，善采前人优秀成果，融入己意，赋予新说，因此学术争鸣较为活跃，但又有兼收并蓄态势。

首先，浙江本草学者既有对历代本草的精粹继承，又有对当代时贤的吸取采纳。如明代倪朱谟采集参引《本经》《别录》《唐本草》等40余种书籍，详加考订，发挥己见，独辟蹊径，汇集当时医药人士140余人的药学言论，其中多为一方名医的用药经验或其独到的理论见解，较之一般本草古籍更具生命气息，这在本草书籍中仅此一家。

其次，浙江本草学者既有对"某药主治某病"的继承，又有对药性、药理的探讨。金元之前，《新修本草》《日华子本草》《宝庆本草折衷》等皆以药物主治应用为主，几乎不言药理，不做深入理论探讨。然金元以后的本草学者不囿于此，进一步深入研究药物产生疗效之机理，常借他家之说进行阐释、论述。朱震亨《本草衍义补遗》除借助寻常性味以外，尤其重视各药的阴阳及五行属性，并以此推演药理，如"香薷，属金与水，而有彻上彻下之功，治水甚捷。肺得之，则清化行而热自下"。卢之颐《本草乘雅半偈》常以儒理、佛理、易理等以释药理，如玄参，"玄，正子半一阳将复之时也。非动非静，若显若匿，一点微芒，万钧之力。其味苦，已向乎阳；其气寒，未离乎阴，俨似少阴之枢象。参赞化育之元始，具备少阴之体用者也。主治功力与芍药相似……故令目明。"似上述对药性、药理讨论者，还有贾九如《药品化义》、张志聪《本草崇原》、仲学辂《本草崇原集说》等。

再次，既重视对经方、时方的继承和发扬，又强调对单方、验方、秘方的收录与应用。清代周岩《本草思辨录》、莫文泉《经方例释》，皆本《伤寒论》《金匮要略》，探源本草、经方之义。宋代名医裴宗元、陈师文等据彼时各地所献至太医局的医方，撰写《校正太平惠民和剂局方》，该书所筛录的时方，因质量颇高、疗效甚好，至今仍广泛用于临床。除经方、时方外，浙派本草学者亦注重单方、验方与秘方的收集与整理。南宋《履巉岩本草》中就收录了许多民间单、验方，后被明代胡濙、李时珍等引用。清代赵学敏在《本草纲目拾遗》《串雅内外编》中记载了大量的民间单方、验方、秘方，这些都是他经过长期临床医疗实践所累积形成的，也属于中医药学经验的一部分。如《串雅内编》用紫花地丁治疗梦泄，"紫花地丁草捣为膏，贴脐上，立止"等。

从次，伤寒与温病、滋阴与温补用药风格的对立统一。浙派中医本草学派既有伤寒对危重急症"稳准狠猛"的治疗风格，也有温病"平和轻巧"的王道之风。此外，滋阴学派代表人物朱震亨提出阳有余阴不足论、相火论以及气血痰郁四伤学说，在用药上体现为以茯苓、生姜、陈皮、人参、半夏、白术、当归、川芎、白芍以及木香为主（除甘草外），与其重视健脾和胃、理气化痰、滋阴清热的学术思想基本一致。而温补学派代表人物张介宾倡导"阳非有余，阴亦不足论"，在用药上多用当归、茯苓、熟地黄、人参、陈皮、白术、白芍、干姜、泽泻、山药（除甘草外），这与朱震亨所用主要药物基本一致，可见张介宾在重视温补的同时，也十分注重养阴，强调阴液对人体的重要性，创立独特的养阴法则和方剂，如左归丸等。这形成了用药风格上你中有我、我中有你的对立统一态势。

最后，药食同源，以食疗病。南唐钱塘人陈士良，汇集前代本草中有关食物的药物，编成《食性本草》，是书新见虽少，却引领浙江地区后世学者以食疗病、以药入膳的新风尚。《武林旧事》等书记载南宋临安一带的街巷贩卖香薷饮、紫苏饮等本草食饮的情景。高濂《遵生八笺·饮馔服食笺》指出日常饮食中应注意的各种问题，提出饮食的同时，也讲究饮食规范。清代袁枚《随园食单》一书也促进了食疗的发展。海宁人温病大家王孟英深知饮食对人生之重要，认为"国以民为本，而民失其教，或以乱天下。人以食为养，而饮食失宜，或以害身命。卫国、卫生，理无二致"，故收集日常饮食品种330种，编著《随息居饮食谱》，对各类食物的性能，及其医疗用途、食疗功效等内容予以详述，此书在同类食疗本草著作中影响颇大。

二、诊疗特色

（一）善用单方、验方、秘方

本草学派医家擅用单方、验方治病。裴宗元、陈师文等在《局方》中所收的方剂除前人有效名方外，还有当时医家之经验方以及"鬻药之家"与"陈献之士"的方剂，这些都是临床用之有效，质量颇高的验方、秘方。南宋王介《履巉岩本草》也收载不少杭州地区的民间验方，如"飘摇豆。性凉，无毒。大能活血，明眼。不以多少，晒干为细末，每服壹钱至贰钱，浓煎甘草汤调服"。明代《本草汇言》亦有收载，如其在"白芍药"条下引"妇医郭怀山方：治产后血虚发热。用白芍药、熟地、牛膝、姜灰、麦门冬、川续断、北五味"，"白芷"条下引"越医施溥生方：治乳痈结核。用白芷、乳香、没药、瓜蒌、蒲公英、归尾"等。

吴仪洛《成方切用》中亦有单方、验方治病的记述，如参乳丸用人参末、人乳粉等分蜜丸，大补气血。其言："人参大补元气，人乳本血液化成，用之后交补气血，实平淡之神奇也。"又如用麦门冬汤治水溢高原，肢体皆肿。用参术膏（人参、白术等分，水煎稠，汤化服之）治中气虚弱，诸药不应，或用药失宜，耗伤元气，虚证蜂起。吴氏谓姜茶饮"茶助阴，姜助阳，使寒热平调，并能消暑，解酒食毒。此方用之屡效，勿以平浅而忽之也"。

赵学敏《串雅内外编》中收方680首，内服349首，以丸、散剂为主，其中许多是单方、验方。如用"火硝、青黛、川芎、薄荷为末吸鼻"治疗风热头痛，用"大蒜头、僵蚕研末搐入鼻内"治风寒头痛，用"五倍子研末外敷脐上"治盗汗，用"郁金末涂乳上"治自汗。又有"小儿误跌或打着头脑受惊，肝系受风，致瞳仁不正，观东见西，观西见东。取石楠、藜芦、瓜藤为末，每吹少许入鼻，一日三度，内服平肝药"等。

（二）擅长外治疗法

陈藏器的《本草拾遗》虽为药物学专著，但他善用外治疗法，独树一帜地记载了各种物理疗法，如用温泉、沙浴疗法及化学方法治疗外科疾患。他不仅探讨了矿泉水温形成原因，进而指出："硫黄主诸疮病，水亦宜然。水有硫黄臭，故应愈诸风冷为上。"他沿用东汉时期温泉疗疾的治疗手段，将疮疡一类外科疾患作为温泉浴疗法的主要适应证。陈氏在"六月河中热沙"条中，记录了运用沙浴疗法结合药食调养以促使病愈，云："主治风湿顽痹不仁，筋骨挛缩脚疼，冷风掣瘫缓。取干沙日暴，令极热，伏坐其中，冷则更易之，取热彻通汗。"这种沙浴疗法现在民间仍有应用；且指明采用沙浴疗法时，要以"热彻通汗"为度，随病进药，并注明禁忌。另外，陈氏在"草蒿"条下还运用了化学治疗法，云："草蒿烧为灰，纸八九重，淋取汁，和石灰，去息肉靥子。"这是将无机碱的腐蚀作用用于息肉治疗的典型案例。

王介的《履巉岩本草》载有许多民间药物的外治疗法。草血竭条"性平，无毒。治打仆伤损有血者，用少许捣烂贴之，其血遂止"，接骨草"一名蒴藋。味酸，温。有毒。主风瘙瘾疹身痒，湿痹，可作浴汤。治小儿赤游，行于身上下，至心即死者，用接骨草煎汁洗之"。

倪朱谟《本草汇言》所录外用方数不胜数，既有前代医家沿用之外用方，亦有彼时江浙一带医家所创之方。如艾叶，"集方"项下，"陆氏方：治鹅掌风癣。用陈艾四两，水四碗，煮十余滚，连艾并汤入瓶内，用麻布二层缚瓶口，将手心放瓶口上熏之，如汤冷再热，如神。谈氏方：治妇人面疮，名粉花疮。以定粉五钱，菜子油调，涂碗内，用艾一二团，烧烟熏之，候烟尽，覆地上一夜，取出调搽，永无瘢痕，亦易生肉"。

赵学敏《串雅外编》中运用外治方法 97 条，包括针、灸、蒸、熏、点、贴、熨、洗、吸、杂等法。杂法门有扎指、坐药、绑、塞、钓等法。如《串雅外编·杂品门》载："用乳香、没药、花椒、硫黄各一钱，水银三钱（用唾研如泥），麝香三分，蛇床子（炒）五钱，大枫子（去壳）二两，共研碎，臼油烛或油胡桃作丸，擦疥疮神效。"此外，他对当时民间流传的危重症急救方法进行记录和整理，如休克、溺水、脑破、外伤性昏迷、肠出重症等，共计 26 条。其"急取葱心，刺入鼻孔，男左女右，入七八寸"治疗卒中恶死，用"半夏末，冷水和丸，纳鼻中"治疗产后晕厥等，这些方药均治以外用，急治其标。《串雅外编》中也有内外相扶方的记载，体现了赵氏"内外结合，使病早愈"思想。如外用"附子为末，醋调成膏，贴涌泉穴上，然后内服六味汤与之"治疗咽喉痛，以"甘遂末涂腹，绕脐，令满，内服甘草"治疗皮肤水肿、疼痛，外用"蓖麻子草煎煮温敷，内服疏通活血之剂"治疗风湿瘫痪等。这些散在民间的外治经验，对后世影响较大。

三、制方用药特色

（一）遣方立法重气血

金元以来，浙江本草学派医家在遣方立法上尤重气血。金华义乌朱震亨历来被认为是滋阴派医家代表，从其用药的组方规律看，他在祛湿化痰时以行气为先。朱氏方剂中高频药居第一位的陈皮，功效为理气祛湿化痰，与之配伍较多的药物有半夏、茯苓、苍术、厚朴等，主要涉及方剂二陈汤和平胃散，强调健脾益气、燥湿和胃，是治疗痰湿为病的关键所在。此外朱氏养阴之法重在补血，常用的补血药有当归、白芍，而清热凉血药有生地黄，三药合用能养阴补血，既可用于外感热病伤阴，也适用于内伤杂病阴血耗损。配伍成方，补中有清，补中有行，行中有敛，可与不同药物组合，以适应复杂病情。

明代张介宾临床非常重视人体精血，力倡"凡欲治病者必以形体为主，欲治形者必以精血为先"的治则。其临床常用药物当归、熟地二味，一则补血，一则补精，二药相须配伍，可生新血、滋阴精，精血同滋，能培补肾中元阴元精。该药临床应用广泛，可治多种疾病，居张氏常用药对之首。

王纶《本草集要》中论药用药重在调和气血，书中关于气血的论述颇为丰富，如"气血昏乱，服之即定，能使气血各有所归"，从气血角度理解当归的命名，并就其治血偏重不同进行阐述："头止血，身和血，尾破血。"又如人参"治亡血脉虚，以此补之者，谓气虚血弱，故补其气而血自生，阴生于阳，甘能生血也"，对人参补气以养血的功效机理进行论述。参照王纶《明医杂著》可了解到他对气血痰瘀的认识全面而深刻，并最早明确提出以气、血、痰、郁为朱震亨的杂病纲领。所谓"气血冲和，万病不生"，《本草集要》从气血论病因病机，对应于药物的功效主治，以药性之偏纠气血之偏，从根本上探讨疾病、药性，以及两者之间的关系，可以说切中肯綮。

清代吴仪洛受易水学派影响，十分强调气血的重要性。他指出："人有阴阳，即为气血。阳主气，故气全则神旺；阴主血，故血盛则形强……而大虚者防滑脱，故次涩固。"吴仪洛认为，"上有膻中之气，通呼吸摄诸气，以主一身之治节……气聚则生，气散则死，医欲活人，当先说此"，他针对气病制订出治气五法：一曰转气通阳法，二曰益气调脾法，三曰升阳举陷法，四曰平气降逆法，五曰补气固脱法。对所治之证及所用方药均详细列述。吴氏认为："血生化于心，总统于脾，藏受于肝，宣布于肺，施泄于肾，灌溉一身……此盈虚性用之机，苟能察其精义，而治得其宜，又何血病之虑！"对于血病，吴氏议方立法有四：一曰清热凉血法，二曰行滞消瘀法，三曰涩血固脱法，四曰补血调虚法，亦对所治之证及所用方药详而述之。总之，吴仪洛治气理血法则，论证精辟，选方适当，对临床很有指导意义。

（二）药物加工重炮制

浙江本草学派学者对药物炮制非常讲究，药物炮制历史悠久。唐末五代时，宁波人日华子对药物炮制记述颇详，注意到炮炙与药效之间的联系。书中炮炙方法有炒、微炒、捣炒、淬、飞、烫、蒸、煮诸法，虽是同一药味，但因炮炙方法不同，功用也有差别。如"卷柏，生用破血，炙用止血""青蒿子明目开胃，炒用；治劳，小便浸用""王瓜，润心肺，治黄病生用；肺痿、吐血、肠风泻血、赤白痢炒用"等。宋代《宝庆本草折衷》一书也收载不少药物的炮制方式。

张介宾《本草正》载有炮制内容的药物共97种，涉及122种炮制方法。书中有关炮制的理论有解毒理论、炒炭存性理论、辅料作用理论（如酒、姜、醋等）等，多个药物还采用"因病殊治"的炮制方法，即采用不同的炮制方法改变药性，以促进药物新功效的产生，达到治疗不同病症之目的，这亦是中医临床用药的特点之一。另外张氏就炮制工艺及标准亦有收载。炮制工艺方面，如对炮制所需时间、火力、辅料用量等均有要求；就中药炮制品的质量标准方面也有描述，如炒法，杜仲"用姜汁或盐水润透，炒去丝"等。这些炮制理论、方法、工艺和质量标准，直到今天，仍有非常高的指导意义。

吴仪洛《本草从新》对药物加工炮制提出了精辟见解。书中汇集了大量的古代炮制文献，介绍炮制方法、炮制原理、工艺要求、质量标准、炮制禁忌等。炮制原理方面，吴氏多从中医基础理论出发，将性味归经、阴阳五行、升降浮沉等药性理论应用于炮制实践来加以阐述。如因病施制、引药入经、炒炭止血、纠正偏性、解毒减毒、分部位入药等。炮制方法上，主要有净选加工、切制粉碎、炮炙法、一药多制等。净选加工，包括除去非药用部位、清洗、浸泡等，如甘草、桔梗、何首乌等须去根皮；切制粉碎，如对黄芪、天麻等药材进行切片；炮炙法中有清炒、加辅料炒、蒸、煨、煅、焙、曝、炮、去油制霜、干馏、发酵、发芽等诸法。一药多制中，即采用多种方法炮制药物，如黄连可用猪胆汁炒、酒炒、姜汁炒、盐水炒、黄土炒、吴萸汤炒、醋炒；也有多道工序炮制药物，如肉苁蓉"酒浸一宿，刷去浮甲，劈破，除内筋膜，酒蒸半日，又酥炙用"。另外还有对炮制工艺要求、炮制品质量标准、炮制禁忌等的记载。

余如《本草集要》《药镜》《得配本草》《本草害利》等书也有许多炮制内容，在此不做赘述。

（三）药物配伍审宜忌

《日华子本草》对药物"有相制使"的论述很详。600余味药物中，70多味具有"畏恶相反"内容。例如天门冬，贝母为使；车前子，常山为使；大戟，赤小豆为使；消石，畏杏仁、竹叶；芍药，畏黄连；天南星，畏附子、干姜、生姜；牡丹，忌蒜；菖蒲，忌饴糖、羊肉；等等。这些药物畏恶相反内容被宋代《嘉祐本草》引用。

南宋《宝庆本草折衷》，每药后多有配伍宜忌内容。如附子，"地胆为使；恶蜈蚣，畏防风、黑豆、甘草、黄芪、人参、乌韭、生姜。尤忌灰"，又如半夏，"射干、柴胡为使；恶皂荚，畏雄黄、生姜、干姜、秦皮、龟甲；反乌头，忌羊血、海藻、饴糖。又与白矾相宜"。

《本草集要》不仅就药论药，更强调药物配伍。其言当归"在参、芪皆能补血，在大黄、牵牛皆能破血，从桂、附则热，从硝、黄则寒"；厚朴"与枳实、大黄同用能泄实满，是消痰下气也；与橘皮、苍术同用，能除湿满，是温中益气也"；大黄"得芍药、黄芩、牡蛎、细辛、茯苓，疗惊恚怒，心下悸气；得硝石、紫石英、桃仁，疗女子血闭"。在中医辨证施治思想指导下，根据病症需要，配伍用药，以达到减毒、增效、调控药物作用方向的目的。

清代严洁、施雯、洪炜深谙单味中药及多味中药间的配伍运用，他们共同编著药物配伍专著《得配本草》，意在使医者能明"得一药而配数药，一药收数药之功；配数药而治数病，数病仍一药之效"。如"玄参……恶黄芪、干姜、大枣、山茱萸，反藜芦。微苦，微寒。入足少阴经。清上焦氤氲之热，滋下焦少阴之水。治伤寒沉昏身热，疗温疟寒热发颤（战），退无根浮游之火，为清肃枢机之剂。得花粉治痰结热痈；配大力子，治急喉痹风；配甘草、桔梗，治咽喉肿痛；配升麻、甘草，治发斑、咽痛；佐二地（生地黄、熟地黄），除阴虚火动；煮猪肝，治赤脉贯瞳；研末，敷年久瘰疬，塞鼻疮"，临床依此应用，确有良效。另外，《得配本草》对中药的畏、恶、反、使的记载颇为详细，在每味中药名称之下先行标明，认为凡药有利必有害，特载禁忌于药名之后。例如"黄芪，茯苓为之使。恶白鲜皮、龟甲""人参，茯苓、马蔺为之使，畏五灵脂。恶皂荚、黑豆、卤碱、人溲。反藜芦。忌铁器""淫羊藿：一名仙灵脾。得酒良。薯蓣、紫芝为之使"等。这些药物的配伍宜忌均系作者临证实践而得，并通过互相研讨、辨析甄别后下笔，议论精当，丰富了中药学、方剂学的内涵，实为药物配伍学之典范。

（四）用药方法贵灵活

清代浙江本草学派医家赵学敏，汲取民间医生（走方医）治疗经验而著《串雅内外编》，书中记载的给药方法多样，有敷、贴、洗、擦、浴、蒸、熏、针刺、艾炙、割开、麻醉、吹喉、探吐、塞耳、踏坐、灯照、磁吸等；剂型丰富，有丹剂、粉剂、锭剂、膏剂等；制剂基质方面，有酒、醋、乳汁、唾液、童便、胆汁、蜜、米、面、油、葱汁、水浸取汁等。赵氏擅长"以毒攻毒"，其处方中含雄黄的有51方，含朱砂的有29方，含轻粉的有19方，含水银的有7方，含巴豆的有18方，含蟾酥的有15方，含硫黄的有13方。余如黄丹、白砒、斑蝥、藤黄、大枫子、黑铅、番木鳖、牙皂、黄药子、生半夏、生乌头、闹羊花等有毒药物均有应用。如治疗痈疽、杨梅疮的王宝霜，方含水银、朱砂、雄黄、白矾、绿矾，文武火炼成升药，用时加乳香、没药粉，撒太乙膏外贴，并告诫"万万不可多用、乱用，务宜慎之"。

赵学敏对于药食配合治病也有心得。《串雅外编·食品门》收载了12条药食配合疗病方，如患病久不愈者，用"猪肺一个，萝卜子五钱（研碎），白芥子一两（研碎），五味调和，饭锅蒸熟，饭后顿食之，一个即愈"；"萝卜子十四粒研末，以人乳和之，左痛点右鼻，右痛点左鼻"，治疗牙痛；"木鳖仁六个（研泥，分作二分）；面烧饼一个（切作两半）。只用半饼作一窍，纳药在内，乘热复在病患脐上"，治疗噤口痢；"猪油、黄白蜡调匀入银朱，敷之"，治疗手足皲裂等。这些疗法具有取材容易，制作方便，可长期应用的优点，具一定的参考价值。

（五）因地制宜善鲜清

从用药特点看，浙派本草医家非常注重因地制宜。浙江地处亚热带区域，具多山林、多水湿、多炎热特点，因此在药物治疗上喜用质地轻清的生品药、鲜品药、香草药、药露及药汁。概因寒凉之鲜药较干品偏凉偏润；气醇香烈之鲜药较干品味浓力峻；而药汁鲜纯，其生津润燥之性强于干品而又不滋腻；药露集药之精华，吸收好见效快。故临床用药，多用轻灵之品，认为清鲜药轻可去实，有四两拨千斤之效。这也与畲医临床惯用鲜品的特色不谋而合。

明代张介宾《景岳全书·古方八阵·因阵》中，治一切劳瘵痰嗽，声哑不出，难治者，服之神效，用鲜竹衣、竹茹、鲜竹沥、麦冬、甘草、橘红、白茯苓、桔梗、杏仁、鲜竹叶煎服。清代雷丰《时病论》载温病治疗三法，即清热保津法、凉解里热法、祛热宣窍法。举例而言：清热保津法，方以鲜石斛、鲜生地、麦冬、连翘、天花粉、参叶等组成，其中鲜石斛、鲜生地可滋中下焦之阴，并具保津之功；凉解里热法，方以鲜芦根、大豆卷、生石膏、生甘草组成，用治温热内蕴及暑温、冬温之证；祛热宣窍法，方以川贝、连翘、犀角、鲜菖蒲组成，治温热、湿温、冬温之邪证，鲜菖蒲独具清营开窍之功。

浙派本草学者中尤以赵学敏记载鲜品、生品、制露及药汁最为详细，他在《本草纲目拾遗》中提出"凡物之有质者，皆可取露，露乃物质之精华"的观点，认为露皆可以蒸法获取，如"金银露：乃忍冬藤花蒸取，鲜花蒸者香，干花者少逊，气芬郁而味甘，能开胃宽中、解毒消火，暑月以之代茶，饲小儿无疮毒，尤能散暑。……薄荷露：鲜薄荷蒸取，气烈而味辛，能凉膈发汗，虚人不宜多服。……米露：以新鲜白米，勿用陈久者，蒸取，色白气清，如莲花者，大补脾胃亏损，生肺金。……梅露：鲜绿萼初放花采取蒸露，能解先天胎毒"，共列各种药露22种；并列药汁70余味，如藕汁、芦根汁、白菊根汁、雨前茶汁、残茶汁、金锁银开汁、白毛藤汁、扶桑花汁、山海螺汁等，鲜药汁可单服或合米汤、合药服、合酒服、合醋服等，不一而足。

第四节　学派主要成就及学术影响

一、主要成就

（一）首创十剂分类法，影响方药达深远

陈藏器认为病有寒热虚实之不同，药有采摘时节之各异，主张医者用药遣方须懂药性、明药理、知药量、晓采摘时节等，批评当时之医"不识药性、不懂药理，徒有疗病之名"，故在此基础上首创"十剂"之说，开创药物按功效分类之先河。

所谓"十剂"即宣、通、补、泄、轻、重、涩、滑、燥、湿十类。

具体而言，"宣可去壅，即姜、橘之属是也；通可去滞，即通草、防己之属是也；补可去弱，即人参、羊肉之属是也；泄可去闭，即葶苈、大黄之属是也；轻可去实，即麻黄、葛根之属是也；重可去怯，即磁石、铁粉之属是也；涩可去脱，即牡蛎、龙骨之属是也；滑可去着，即冬葵、榆皮之属是也；燥可去湿，即桑白皮、赤小豆之属是也；湿可去枯，即紫石英、白石英之属是也"。（关于"十剂"的创始者，历来颇有争议：据丹波元坚考证，首创者为唐代陈藏器；而李时珍认为是北齐徐之才，近来诸多医史专家持前者之说。）"十剂"的创立，一方面促使中医理论与治疗方法相结合，加强了临床辨证用药的指导性；另一方面还将同类药物进行系统归纳，方便记忆、学习，起到纲举目张的作用。

宋代《圣济经》借鉴陈藏器之说，将其应用于方剂按功效分类，即在十字之后各加一"剂"字。如云"郁而不散为壅，必宣剂以散之，如痞满不通之类是也。留而不行为滞，必通剂以行之，如水病痰癖之类是也。不足为弱，必补剂以扶之，如气弱形羸之类是也"。北宋医家创用"十剂"之名，为后世方剂的分类开辟了道路。因此，可以说"十剂"也成为了指导方剂分类之标准。金元时期，"十剂"理论得到充实发展，并加以深化。如成无己以"十剂"理论阐释方剂功用，刘完素将前人理论进行系统总结，张从正以此为攻邪法提供依据等。明清时期，"十剂"理论更是得到全面深化，诸家著作皆用之阐发药物作用，以致日臻完善。如沈金鳌《要药分剂》中将"十剂"分类理论付诸实践，叶天士、吴鞠通等以"十剂"理论全面指导临床诊疗等。

"十剂"初时用以反映中药药性和功能，为中药分类提供新的方法，到后世又成为方剂的分类方法之一。纵观其演变历史，它促进了本草学、方剂学的发展，加深了本草学、方剂学的内涵，对临床各科遣方用药的影响也较大，至今仍指导着临床诊疗。

（二）首创药母新理论，构建中药全体系

中药法象思维是中医药理论的特色思维方式。通过对法象思维的应用，逐步形成中药药性理论。如"四气""五味""毒性""归经"等

理论，这些理论是现代中药理论的核心。而兴于金元、盛于明清的"法象"理论，作为探索中药作用机制的一种理论模式，则是对以"四气五味"为核心的中药理论的重要补充。明代嘉兴贾所学在《药品化义》一书中首创"药母理论"，这是将药学理论与实践有机结合，以体、色、气、味、形、性、能、力八法为主体来阐释药物性能，该理论在中药药理的发展进程中起承上启下的传承作用，被称为"一世之指南"。

"药母"理论的创立缘由，乃因贾所学有感前代医家未对药物理论进行统合整理，使后学者"悬断遥拟"，无所依凭，加之受到刘完素、张洁古等先贤影响，故而提出"药母"理论，寻找到以八法统摄诸法，将其他药理原则联系起来，形成以功效主治为核心的完整的中药理论体系，进而"订为规范"。所谓"药母"，乃取法于"书有字母，诗有等韵，乐有音律"，目的在于归纳中药药理的要素，使之成为"辨药指南，药品化生之义"的发源。

虽然贾氏"药母理论"尚存不足之处，每一法之中的七个子项并未全面涉及，且存在药物的性能不在七个子项里的情况，但对当时的医药界来说，该理论所构建的体系是合理的、先进的，后世《本草备要》《本草从新》《本草求真》等著作均从该书中得到启发。现代学者徐鹤凤亦从"药母"理论着手辨别、发掘彝药，不失为一种学术传承。

（三）首创药气探阴阳，格物用药明病理

张志聪认为神农著《本经》，是依观察五运六气而得，而后世之人谈论药性，只言"某药治某病，某病须某药"，是不明经旨，仅"药用"之功耳，非"药性"之道。只有"知其性而用之，则用之有本，神变无方"，若仅沿袭前人之药用而不对其探源究流，则"用之无本，窒碍难通"。故张氏以五运六气的角度对《本经》进行诠释，撰《本草崇原》，阐明药性，以益后学。

《本草崇原》是历史上第一部注释《神农本草经》的药学专著，张氏在该书中创立了探五运六气之原、明阴阳消长之理的药气理论，用以阐明药性，其解释颇为详备。张氏论述药物，往往从生长特性入手，

推衍所禀六经，并将之与他经脏腑相合，以兼治相应之证，故能祛病疗疾。其说理丝丝入扣，令人叹为观止。如麦冬"气味甘平，质性滋润，凌冬青翠，盖禀少阴冬水之精，上与阳明胃土相合。主治心腹结气者，麦冬一本横生，能通胃气于四旁，则上心下腹之结气皆散除矣。伤中者，经脉不和，中气内虚也；伤饱者，饮食不节，胃气壅滞也。麦冬禀少阴癸水之气，上合阳明戊土，故治伤中、伤饱。胃之大络，内通于脉，胃络脉绝者，胃络不通于脉也。麦冬颗分心贯，横生土中，连而不断，故治胃络脉绝。胃虚则羸瘦，肾虚则短气，麦冬助胃补肾，故治羸瘦、短气。久服则形体强健，故身轻，精神充足，故不老不饥"。

张志聪的药气理论承《本经》而引发后世之论，对徐灵胎《神农本草经百种录》、陈修园《神农本草经读》、仲学辂《本草崇原集说》均有启发，并对当世医者正确认识药物及其临床应用，有着很强的指导意义。

（四）首立解纷设专项，考订药物辨品种

陈藏器据自己的耳闻目睹，实践经历，以及参阅的文献资料，对彼时品种混乱的药物以及《新修本草》等前代本草著作中记载舛误的药物，在《本草拾遗·解纷》中进行审辨、纠正，这与此前的本草著作有所不同。对于品种有异以及记载有误的药物，前代本草著作俱将此类言论附于该药之下，不做专项讨论，而像《本草拾遗》这样专设"解纷"3卷的，尚属首次。

从《本草拾遗·解纷》中可看出，陈藏器的药物鉴别经验相当丰富，对药物品种的考订既精且细，要言不烦，对后世本草学的发展产生重要影响。李时珍对陈藏器极为推崇，他在《本草纲目》黄精条注云："历代本草惟陈藏器辨物最精审，尤当信之"。清代赵学敏亦受陈氏影响，在其撰写的《本草纲目拾遗》中，开篇首明"正误"，并列数药以作甄别，由此可见一斑。曹炳章更是专集成书，写成《增订伪药条辨》《规定药品考正》二书。当代中药鉴定学、中药资源学以及本草考证等相关文章体现的便是对"解纷"的传承与发扬。

（五）首提药中四维说，纠正忌温喜寒凉

自朱震亨滋阴学说盛行以来，明代医家多遵从之，出现喜凉忌温之偏向。故张介宾创"阳非有余，真阴不足"诸论以救时弊，在处方用药上，据自身亲历体会对药物进行筛选、阐发，审辨性味，明其功用，重视温补，提出"药中四维"之说。

所谓"药中四维"，即张氏在《本草正》中言："夫人参、熟地、附子、大黄，实乃药中之四维。"其誉人参、熟地为治世之良相，附子、大黄乃乱世之良将，并进一步指出四药的应用法则，"兵不可久用，故良将用于暂；乱不可忘治，故良相不可缺"。今时观之，人参者系补气药之纲维，熟地为补精血药之纲维，附子是温里回阳之纲维，大黄则是攻积泄热之纲维。

张氏的"药中四维"说，客观准确，鞭辟入里，是其在临床上辨证运用此四药的重要体会，亦为救偏补弊而设，为后世医家如陈士铎等临证运用"药中四维"时提供了重要参考，并促进其学术思想萌发，即便在当代，"药中四维"说的学术价值和临床指导意义仍未过时。

（六）首列药害成专著，慎思明辨警后学

清代凌奂对药物有着辩证认识，他认为"凡药有利必有害，但知其利，不知其害，如冲锋于前，不顾其后"，不仅要知晓"药利"，更强调明白"药害"的重要性。若识证不清，用药不审，均会产生药害。故凌氏"集各家本草，补入药之害于病者，逐一加注"，并先陈其害，后言其利，对当时药物不良反应进行集成、归纳，著成本草史上第一部药物不良反应专著——《本草害利》。

凌氏的"药害"观，主要有药物本身性能之害、药物使用不当之害、药物修治不当之害三类。药物本身性能之害，是指部分药物的偏性较大，性味峻猛而烈，或本身含有有毒物质，对正常人体产生伤害，如"巴豆"之害，"此禀火烈之气，触人肌肤，无有不灼烂"。药物使用不当之害，意指临床上因误用、滥用、久服，或配伍不当、服用方法不当

等原因导致的药害，如车前子之误用，“其性冷利，专走下窍……若遇内伤劳倦，阳气下陷之病，肾虚脱者，皆在禁例”。而药物修治不当之害，包括炮制方法不当、采收不当等方面。凡炮制失当，非但不能减毒、增效，甚至反而增强药物之毒性，如辰砂“镇养心神，但宜生使，若经伏火，及一切烹炼，则毒等砒硇，服之必毙，戒之。独用多用，令人呆闷……若火炼，则有毒，服饵常杀人”。

因此凌氏首列“药害”，重在警示学者辨证认识药物害利，详辨药性，因证炮制，合理配伍，使药用得当，趋利避害，不致枉折人命，这对于合理用药，减少“药害”，具有现实的指导意义。

（七）兴本草拾遗之风，补前人未尽之言

陈藏器因看到唐代颁布的《新修本草》药物多有遗漏，故在其基础上，对唐代药物再进行补遗、总结，写成《本草拾遗》。因该书流传较广，后世国内外本草著作多有引用，受其影响者绝多。

是书“拾遗”部分在全书中占比最多，凡6卷，据尚志钧从《证类本草》等文献中辑得《本草拾遗》药物692种，这些均不见录于《唐本草》。其中包括玉石部、草部、木部、兽禽部、虫鱼部、果菜米部等，在每一增辑的药物之后，均详细记述其别名、产地、性味、主治、形态，并纠正药名讹误、甄别近似药，以及附录诸家评语等内容。另外，还记载了国外药物，如耕香、独自草、结杀等，进一步丰富了我国的药学宝库。虽然这些新增药中常用品很少，但也可窥探到作者涉猎之广、学识之博。

对于浙江医药学家来说，陈藏器《本草拾遗》一书，开启了后世学者对本草进行拾遗的新风气，如朱震亨、赵学敏等。陈藏器《本草拾遗》与赵学敏《本草纲目拾遗》两本本草学的“拾遗”著作，犹如两座丰碑，彰显着浙江本草学的辉煌。

朱震亨《本草衍义补遗》便是对寇宗奭《本草衍义》内容进行增补。其“补遗”之意，一是补充了《本草衍义》未选录的47种药物，二是对《本草衍义》原有药物进行补正，完善了寇氏遗漏或疏略的一些

释药款项，如各药的别名、气味、功用主治以及药物鉴别等，既丰富了本草学内容，又拓宽了药物的临床使用范围，可谓朱震亨在本草领域的一大贡献。

赵学敏是继陈藏器后浙江地区的又一本草补遗大家。因鉴于《本草纲目》刊行后近两百年，本草学有了新的发展，有必要对此进行重新整理、总结，故凡《本草纲目》未载之药，或虽载但不详者，赵学敏皆拾而录之，名曰《本草纲目拾遗》。赵氏治学态度严谨，所引医药及与之相关文献达600余种，同时尤重实践，凡医药之事，莫不游访请教，故《本草纲目拾遗·凡例》云，本书"虽主博收，而选录尤慎……必审其确验，方载入"。据统计，全书净增药物716种，为历代本草新增药物之最。赵氏注重草药的收录，尤其是记载了浙江一带大量的药用植物，还特别收载许多边远地区、少数民族地区、沿海地域以及国外的药物。该书是对清中期以前的中草药进行的一次系统大总结，为现代药物学发展提供了许多宝贵资料。

（八）率地方药图之先，绘百草风华之貌

王介所绘撰的《履巉岩本草》为浙江杭州地区首部地方性本草著作，也是我国本草史上现存最早的彩绘本草图谱，开辟了绘撰地方本草图谱之先河。王介虽祖籍为琅琊（今山东胶南），但研究本草的活动主要在临安（今浙江杭州）。其曾为南宋庆元年间内官太尉，以丹青见长，晚年隐居临安皇城郊外慈云岭西。王氏因有感药物"产类万殊，风土异化"，真伪难辨，故尽己所长，效法《本草图经》，对慈云岭一带的山地植物进行彩色描绘，并附以药名、主治、用法、单验方等信息，编为《履巉岩本草》，以使"园丁野妇，皮肤小疾，无晨昏叩门入市之劳，随手可用"。惜原书已佚，现存本为明代转绘本，饶是如此，该书仍为彩绘本草之代表。

《履巉岩本草》凡3卷，一药一图，先图后文，共收药物206种，现存药图202幅（残脱4幅）。该书药图的图式可分四类，即"折枝式""全株式""全览式"与"截取式"，尤其是"截取式"这一画法的

开创，使植物的细节表现得淋漓尽致，有如实物（如穿心佛指草等）近在眼前。绘图写实细致，比例真实，质感逼真，栩栩如生，本草学家赵燏黄先生誉为"丹青家之本草写生鼻祖矣"，达到了作为艺术品的审美高度。后世医药学家胡澄、李时珍亦参考、引用过该书。当代本草学者郑金生、张水利等在考订此书药物品种时，尤重所示药图特征，并详加分析。因此，该书极具学术研究价值与美学价值，对研究杭州地区的植物分布、本草考证及民间用药情况等有重要的参考价值。

（九）综罗百代汇精粹，广博精微论奥义

倪朱谟，少年业儒，中年弃儒从医，对本草尤精，认为李时珍《本草纲目》"该博倍于前人，已尽辨别之功"，遂除集历代本草诸书之精要外，常访游江浙诸地，拜访、咨询当地时贤耆宿，采录经验、论述，撰成《本草汇言》。

倪氏博览群书，"是书先尊《神农本经》，次录陶弘景《别录》，次《唐本草》，唐新定本草，次甄权《药性本草》，次孙思邈《千金·食治》，次陈藏器《本草拾遗》，次蜀昶《本草》，次宋《开宝本草》，次宋《嘉祐本草》，次《日华本草》，次东垣《用药法象》，次丹溪《衍义补遗》，以至《会编》《蒙筌》，并元明旧本不下四十余种"，加之"遍访耆宿"148人，采集各家证验确论，一一核载，并进行"甄罗补订，删繁去冗"，因此书中无论是药学理论、形态产地，还是附载方剂，均语言扼要，是前人知识之精华。倪氏从各个方面深入研究本草，书中某些篇幅虽少，但其内容全面，"往代名言，庶无渗漏"，堪称医药并举的一代名家。《浙江通志·方技》对倪朱谟《本草汇言》称赞有加："世谓李《本草纲目》得其详，此得其要，可并垺云。"

《本草汇言》以汇集往代明哲及同时代名家对药物的认识为主，既涵盖生药学知识，又包括药性理论、用药经验等临床内容，是一部具有重要学术价值的本草著作。书中内容精简实用，尤其是对江浙一带医家的临床验方的记载，不见于其他资料中，现代《中药大辞典》《中华本草》等著作对该书的有关药论与集方内容有过征引。

（十）增收民间单验方，简便廉验出奇效

赵学敏所著《串雅内外编》是关于民间走方医的医药方书，也是我国现存的第一部民间走方医的专著，揭开了走方医的千古之秘。走方医在过去长期被一些封建统治者或是一些"正统"医生所轻视，正如《串雅·原序》云"……草泽医……人每贱薄之，谓其游食江湖，货药吮舐，迹类丐，挟技劫病，贪利恣睢，心又类盗，剽窃医绪，倡为诡异"，赵学敏深知这是对广大走方医的偏见。赵氏从实际出发，看到走方医的医术具有"操技最神而奏效甚捷"的特点，并与其族人赵柏云晤谈后，深感走方医的医术"颇有奥理，不悖于古而利于今"，遂编《串雅》一书，欲使串铃医术获得较广泛流传。"串雅"之"串"即走方医术，"雅"为合乎规范，以"串雅"名书，意在强调走方医术合乎规范。

走方医在治疗上有三个特点，《串雅内编·绪论》云"走医有三字诀。一曰贱，药物不取贵也；二曰验，以下咽即能去病也；三曰便，山林僻邑，仓卒即有"。一名称职的、优秀的走方医，须掌握一套简、便、廉、验的方药和治法，对民间草药及应用相当熟悉，能较快地治疗好疾病。其所用方剂多为单方或药味不多的验方，如《串雅内编·单方内治门》"治呃逆，刀豆子烧存性，白汤调服，立止"，又如《串雅内编·截药内治门》中，"截头风"方，用香白芷、川芎、甘草、川乌头，并以细茶薄荷汤调下，治疗头风等。

简、便、廉、验的民间医药，为中医药学的发展做出了重要贡献，是我国医药大宝库的重要组成部分，至今仍有重要的临床指导意义。如何发掘、利用好民间宝贵的医药知识，使之更好为临床服务，值得深入探讨和研究。

二、学术影响

（一）对国内的影响

1. 对浙江省内各学派的影响

（1）对伤寒学派的影响：伤寒学派是指以研究或阐发张仲景《伤寒论》的辨证论治、理法方药为核心的医学流派。伤寒学派肇始于晋唐，鼎盛于明清。历史上浙江籍医家研究《伤寒论》者不胜枚举，代表人物有朱肱、陶华、柯琴等，都为伤寒学派的继承与发扬做出了努力。本草学派与伤寒学派的关系最为密切，二者同根同源，皆出于"神农本草"一脉。现当代诸多中医学者如胡希恕、岳美中、黄煌等，认为仲景《伤寒》之源在《汤液》，《汤液》之源在本草，可以说伤寒自本草中衍生而出，后自成一派，因此二者同出一源。《伤寒》全书以六经为辨证方法，以方药为治疗武器，举手投足，立起沉疴，效如桴鼓。后世伤寒医家为明治病疗疾之理，于方证、药证之中探微索隐，找寻《伤寒》奥旨，不断丰富发展着《伤寒论》。

朱肱以《伤寒论》113 方为本，汇集仲景有关条文，编为"药证"一章，使病证方药密切结合，完整地反映了 113 汤方的主证、变证和随证加减之变化。其言"古人用药，如斗运转，故攻病的而取效速，一服知，二服愈"，并例云"假如理中丸证，肾气动者，去白术；小柴胡汤证，小便不利者，加茯苓。盖脾恶湿，肾恶燥，白术治湿，茯苓利水，故肾气动者去白术，小便不利者加茯苓。以此推之，然后知不可执方疗病，须是随证加减"，提出在临证治疗时注意把握药证。

陶华对伤寒的辨证用药及制方方面见解独到，不拘一格，如在《伤寒证脉药截江网·论伤寒用药法则》中言"表汗用麻黄，无葱白不发……非人参、竹叶，不能止虚烦""非天花粉、干葛，不能消渴解肌……非犀角、地黄，不能止上焦之吐衄""非黄芪、桂枝，不能实表间虚汗……非茵陈，不能除黄疸""非枳、桔，不能除痞满"等。制方方面，陶氏在《伤寒论》经方基础上，把握药物应用规律，加减化裁，别创37方，如升麻发表汤、柴葛解肌汤、导赤散等，对仲景伤寒有了新的理解与发挥。

清代柯韵伯是伤寒学派以方类证的代表医家，其研究《伤寒论》之辨证施治体系，即从方证入手。他认为仲景用药的加减变化，皆不离辨证，"细审仲景方，知随证立方之妙；理会仲景加减法，知其用药取舍之精"；并在阐释方剂配伍时，从药物的性味归经入手，重视药物的形色法象，并结合脏腑功能，以此注解方药功效。如其在论述真武汤时，曰"真武，主北方水也……取此名方者，所以治少阴水气为患也。盖水体本静，其动而不息者，火之用耳。若坎宫之火用不宣，则肾家之水体失职，不润下而逆行，故中宫四肢具柄……法当壮元阳以消阴翳，培土泄水，以消留垢。故君大热之附子，以奠阴中之阳；佐芍药之酸苦，以收炎上之气；茯苓淡渗，止润下之体；白术甘温，制水邪之溢；生姜辛温，散四肢之水。使少阴之枢机有主，则开阖得宜，小便得利，下利自止，腹中四肢之邪解矣"。又如分析黄连阿胶汤的用药之意时，柯氏根据药物法象特点，论"鸡卵法太极之形，含阴阳两气，其黄走血分，故心烦不卧者用之，此仲景用药法象之义也"。

诸上所说，药为方之基，方随证而立。本草学派与伤寒学派一源多流，水乳交融，伤寒诸方之药对配伍、加减变化均系本草矣。

（2）对绍派伤寒的影响：绍派伤寒是指发端于浙江绍兴地区，以外感病证，尤其是湿温病作为主要研究对象，运用寒温一统的独特理论体系及其诊治方法，探究病变规律的一个医学学术流派。其特殊之处在于，它既以六经钤百病，又融汇温病学派的三焦理论，且在四诊上尤重观目、辨舌与腹诊，治疗常以清化为主，施以轻灵之品，并注重疾病调护、讲究饮食宜忌。因此，绍派伤寒既有别于一般的伤寒学派，又异于温病学派，是带有地域特色的医学流派。

浙江地处江南，多感湿温为病，治疗当以清宣化湿为主，处以淡渗宣透之药为宜。绍派伤寒代表人物俞根初认为，"浙绍卑湿，凡伤寒恒多夹湿"，若以仲景之法遣方，治江南之病鲜有疗效，遂须因地制宜，灵活运用仲景之法。并指出若湿从寒化，"予于辛温中佐以淡渗者，防其停湿也"；若患湿温，当以清化为主。因此立法多芳香宣透以开达上焦；或辛凉、微温以发其汗，清水之上源；或淡渗利湿，以运中渗下。纵观俞氏《通俗伤寒论》所载百余方，多佐以渗利之品，或芳香之药饵，而且特别注重轻、灵、验。轻者，即质轻、量小，多为芳香宣发上浮之品；灵者，谓圆机活法，随证加减也；验者，则是方药切证，不偏不倚。如苏羌达表汤，组成为：苏叶（钱半至三钱）、防风（一钱至钱半）、光杏仁（二钱至三钱）、羌活（一钱至钱半）、白芷（一钱至钱半）、广橘红（八分至一钱，极重钱半）、鲜生姜（八分至一钱）、浙苓皮（二钱至三钱）。另外，俞氏善用鲜品及汁，如鲜茉莉花、鲜生地、鲜茅根、鲜菖蒲、鲜荷叶等，取其汁多味淳，能直指病所之意，如五汁一枝煎。

何廉臣不但继承了俞根初的理论体系，而且在实践中得到真知灼见，融入新义。他根据"吾绍地居卑湿，天时温暖，人多喜饮茶酒，恣食瓜果"的地理人情，认为绍兴时病多于杂病。若以时病论，伏气多于新感。在时病中，又以夹湿者、寒包火者居多，故其辨证首重湿与伏气，施治主芳淡和清透，在学术思想与用药上均与本草学派的施药制方特色一致。

浙江本草学派医家因此制宜，圆机活法，临证善用鲜凉轻清之品的制方用药特色对绍派伤寒产生重要的学术影响。

（3）对温病学派的影响：温病学派，源于《内经》，殊与伤寒，成于河间，盛于明清。从金元医家刘完素始，自成一派，后有明代汪石山、吴有性，清代叶天士、薛生白、吴瑭等人前仆后继，不断补充发明。至浙江王孟英以《内经》《伤寒》为经，叶、薛诸家之说为纬，著温病学集大成之作《温热经纬》。又有衢州雷丰继前人之旨，融以自身临床之经验撰为《时病论》。自此浙江温病学派逐渐形成。

温病是机体感受温热邪气引起的外感急性热病，极易伤及阴液，加之浙江多湿多热的地理特点，易成聚湿成浊之象，致使温病好发于南方，因此在选药治疗上喜用鲜凉轻清甘润之品，以固护阴液，即谓"留得一分津液，便有一分生机"。通过对温病四大家之一王孟英使用的鲜药进行四气五味分析，发现王氏所用鲜药以寒凉者多见，以甘、苦、辛味为多，如西瓜、鲜地骨皮、鲜芦根、鲜茅根、鲜藕、鲜银花、鲜地黄、鲜桑叶、鲜菊花、鲜莱菔、鲜梨、鲜竹叶、冬瓜等，而这些多为浙江道地药材，尤以杭州地区所产为胜，因此本草的发展与应用，推动了温病学派的兴盛。王氏《随息居重订霍乱论》所载"人身之气贵乎周流无滞，则浊降清升。虽感客邪，亦潜消默化，而不能留著为病"，倡导"但择轻清平淡者食之"，反对"无故喜服参药，妄食腻滞之物"，从而"窒塞脾胃气机的正常升降"的主张与浙江本草学者在遣方用药上注重气畅血活的特点相符。

雷丰《时病论》中60种时病治法（处方），近一半的处方使用鲜药，具有顾护津液、升阳健脾、透邪外达、开窍急救等功效，特点鲜明，独具匠心。所用鲜药的应用形式多样，有入药同煎、煎汤代水、冲兑法、外用取嚏法等；其中部分鲜药为药食同源之品，是为取用方便；还有的鲜药用作药引，以增强方药疗效，凸显其用药方法灵活多变的特征。

（4）对医经学派的影响：浙江医经学派是指浙江地区以《内经》研究为主的医学流派。该流派发源于西汉，成形于宋元，经明清时期不断发展壮大，逐渐成为浙派中医主要学术流派之一。代表人物有马莳、张介宾、张志聪、高世栻等。

马莳幼年从儒，因身弱患疾，遂弃儒更医。其精于临床，对《内经》研究颇深，擅长以经解经，在其两本《发微》著作中，除《素问》《灵枢》互证外，常广征博引，择善从之，如《黄帝内经素问注证发微·皮部论篇第五十六》引"《本草》（指《本经》）至夏则草枯而有夏枯草之类"一语，以佐证其言"夫阳明而曰害蜚者，阳气自盛，万物阳极而有归阴之义，故曰害蜚。物之飞者，尤为属阳也"。

张介宾讲求治病求本，辨证精一，处药精专，对本草的药性主治把握有深刻体会。他说："既得其要，但用一味、二味便可拨之，即或深固，则五六味、七八味亦以多矣。"大力提倡药力专一，其自创诸方，均药力纯厚专一，如左归丸、右归丸、左归饮、右归饮等，深得"神农本草"一脉的用药精髓。另外张氏用补，先以形体为主，注重温补精血，体现了浙江本草学派立法遣方首重气血的特点。他于"八阵"中云："凡欲治病者，必以形体为主，欲治形者，必以精血为先，此实医家大门路也。"观《新方八阵》，景岳常选用熟地黄、当归、枸杞、山茱萸、山药等用以补益精血，其中又以熟地黄为首选之品。张介宾曾言："形体之本在精血，熟地至静之性，以至甘至厚之味，实精血形成中第一纯厚之药。"因其善用熟地黄填补精血，信手拈来，屡收奇效，故有"张熟地"之称。

清代张志聪尊经崇古，以经解经，他将《本经》药物与《内经》五运六气之理相融，独具创造性地提出药气理论，既丰满了药性，又加深了对《内经》的理解，更是为浙江医经学派医家临床用药提供全新的理论指导，丝丝入扣，实难能可贵。尤其是气化、阴阳作为张氏对药物形色气味的总括，是治病用药的关键所在，也正是《本经》思想的核心之处，二者一以贯之，别无二致。

（5）对针灸学派的影响：浙江针灸学派肇于东晋，成于宋元，盛于明清。自宋元以降，浙江针灸名家辈出，其著作及学术思想在针灸界有着举足轻重的地位。南宋瑞安人王执中首著针灸临证专书《针灸资生经》，元末余姚人滑寿继撰《十四经发挥》，后有明代四明人高武写成《针灸聚英》，及至衢州人杨继洲《针灸大成》等著作问世，标志着浙江针灸一脉达到顶峰时期，形成了具有临床治疗特色和学术研究的浙江针灸学派。

浙江针灸学派历代名家除擅长针刺之外，尤重灸法与方药，主张通过灸法的热力与药力起到温通经络、行气活血、驱寒除湿等作用，这一点显然受浙江本草学派影响。如王执中强调针灸与用药相结合，"若针而不灸，灸而不针，非良医也；针灸而不药，药而不针灸，亦非良医也"。其在《针灸资生经》一书中对宋以前的灸法进行归纳总结，所收灸法包括隔物灸法、天灸法、特殊取穴的艾灸法、熨法、熏洗法、药物贴敷等。其中隔物灸法如隔蒜灸、隔泥灸、隔附子饼灸、隔盐灸等；特殊取穴的艾灸法，如四花穴灸、曹氏灸法、抱玉肚法、灸劳法等；另外还有用旱莲草天灸治疟、炒盐热熨法治疗呕吐、葱熨法治疗脱证、瓦片热熨法疗心痹、药物熏洗法疗痔、药物发热贴法治疗心痛等。

高武认为"针灸药皆医家分内事"，他在《针灸聚英》引言中说"扁鹊有言，病在腠理，熨之所及，在血脉，针石之所及，其在肠胃，酒醪之所及，是针灸药三者得兼，而后可与言医"。这一观点对针灸学术的发展起到积极作用，强调药物在针灸领域中的临证应用。其治"妇人因结胸，热入血室，刺期门，又以黄连、巴豆七粒作饼子，置脐中，以火灸之，得利为度"；又治血滞于下，"刺委中出血，灸肾俞、昆仑，又用附子尖、乌头尖、南星、麝香、雄黄、樟脑、丁香炼蜜丸，姜汁化开成膏，放手内烘热摩之"等，这些将本草与针灸相结合的治疗方法与经验，对浙江针灸学派的发展起着重要的积极意义。杨继洲在《针灸大成》一书中反复论证"针、灸、药不可缺一"的观点，从该书所载医案多针灸并重、针药并施的特点可窥一二。

可见浙江针灸学派在发展过程中也吸收了本草学派外治法的治疗特色及其理论知识，使其得到丰富与创新。

（6）对丹溪学派的影响：丹溪学派创始人朱震亨，是"金元四大家"之一。他通过对经典的深入研究，融汇各家学术经验，并针对刘完素、张子和、李杲等理论体系中诸多治法的不足，结合东南沿海一带多湿热致病的特点，以及当时世医滥用《局方》香燥、温补之品所产生的弊害，倡导"相火论""阳有余阴不足论"等学说，并提出"滋阴泻火法"以治内伤阴虚火旺之证，创滋阴派彪炳于世。

朱震亨早年习儒，而立之年后听名儒大家许谦讲学，深得理学熏陶，这为他从医立说奠定坚实基础，并从初涉医学到援理学入医，朱氏始终以研读经典为基础，融合《内经》《难经》《伤寒》《本经》之理法方药并予以发挥。《格致余论》序中述"医之为书……非《本草》（指《本经》）无以主方"，强调精研本草，探源本草之理的重要性。朱震亨之于本草，多"翻性味之说，而立气味之论"。他在《本草衍义补遗》中引入五行之说，对药物的五行归属、气味归经、功能主治等，或广泛阐发兼而论之，或取舍有别详略各异，对后世徐彦纯、王纶等人著书立说、临床诊疗有着直接影响。其论述用药功治，重视用药实践，发明药物功能，此外还援引大量医药典籍及相关文献内容，以补充《本草衍义》之疏略。如释贝母引《日华子》文"消痰润肺，及烧灰油敷入恶疮，至能敛口"。除增补一些内容外，朱震亨在《本草衍义补遗》中也大胆地提出一些批评，对《本草衍义》中的讹误之处予以纠正，提出自己的一些见地、看法，如对药物功效的纠正、药材辨别上的校正等。

朱震亨"气血痰郁"思想与浙江本草学派立法遣方首重气血密切相关。朱震亨擅以四君子汤调理脾胃之气，以四物汤养血活血治疗血证，以二陈汤补脾行气化痰治疗痰证，以越鞠丸燥湿化痰、调理脾胃治疗郁证，以上方剂多出自《局方》，表明其亦受《局方》影响，且所用之药如半夏、白术、白芍、茯苓、陈皮等俱是当时浙江地区所产的道地药材。因此丹溪学派的学术思想主张、立方用药特色与本草学派密不可分。

（7）对温补学派的影响：浙江温补学派的产生有其社会背景，当时"河间方、丹溪法"一度在医界盛行，医者于病不究虚实，不判寒热，概投寒凉、补阴之剂，伐阳损气，为祸诸端，且以虚损之病，害之尤烈。有鉴于此，为纠流弊，薛己主温补脾肾在前，张介宾独重先天在后，赵献可继发命门之说，并有高鼓峰、冯兆张等人接而续之，加以完善。

赵献可对温补学说十分赞同薛己"主在脾肾，施以温补"的学术主张，但他参以己意，独重补肾，奉命门为人体"真君真主"，并"加意于火之一字"，且云"命门无形之火，在两肾有形之中"，故其治法遣方首推金匮八味丸及六味地黄丸，一者"益火之源，以消阴翳"，一者"壮水之主，以制阳光"，其补益肾水命门火之法与方药皆不离"神农本草"之旨。

张介宾是温补学说的集大成者，他将温补学说系统成理，条之为论，并臻于完善而有总结性成就，被誉为"温补学派的中心人物"。他讲求明辨虚实，长于温补，主张用药必当精专，反对"广络原野之术"

而制方。他虽推崇薛己六味、八味补肾之法，但认为用补不兼泻，用温不用寒，别创左归丸、右归丸、左归饮、右归饮、大补元煎等诸方，使药精纯、味厚、力专。张氏对气血之关系有独到见解，认为气血同源，二者互根互用，"血气本自互根，原不可分为两。如参芪、白术之类，虽云气分之药，若用从血药，则何尝不补血？归芎、地黄之类，虽云血分之药，若用从气药，则何尝不补气"。这也正是本草学派诊治重气血的体现。另外，张介宾温补理论中对于阴精不足或阳气虚耗者，常补养真阴以使精血充足、化源不断，此为临证治疗的首要任务。且由于熟地黄能救阴、补精血，一切精血亏虚之证皆可用之，故其对熟地黄极其推崇，用药尤多，并于《本草正》中挥洒千余字，以言其利，又畏医家因其湿腻壅滞而弃之不用，故附言制用之法，以消其虑，实谓独具匠心也。

（8）对钱塘医派的影响：钱塘医派指的是明末至清代，以钱塘（今浙江杭州）医家卢复、卢之颐为早期人物，以张遂辰、张志聪、张锡驹为中坚人物，由高世栻与仲学辂为传承代表，以侣山堂为主要活动场所，集讲学、研经与诊疗活动于一体，主张尊经崇古学术思想的特色医学流派。

钱塘医派始终重视本草学的研究阐发。明代卢复辑佚《神农本草经》，为世人称道，其子卢之颐著《本草乘雅半偈》，张志聪、高世栻撰《本草崇原》，至清代仲学辂，虑本草无善本，故以《本草崇原》为纲，附载《本草经读》《本草经解》《医学百种录》《侣山堂类辩》《医学真传》诸说之精粹，参酌己意，纂成《本草崇原集说》。钱塘医派诸家于本草的研究发挥，前赴后继达数百年之久，终至大成。

钱塘医派研究本草的范围，主要是《本经》所载的数百味药物，并秉持"理必《内经》，法必仲景，药必《本经》"的原则，常以《内经》《伤寒》等诸部经典之论来注释《本经》。如卢之颐《本草乘雅半偈》除采以《内经》《伤寒》之说外，还间附禅宗、儒家的哲学思想，以及应用易学象数比类、药物五行等揭示药物对人体气机的影响，这直接对后来钱塘医派组方用药上的"轻灵拨动气机"有着重要启示。

此外，钱塘医派医家善于运用"格物致知"之法，将阴阳五行、四时六气、药物形色、生长环境等与人体脏腑经络相联系，并以此分析药理，阐明药效，从而使药物研究多了一个维度和层面，并以此指导临床，收效非凡，确有见地。张志聪《本草崇原》一书为代表之作，后继者仲学辂在该书基础上，除有层进之外，还收集诸家医论和用药经验及见解，并融合其临证用药心得，使钱塘医派在药物应用上更为得心应手，从容自如。

（9）对永嘉医派的影响：永嘉医派是指南宋淳熙至淳祐（1174—1244）年间，在温州地区形成以陈无择为龙头，其弟子王硕、孙志宁、施发、卢祖常、王暐等为骨干人物，并以《三因极一病证方论》为理论基石，以《易简方》为学术中心的地方医学流派。

两宋交替之际，浙江本草学之风气从奉药典性本草为宗，转为更适应临床用药需求的私家注述之临床节要性本草占据主流，这一削繁知要、追精求简的思想对永嘉医派的形成与发展有着重要影响。陈无择在《内经》及《金匮要略》三因说的基础上，结合自己的临床经验，以因辨病，按因施治，创立三因。陈氏通过三因分类方式，另辟方剂学由博返约、削繁知要的蹊径，如其在《三因方》自序中言，"俗书无经，性理乖误""不削繁芜，罔知枢要"。《三因极一病证方论·大医习业》更明确指出："医文汉亦有张仲景、华佗，唐则孙思邈、王冰等，动辄千百卷……博则博矣，倘未能返约，则何以适从？予今所述，乃收拾诸经精髓，其亦返约之道也。"

王硕继承其师陈无择由博返约的研究方向，且以实为宗，经世致用，求易求简，其著《易简方》一书反映当时医学界追求"易简"之思想倾向，其实用性正适应了当时追求易简的风气，风靡一时。《易简方》全书仅一卷，内容确实既简且易，仅"取方三十首，各有增损，备咬咀生料三十品，及市肆常货丸药一十种"。其所录方药的基本原则是：一是常用的效验方药；二是"外候兼用"，即其运用范围要广，尽可能做到"病有相类而证或不同，亦可均以治疗"。无论是方药的选录、鉴别，还是纲目的查阅，俱以切合临床实用为本，其经世致用思想深得本草学派之精粹，在全书中得到淋漓尽致的体现。然王硕"削繁"而不"知要"，缺乏执简驭繁的思想和手段，终究未能久远。孙志宁、施发、卢祖常、王暐等有所发现，并对《易简方》进行纠正、增修，形成完整的理法方药内容和理论体系，使之更符合临床实践要求。

2. 对省外医家的影响　浙江本草学派历代均重视对本草的补遗研究。唐代陈藏器为拾《唐本草》之遗逸而作《本草拾遗》一书，所拾药物在《唐本草》中皆不记载，且该书新增药比《唐本草》多出六倍有余，其中包括了外来及少数民族药物，可谓搜罗广博，内容丰富。后世诸家本草如《海药本草》《太平御览》《开宝本草》《嘉祐本草》《本草图经》《证类本草》等相继引用。金元医家朱震亨的《本草衍义补遗》是其对宋代澧洲（今湖南澧县）县吏寇宗奭的《本草衍义》做出的进一步修正、补充，补正了《衍义》未加选录的47种药物，以及对《衍义》原有药物补充一些寇氏遗漏或疏略的释药款项，发掘新的药物功能，这对师法丹溪之学的医家在临证用药上产生了一些影响。吴仪洛在新安医家汪昂《本草备要》的基础上，结合他家本草著作，将当时用治甚多而前代本草未录之品收载入册，重订为《本草从新》。如其将党参从人参条下分出，单列成条；另收冬虫夏草、燕窝、西洋参等药。这些药物通过吴氏入书传播，其应用面愈广愈深，已成为现今医者临证不可或缺之药。清代赵学敏对李时珍《本草纲目》进行补充、增订而成《本草纲目拾遗》，拾遗药物716种，为本草问世以来增药数目之冠，是研究明以后本草学的新成就，其中很大一部分是当地民间药物，如鸡血藤等，对相关药物的考证、发掘与临床应用具有重要的参考价值。

浙江本草学者注重对药物的审辨与纠误，以还本草真貌。陈藏器《本草拾遗》特列"解纷"以审辨真伪，所论药物265种，多见于《新修本草》中，该部分通过对药物的产地、形色、生熟功用等方面进行真伪鉴别，以纠旧论。如其对姜黄、郁金、莪术三者的鉴别经验，至今仍为医药界所重视。吴仪洛《本草从新》非常重视药物的真伪辨析及对药物的细注。他主要通过对药物的产地、形态、品种、炮制四个方面，对易作假、易混乱的药进行详尽剖析鉴别，去伪存真，去劣留优。吴氏的鉴别方法在当今中药鉴定、本草考证等领域仍被沿用。赵学敏在《本草纲目拾遗》以一卷之篇幅专列"正误"36条，文字虽然不多，但其辨析尤为精当，所参文献极多，躬身实践颇广，条理清晰，丝丝入扣，是后世本草考证文章之范本。

自金元以来，历代医家不满足药物应用，所以对药物产生疗效的机制进行不断探索，浙江本草医家是这方面的主力军。《药品化义》《本草乘雅半偈》《本草崇原》等，都是其中的杰出之作。贾所学《药品化义》是中药功效专项确立的代表作，他将"力"项单列后，后世医家休宁汪昂《本草备要》、宜黄黄宫绣《本草求真》等也借鉴了这一特点，将功效单列出来，这对初学之人学习本草大有裨益。另外，当代学者徐鹤凤以贾氏所创"药母理论"为基，着手辨别彝药并有新的发挥。清代张志聪《本草崇原》是历史上第一部注释《神农本草经》的药学专著，有着承《本经》而引后世之论的作用，首创以运气学说诠释药物，阐明药性，并以格物用药作为用药原则，常有验效，于临床具有颇强的指导作用。吴江徐灵胎《神农本草经百种录》、福州陈修园《神农本草经读》等半师其说，皆受张氏《本草崇原》影响。

在药物及方剂分类方面，《本草拾遗·序例》首提"十剂"之说，将药物按功效划分为宣、通、补、泄、轻、重、涩、滑、燥、湿十类，这对后世药物分类及方剂分类产生重大影响。如宋代《圣济经》借陈藏器"十剂"之说，将其应用于方剂分类，成为指导方剂分类的标准；金元医家如成无己、刘完素、张从正等对实际理论进行充实完善；明清时期，李时珍、沈金鳌、叶天士、吴鞠通等逐渐将"十剂"理论全面应用临床诊疗。由此可见陈氏"十剂"之说，从单一的药物分类概念，到逐步将中医基础理论和治疗方法进行结合，扩展到方剂学的分类，指导临床遣方处药，不可不谓影响深远。

（二）对国外的影响

浙江本草学派的学术交流和影响传播，无远弗届，尤以日本、朝鲜为胜，这些国家通过各种途径吸收浙江医药学家的本草学知识，在实践中不断开拓、完善，形成新的学术体系。

中国传统医学技术于公元五六世纪传到日本，对日本医学技术的发展产生深刻影响。隋唐五代时期，日本以遣隋使、遣唐使往来为主进行大规模文化交流活动，将中医药书籍大量输送回日本，其中本草类书籍有《神农本草经》《本草经集注》《新修本草》《本草拾遗》等。陈藏器的《本草拾遗》，其药物内容多次被日本汉方医籍引用，如日本最早的本草辞典《本草和名》以及《医心方》《顿医抄》《万安方》等。尤其是平安时期丹波康赖所撰的《医心方》，它不仅是日本现存最古的医书之一，还是日本医学之瑰宝，据考证，《医心方》收录《本草拾遗》所载药物共71味，这些药物是已亡佚的本草内容，这对《本草拾遗》的辑复、窥视其原貌，以及药物品种的考证均具有重要学术价值。

宋元时期，裴宗元、陈师文等人执笔的《太平惠民和剂局方》，陈言《三因极一病证方论》以及王硕《易简方》等书是日本镰仓时代以来医学发展的重要源头。《顿医抄》和《万安方》作为镰仓时代日本医学的代表性著作，均以《和剂局方》《三因方》等宋代医学书籍为宗，并摘取《易简方》等多种唐宋医书之方，加以己身之临床经验和学术见解而成。

明初时期，被誉为"后世派"创始人的日本医家月湖，来到杭州跟随虞抟学医，而虞抟私淑朱震亨，因此从他的著作中可以见到月湖跟随浙江本草学派医家临床用药之踪影，其编写的《类证辨异全九集》中引用最多的本草书籍为《本草衍义补遗》。月湖再传弟子、日本汉方医的"中兴之祖"——曲直濑道三，他在撰写本草著作《药性能毒》时，也参考了明代徐用诚的《本草发挥》、王纶的《本草集要》等书，因此其学术思想、用药特色与朱震亨、徐用诚、王纶等一脉相承。由于他才华突出，著作等身，深得日本全国上下一致敬仰，培养的800余名弟子，也多成长为当时名医，使道三学派学术思想广泛传播，在江户中期的200年间始终占主导地位。明末清初，日本后世派著名医家香月牛山，在《药笼本草》中征引浙江一带本草著作殊多，这与本草学发端于江南沿海，且这一带易与日本发生贸易通商，以及出版业、刻印业极为发达等因素有关。

朝鲜李氏王朝时代著名医家许浚编撰的《东医宝鉴》是最负盛名的传统医籍，其本草内容除大部分引自《证类本草》外，还征引《本草拾遗》《日华子本草》《本草集要》等内容，足见浙江本草学派的历史地位及学术价值，一直受到海外有识之士的广泛关注，影响深远，经久不衰。

第五节　浙江药业发展

一、古代药业

（一）药材资源丰富

浙江河姆渡遗址发掘出的大量动植物药材，表明在 7000 年前我省已分布一定数量的药用动植物，并且先民们可能认识到这些动植物具有一定的治疗作用。传说黄帝时期，药学家桐君结庐于浙江桐庐县，撰《桐君采药录》，这说明当时桐庐一带盛产药材。战国时期，当时的浙江人民开展端午除五毒活动，用艾叶、菖蒲、木香、雄黄等药材健身洁室，也证明这些药材俯首可拾。

秦汉时期，浙江的药材主要有白术、丹参、甘菊、黄精等。东汉药物学家刘晨、阮肇攀登天台山采药，南北朝谢灵运在《山居赋》中记载了自己耕耘草药并加以研究的史实，说明彼时已开始人工种植药材。

隋唐五代时期，浙江地区的药材资源非常丰富，产地较广，品种也较多。如杭州、普陀山、天台山、湖州、绍兴等地，盛产黄连、干姜、牛膝、天冬、半夏、益母草、黄精、山药等。五代时，以杭州为都城的吴越国盛产药物、香药较多，与域外的药材贸易也颇为发达，每年朝贡北宋朝廷的香药数以万计。

两宋时期除原有的中药材外，杭州又出产了一些新品种，如桑白皮、白芷、白术、芍药、薄荷、紫苏子、麦冬等，开始出现举世闻名的"浙八味"。彼时瑞安出产的郁金、莪术、生姜、山药4种药材产量为全国之冠，是当时的主要产地。元代时，鄞县地产药材有山药、艾叶、蜀漆、天名精等31种，缙云地产178种药材。

明代杭州药材栽培面积有所扩大，药物品种也有增多，据统计地产药材122种，并已开设阜通药行，望仙桥河下有药船停泊处。余杭县大涤山百药俱有。富阳县内有乌药、瓜蒌、半夏等10余种药材。宁波有中药材94种、舟山65种、云和县62种。

清代前期，杭州仍是全省产药最多的地区，新增药物品种有玉白、千叶白、旱绯、缀露等。康熙年间，鄞县产药68种，后增至112种。上虞药用动植物有90余种，武义67种，松阳61种，平阳56种，庆元49种，龙游县可供药用野生中药材近千种，其余各州县中药资源亦十分丰富。

上述朝代，浙江所产药材十分丰富，尤以杭州地区为胜，并大量出口。如淳安、临安、桐庐三县交界处的黄肉，淳安县的前胡、木瓜、蕲蛇，临安县的於术（於术指产于临安於潜镇的白术，别名于术）、白芍等。此般药材盛出概因浙江自然环境优越，药用物种繁多，药材栽培历史悠久，以及社会相对安定，经济、科技、文化比较发达等因素，奠定了浙江药材生产经久不衰、日益昌荣。

（二）药栈、店堂兴隆

秦汉时浙江已出现中药商业活动。东汉末年药学家蓟子训曾在会稽市都亭桥（今浙江绍兴一带）骑驴卖药，据现有文献史料来看，这可能是有关浙江地区最早的售药记载。东晋以来，中药商业逐渐增多。浙江规模较大的药栈、药店堂出现的时间较晚，先是以个体药摊的形式，后逐渐发展为格调清雅的药店堂。杭城内古老药店里，挂着"岐黄正传"和"韩康遗业"横匾，表明在唐以前，杭州已有药店（铺）问世，杭县出土的黄釉研钵进一步证实了这一点。唐宋时期，杭州药材商铺纷纷开张，药品库存增多，为更好地保管药材，延长贮藏时间，减少霉变、虫蛀、串味等情况，采用了瓦罐、瓷瓶等容器对药材进行保存。

南宋时期，临安（今浙江杭州）官办制销药品的局所，如太平惠民局、惠民和剂局、惠民局、施药局等，管理十分严格，为其他民间药店堂楷模，便利百姓，并起到一定的防治疾病作用。南宋临安药业生意兴隆，十分繁华，城内主要街市店铺林立，网络稠密，行规森严，独占商界鳌头。临安城内的炭桥药市，不仅有卖生药和熟药的药材店铺，还有眼药店、风药店等专门药店，以及出售一些稀有药品、卫生用具的。此外，茶店也参与买卖缩脾饮、香薷饮等本草饮料。彼时杭州医药商业的行会组织已出现，吴山看江亭内立有药王像，因其多验，看江亭逐渐改立药皇庙，后成为杭城国药业同仁每年聚会之所。其余如绍兴府、鄞县、嘉善县等地药铺亦不少，丸、散、膏、丹等中成药在民间多有出售。

至明代1524年，御医许某在杭州开设许广和国药号，生产精制丸膏成药达380余种之多，颇为齐全。1573年朱养心自余姚迁居杭州，开设一家蜚声江浙的百年老店朱养心药室。由于朱养心医术高、医德好，膏药灵验，每逢春季时节门庭若市，迄今传统产品有五灵五香膏、阿魏狗皮膏、三仙丹等15种。龙游药商帮等也重视自身发展，延请名医坐堂监制丸药，制药分工细密，配制成分及分量准确无误。其余如永康县应树德堂、上虞县惠民药局等均各有经营之道。

清初期，随着浙江经济的发展，各府州县药业越发兴隆，尤其是杭州的几家药店在全国范围内影响较大。慈溪人叶谱山于1808年，在杭州创办叶种德堂，这是当时杭州自制丸、散、膏、丹，开设最早、规模最大的国药号，闻名江南。1805年，慈溪人张梅盘进沈同泰国药号，改名为张同泰国药号，经营道地药材、参燕银耳、丸散膏丹等200余个品种，一举成为享誉杭城的药店。此外，方回春药店、太和堂药店、存仁堂药店、许广和药店，皆是彼时杭城有名的国药号。宁波有四大药店，即寿全斋、冯存仁堂、香山堂、德心堂，其中冯存仁堂在上海的分店亦是沪上四大药店之一，营业远及南洋一带。值得一提的是，浙江兰溪一带诸葛族人秉承"不为良相，便为良医"的祖训，从明代起，便以经营中医药业为主。诸葛族人以其自强不息精神，凭借地利之势，在外地广开药店，足迹遍布全国，从事药业者有 5000 余人，形成闻名遐迩的兰溪药业帮。其余如嘉兴兰台药局、衢州天福堂、丽水生生堂、金华童万森药店等亦有一定声誉。乾隆初年，杜景湘在绍兴创办震元堂，专业炮制丸、散、膏、丹等中成药品种达 100 余种、药酒 30 余种。因其质量上乘，经营有方，享誉江南，其产品远销港澳及东南亚各地。其余各府州县的药店对浙江药业的发展也做出了重要贡献。

纵观古代浙江药材资源及药店设置状况，发现浙江药材品种繁多、产量丰富，售药店堂出现较早，尤其南宋及清初叶是浙江药业发展的两个巅峰时期，全省各地药店星罗棋布，药商辐辏骈集，远涉海内外，医药学家人才辈出，掀起了药业发展的高潮，在中国药业发展史上留下了不可磨灭的痕迹。

二、近现代中药业

（一）近代中药业

在 1840—1949 年的近代史中，浙江处于灾难深重的半殖民地半封建时期，在医药界同仁的奋力抗争下，浙江中药业仍有明显发展。

近代杭州国药业中，较早的国药店铺有天禄堂、万承志药店、汤养元、天生堂、泰和堂等，但最具影响力的国药号首推胡庆余堂。清末著名红顶商人胡雪岩为左宗棠收复新疆的西征将士提供诸葛行军散、胡氏避瘟丹等大量药物，解决水土不服、疫毒等困难，提高了将士士气与战斗力，为收复新疆和祖国统一，功不可没！ 1874 年，胡雪岩在杭州开创胡庆余堂国药号，其以地道药材闻名全国，与北京同仁堂齐名，素有"北同仁，南庆余"之说，成为名副其实的江南药王。胡雪岩在创办之初就极为注重药事文化，胡庆余堂的店堂里挂有两块牌匾，一块朝内挂"戒欺"匾额，传递"采办务真，修制务精"内涵；另一块朝外挂"真不二价"，意在学古人韩康，做到所卖之药货真、质好、价实、童叟无欺，体现了胡庆余堂企业文化的精华。丰厚深邃的企业文化积淀，为选药制药打下扎实基础，对浙江中医临床水平的提高也有着直接的推动作用。光绪年间，杭州城内出现万承志堂国药号，该店编写的《万承志堂丸散全集》，作为炮炙著作流传后世。清末时期杭州中药业经营出现分工细化特点，参燕行业开始从国药号中分离出来，单独成业，如益元参店等。

民国时期，中药商业更加发展。民国二十年（1931）杭州市区大中小型中药店、药行有 151 家；民国二十一年（1932）宁波市有药行 64 家，城区有中药店 92 家，乡镇有中药店 80 家；民国二十五年（1936）嘉兴、海宁、海盐、嘉善、桐乡（含崇德）、平湖城乡共有中药店 517 家；民国三十五年（1946）绍兴县有中药店 137 家。至 1949 年 9 月底，全省不完全统计有中药店 5290 家，其中在清代和清以前开设的有 218 家。可见在该时期内中药店、行等亦有明显增多，中药业得到显著发展。

在近百年沉重的历史背景下，浙江中药业仍独步前进，为死水一潭的浙江医药界掀起一阵涟漪。汇集在杭州、宁波、金华等地区的中药店琳琅满目，誉满海内外。因此，可以这么说，浙江近代中药店的规模、数量、药品质量、交易额诸多方面大有独执全国牛耳之势，为中国近代药业发展史谱写了新曲。

（二）现代中药业

首先，中药材生产方面，规模有所扩大。从新中国成立初期，浙江省从事种药和采药的人数有 400 万人左右，药材收入在农村经济中占一定比重，到 1957 年全省中药材种植面积和总产量显著增加。1959—1961 年因气候、土壤不适宜，缺乏生产技术和管理经验，药材种植成效大幅下跌，至 1965 年全省药材种植面积和野生药材采集量有所回升。"文化大革命"期间，药材生产也受到影响。1978 年，省政府召开会议，明确了允许和鼓励种药社员利用自留地和房前屋后的零星土地，种植国家需要的药材，激发起社员种植生产药材的积极性。

其次，中药经营方面，总体来说销售规模有所提高。①中药材经营：1955 年公私合营以后，中药材的调拨实行"统一领导，分级管理"原则，在一些紧缺药材分配上，按国家规定执行"先国内、后国外，先饮片、后成药，先治疗、后滋补"和"先人用、后兽用"的原则办法，同时针对性给出七条举措。②中成药经营：新中国成立初期，中成药销售约占中药经营额的 25%，而在建立中成药专业公司后，20 余年间全省中成药销售额大幅度增长。③中药零售：从全省经营中药批零业务的私商 7299 家，到 1964 年，共有 5741 个中药供应网点，其中设置中药饮片柜的 2625 个。进货渠道上，由建国初期的自由采购，转变为依靠国营公司。此外，中药零售店的经营模式也发生变化。建国初期，国营企业、机关及事业单位实行公费医疗，所在单位人员须去指定特约医院就诊配方，致使门售处方收益逐年减少，销售最多的是治疗性、防暑的中成药。70 年代，随着人民群众自我保健意识增强，营养补品销售为之迅速增长。

（三）当代中医药事业

党的十一届三中全会以来，始终把深化改革作为促进医药发展的主旋律，坚持"围绕效益搞改革，配套改革促效益"，比较早地打破计划经济时期分级设置机构、分层次调拨批发的旧模式的束缚，探索建立符合医药行业自身特点、适应社会主义市场经济流通的新模式，并取得令人瞩目的成就。

在此期间，杭州胡庆余堂国药号、叶同仁堂、方回春堂、冯存仁堂、寿全斋药店、鹤年堂、震元堂药店、兰台药局、张同泰药店、叶种德堂等一批名老药店历久弥新，随时代潮流不断发展，其中一些品牌药店的工艺、文化已被列入国家级、省级和市级非物质文化遗产传统医药名录中，至今熠熠生辉。另外，诸如胡庆余堂药业有限公司、杭州朱养心药业有限公司、正大青春宝药业有限公司、温州海鹤药业有限公司、杭州天目山药业股份有限公司、浙江东方制药有限公司、浙江新光药业有限公司、宁波立华制药有限公司、浙江天一堂药业有限公司、浙江康恩贝制药股份有限公司等中成药企业成绩斐然，为保障我国人民的生命健康做出了重要贡献。

2016年12月25日，《中华人民共和国中医药法》在十二届全国人大常委会第二十五次会议中被审议通过，该法于2017年7月1日起实施。中医药法的通过是中医药发展史上具有里程碑意义的大事，是对中医药人的一种极大鼓舞，产生深远而广泛的国内国际影响。它代表着"中医药振兴发展迎来天时、地利、人和的大好时机"。

自2019年新型冠状病毒（COVID-19）疫情发生以来，中医药在防治中发挥出显著作用，也进一步向世界证明了中医药的优势。尤其是我国对新冠肺炎诊疗方案的完善、优化，已经将多种中药列入新冠肺炎防治药物名单中，通过上万个临床试验，向世界证明中医药在新冠肺炎防治中的强大疗效。2022年12月，国家中医药管理局发布新冠病毒感染者居家中医药干预指引，给出了治疗方案、预防方案和康复方案。其中，比较典型的是药物干预方面，有玉屏风颗粒、黄芪银花藿香代茶饮等。中医药在新冠病毒肺炎防治中的作用、地位也被广大民众认可。我们相信始终秉承"传承精华，守正创新"理念，在未来的时间里，浙江中医药事业一定能肩负起时代使命，谱写新时代的青春之歌。

第二章 主要本草学家及著作

　　浙江本草学家众多，著作宏丰，其学术思想为浙派本草奠定了深厚的文献基础。主要代表医家著作有陈藏器《本草拾遗》，日华子《日华子诸家本草》，王介《履巉岩本草》，陈衍《宝庆本草折衷》，朱震亨《本草衍义补遗》，倪朱谟《本草汇言》，张介宾《本草正》，贾所学《药品化义》，张志聪、高世栻《本草崇原》，陈士铎《本草新编》，吴仪洛《本草从新》，严洁、施雯、洪炜《得配本草》，赵学敏《本草纲目拾遗》《串雅内外编》，王士雄《随息居饮食谱》，张寿颐《本草正义》等。

第一节 陈藏器与《本草拾遗》

一、作者生平简介

　　陈藏器（约 687—757），四明（今浙江宁波）人，唐代杰出的本草学家。素好医道，专研药学，喜读本草之书。藏器自幼聪慧过人，八岁起便随父辈涉外采药，辨识百草，对诸多药草过目不忘，深受随行医翁喜爱。十岁时，助其父熬药，学习如何将各种本草入药。十三岁时，其母疾病缠身，父配百方而无策，母不日即逝，藏器痛苦万分，遂立誓研习本草，以表丧母之痛，解万民之疾。据载，陈氏十五岁即医术精进，邻里求医，均悉数痊愈，此后更是研习各类本草医书，官宦生涯亦不忘钻研医学经典。《嘉祐本草》记载："陈藏器，唐开元（713—741）中京兆府三原（今陕西三原）县尉。"为官期间，陈藏器撰《本草拾遗》10卷，于开元二十七年（739）完成。该书作为唐代药物学的结晶，对研究我国药物发展史和研究本草文献，具有重要的参考价值。

二、代表著述研讨

（一）成书渊源

陈藏器鉴于唐政府颁布的《新修本草》多有遗漏，因而进行考究，撰成《本草拾遗》一书。掌禹锡《嘉祐本草·补注所引书传》云："《本草拾遗》，陈藏器撰。以《神农本草经》虽有陶、苏补集之说，然遗逸尚多，故别为序例一卷，拾遗六卷，解纷三卷，总曰《本草拾遗》，共十卷。"关于《本草拾遗》的成书年代，经尚志钧先生考证约在唐代开元后期。因该书骨碎补条注云："本名猴姜，开元皇帝以其主伤折，补骨碎，故作此名耳。"按宋代钱易《南部新书·辛集》云："开元二十七年，明州人陈藏器撰《本草拾遗》云：'人肉治羸疾。'自是闾阎相效割股，于今尚之。"因此本书撰成年代当在739年，正好是《唐本草》颁行80年之际。全书以药物补遗为主，故名《本草拾遗》。

（二）版本情况

《本草拾遗》撰成后，流传较广，五代时日本的源顺《和名类聚钞》和丹波康赖《医心方》，以及宋代《太平御览》《开宝本草》《嘉祐本草》《本草图经》《证类本草》等都相继引用过本书，唐、宋图书目录也均有相关记载。可见本书在唐、宋时期国内外广为流行。惜原书已佚，著名本草学家尚志钧先生曾辑有此书手稿本，后重新整理成册书名《本草拾遗》（1983年10月由皖南医学院科研科油印流传），后于2002年7月由安徽科学技术出版社出版，改名为《〈本草拾遗〉辑释》。

（三）主要内容

《本草拾遗》原书已佚，今存尚志钧从各书中辑得的《本草拾遗》辑释本。书中拾遗部分的药物均不见录于《唐本草》。该书共10卷，由序例1卷、拾遗6卷、解纷3卷共三部分组成。

卷一序例，相当于总论部分，序文虽佚，但部分内容仍散见于《证类本草》中。《证类本草》所引陈藏器《本草拾遗》条文，其内容和《雷公炮炙论》序文词异而义同。例如《本草拾遗·序》云"久渴心烦，服竹沥；延胡索止心痛，酒服……"，而《炮炙论序》云"久渴心烦，宜投竹沥；心痛欲死，速觅延胡……"。另外序例中尚有"十剂"内容，谓诸药有宣、通、补、泄、轻、重、涩、滑、燥、湿等十种，举例"重可去怯，即慈石、铁粉之属是也"；"湿可去枯，即紫石英、白石英之属是也"。

卷二至卷七为拾遗部分。《本草拾遗》收录《新修本草》未载之药692种，分8部，详述药名、性味、毒性、药效、主治、产地、性状、采制、禁忌等，内容丰富多彩，其中绝大部分药物皆被后世本草引为正品。因本书收罗资料极为广博，内容颇为丰富，李时珍《本草纲目·历代诸家本草》评价："藏器著述，博极群书，精核物类，订绳谬误，搜罗幽隐，自本草以来，一人而已。"

卷八至卷十为解纷部分。所论药物265种，多数已见录于《唐本草》中。其内容以审辨药物为主，并对《唐本草》中的错误予以纠正。由于陈藏器审药精微，经验丰富，故李时珍《本草纲目》黄精条注云："历代本草惟陈藏器辨物最精审，尤当信之。"

（四）学术特色

1. 注重病理药理，首创"十剂"之说 陈氏在《本草拾遗·序例》中，颇为注重医药结合，强调分析疾病病理，在此基础上首次提出"十剂"之说（李时珍认为北齐徐之才首提"十剂"，然而据日人丹波元坚及诸多国内医史专家研究，"十剂"首创者当为陈藏器）。他在序例中说："诸药有宣、通、补、泄、轻、重、涩、滑、燥、湿……至如宣可去壅，即姜、橘之属是也；通可去滞，即通草、防己之属是也；补可去弱，即人参、羊肉之属是也；泄可去闭，即葶苈、大黄之属是也；轻可去实，即麻黄、葛根之属是也；重可去怯，即磁石、铁粉之属是也；涩可去脱，即牡蛎、龙骨之属是也；滑可去著，即冬葵、榆皮之属是也；燥可去湿，即桑白皮、赤小豆之属是也；湿可去枯，即紫石英、白石英之属是也。"这是根据疾病发病机理来判断药物的作用倾向，并以此进行归纳、分类。从当时的医药背景和条件来看，这是合理的、先进的。这种将中医基础理论与治法结合起来，以此指导临床辨证用药，也将同类药系统地予以归纳的方法，显得条理明晰，方便记忆和学习，能够起到纲举目张的效果。同时也成为方剂分类"十剂"的前身。自北宋赵佶《圣济经》始，在药物"十种"药性后加一"剂"字，且逐条增加了与病机及相关疾病的联系，"十剂"之名自此诞生，并进一步演化为方剂的分类方法，对指导临床辨证用药、立法处方有重要的指导作用。

从陈藏器所创药性理论之"药之大体"，演化到宋代"十剂"之"制方大体"，我国方剂学从《内经》时代的"七方"发展到宋代的"十剂"，陈氏在药物分类理论上做出了承上启下的重要贡献，不仅促进了本草学的发展，也丰富了方剂学的基本内容，为后世方剂学按功能分类奠定了基础，至今仍被中医界广泛应用。

2. 广收博取拾遗，补正前人之说 就新增药物数而言，《本草拾遗》为《唐本草》的 6 倍有余。陈藏器著录药物不墨守成规，而是以开放的心胸广采诸药。所新录之药，产地广阔，既达滨海，又入内陆，除汉族地区外，还著录了少数民族地区的传统药物，以及岭南地区药物。所拾药物包括谷部、草部、菜部、果部、木部、火部、金石部、虫部、介部、鳞部、禽部及兽部等，陈氏在每一增辑的药物后面，均详述其性味、有毒无毒、主治、产地、形态、辨识药名正误、辨别相似药以及诸家评语等。《本草拾遗》主旨在于"搜罗幽隐"，故新增药品中常用品较少，但"搜罗幽隐"也是相对而言，当时是冷僻之药，后世未必冷僻，反而成为常用之品，如陈氏首次记录的延胡索，为后世活血行气止痛的常用药。

在阐述一些药物的功用时，陈氏引用《山海经》《左传》及一些地方志上的典故和传说，使其论述富有趣味，引人入胜。同时，在实践基础上，还对《新修本草》中有关内容进行谨慎的订正工作。对于这部由国家首次颁布的药典，藏器既不拘泥照搬，也不妄加菲薄，采取实事求是的科学态度和严谨治学的学术作风。在药物品种的考订鉴别方面，陈氏指出苏恭等医家将莸、姜黄、郁金三药混为一谈，其实"三物不同，所用各别"等；药性方面，他指出接骨木"有小毒……《本经》（指《唐本草》）云无毒，误也""姜黄性热不冷，《本经》（指《唐本草》）云寒，误也"，为后世临床应用所广泛接受。又如《神农本草经》有"柳华，一名柳絮"。按"华"同"花"。陈藏器从实地观察，发现柳絮非柳树花，而为柳树种子，故曰："柳絮，《本经》以絮为花，花即初发时黄蕊，子为飞絮。以絮为花，其误甚矣。"

3. 吸收外来文化，丰富药学宝库　因唐代政治经济的空前发展，海外交通及贸易业日益发达，国外文化不断输入，药物种数也与日俱增，这进一步丰富了我国药学宝库。

陈氏在本书中收录了大量的外来药物，并记载了部分中外药物交流的历史。如耕香、独自草、驼鸟、摩厨子、池德勒、胡棒子、红莲花、白莲花、革菝、无漏子、草豆蔻、天竺黄、玛瑙等，这些药物大多来自波斯国（今伊朗）、胡国（今阿拉伯）、安南国（今越南及印度等国家），反映了当时中外药物交流的历史和现状。例如《本草拾遗》载"无漏子，味甘温，无毒，主温中益气，除痰嗽，补虚损，好颜色，令人肥健。生波斯国"；"榈木，味辛温，无毒，主破血血块，冷嗽，并煮汁及热服。主安南及南海"。由此可见陈氏在收载药物时，具有积极吸收外来文化的开明思想，同时也反映了我国医药学术在中外交流方面的悠久历史，这对于今天继续发展中国医药事业有着现实意义。

4. 参考资料广博，供于后人稽考　陈藏器论述药物所参资料颇为广博，不只局限于本草、方书等医学典籍，还涉及史书、地志、杂记、小学、佛经等书。据《证类本草》统计，在冠有"陈藏器曰"的条文中，引用的书名如：本草类《本草经集注》《名医别录》《新修本草》等，史书类《北齐书》《晋书》《广志》《汉书》《续汉书》等，地志类《三秦记》《南越志》《蜀志》等，杂记类《荆楚岁时记》《博物志》《十洲仙记》等，小学类《楚辞》《国语》《尔雅》等，医方类《抱朴子》《百一方》《广济方》等共116种。其中有些书是由与陈氏几乎是同时期之人所作，如张鼎《食疗本草》《崔知悌方》等。这些相关记载，为文献辑佚工作和药物品种考证提供了史料。

5. 重视养生保健，初具免疫思想　由于唐代国泰民安，生活富足，人们开始注重身体保养，故而食疗、养生及保健美容学也得到迅速发展。唐代饮食的一大特点是食疗发展较快，对药食两用品种有了进一步认识。陈藏器指出海味具有独到的营养保健功用，如魁蛤、海月能利五脏、健胃；淡菜煮熟食之，能补五脏、益阳事。另外甘蓝、英鸡、甜藤等，久服后令人肥健、体润泽，或令人长寿延年。但食有所益，亦有所忌。如淡菜"多食令人头闷目暗，得微利即止"。美容保养方面，陈氏辑录有红莲花、白莲花、甘露水、繁露水等药"久服令人好颜色，变白不老"，高良姜"下气益声好颜色"等。这些对于现代医学营养学、保健学、药物美容学以及老年医学等学科的兴起和发展均具有一定的影响和启发。

另外，《本草拾遗》载有许多血肉有情之品，并作为强壮药用于临床。如：人胞"主血气羸者，妇人劳损，面黖皮黑，腹内诸病，渐瘦悴者"，人血"主羸病，人皮肉干枯，身上麸片起……"，由于受当时医疗条件限制，临床不可能有免疫制剂及动物器官有效成分提取物可用，但陈氏已初步认识到人胞等血肉有情之品对人体有一定的补益强壮作用，并将之合理应用，确属可贵。

6. 其他方面　我国医学界动物实验由来已久。陈氏尝试用动物实验方法观察偏食的副作用，在前代医家的基础上进一步推动了动物实验的发展。他认为"糯米，性微寒……久食之，令人身软。黍米及糯，饲小猫犬，令脚曲不能行，缓人筋故也"，由此建立脚气病的动物模型，发现了维生素B_1缺乏症，这表明他对营养性疾病的认识达到较高水平。

陈藏器是我国动物药理实验的先驱，其谓："赤铜屑，主折伤，能焊人骨及六畜有损者。取细研酒中，温服之，直入骨损处；六畜死后，取骨视之，犹有焊痕。"通过对服用铜化合物的骨伤六畜进行解剖，他验证了铜对骨折的治疗功能，这是世界上最早的动物药理实验的记录。现代医学已证明，含铜元素的药物，确有促进骨痂生长愈合的功效。

陈氏还记录了唐人在一些疾病诊疗上的许多新创举。如温泉疗疾法应用于疮疡一类的外科疾患，其云"硫黄主诸疮病，水亦宜然。水有硫黄臭，故应愈诸风冷为上"，这一直为后世医家所沿用。独树一帜的热敷物理疗法在《本草拾遗》中也有记录，如"六月河中诸热砂"条记载以砂浴疗法辅助治疗疾病，加快患者的康复进程，云"主风湿顽痹不仁，筋骨挛缩脚疼，冷风瘫缓，血脉断绝。取干砂日曝，令极热，伏坐其中，冷则更易之，取热彻通汗，然后随病进药，及食忌风冷劳役"。陈氏在书中"草蒿"条下记录用化学方法治疗外科病症，云："草蒿烧为灰，淋取汁，和石灰，去息肉"，此案是利用无机碱之腐蚀性能用于息肉治疗的记载。此外，陈氏还认识到生物碱可由伤口吸收而致中毒。如乌头条云："乌头，有生血及新伤肉破，即不可涂，立杀人。"乌头为毛茛科植物，现代药理研究证实乌头含有乌头碱，生品外用有剧毒等。

另外，陈氏还记载了制药的飞法和升华、过滤等方法，以及石油、碱、硫化银、鞣酸铁等自然科学史料。

该书全面、广泛地对唐代药物学的成就进行整理、总结，补充了前代本草诸多未载的药物品种，新增药物数量约为《唐本草》的6倍，其中不乏一些冷僻乃至荒诞之品。如人肉"治瘵疾"，与"割股疗亲"的风尚不无关系；而将"寡妇床头尘土""自经死绳""死人枕"等载入本草，尤为后世诟病。

尽管如此，该书对中药学的发展仍有不可泯灭的贡献，仅从其他有关著作对《本草拾遗》的大量转引中便可略知一二。明代医药学家李时珍对陈藏器做出高度评价，谓："其所著述，博极群书，精核物类，订绳谬误，搜罗幽隐，自本草以来，一人而已。"美国加利福尼亚大学教授谢弗在《唐代的外来文明》一书中也盛赞陈藏器是"八世纪伟大的药物学家",其谓"《本草拾遗》中收录了那么多非正统的资料……这些资料中包含了许多中世纪初期刚刚开始使用的新的药物,所以具有重要的价值",充分肯定了陈藏器在中国药物学史乃至世界药物学史上的重要地位。

第二节　日华子与《日华子诸家本草》

一、作者生平简介

作者姓氏不详,自号日华子,四明(今浙江宁波)人,唐末五代吴越时杰出的医药学家。关于日华子的真名,《嘉祐本草》记载:"(《日华子本草》)国初开宝中四明人撰,未著姓氏,但云日华子大明。"李时珍曰:"按千家姓,大姓出东莱,日华子盖姓大,名明也,或云其姓田,未审然否。"康熙二十五年(1686)之《鄞县志》记载:"日华子姓大,名明。自号日华,唐开元时人。"关于日华子的生活年代,众说纷纭。《古今图书集成医部全录》记录"日华子,北齐人",为南北朝时代人物;《鄞县志》曰"唐开元时人",即唐玄宗主政之开元年间(713—741)人,清代学者徐鼎认同此说法;近现代著名中医医史文献学家范行准等人认为日华子为唐、五代时期人;而北宋掌禹锡则明确指出,日华子是北宋国初开宝年间(968—976)人。根据近年来的考证表明,日华子系五代十国吴越时代四明人。其人精于医道,深察药性,极辨甚微,集诸家本草近世所用之药,撰成《日华子诸家本草》一书。据《中国医籍考》载,日华子另有一部眼科专著《日华子鸿飞集论》,惜已佚。

二、代表著述研讨

（一）版本情况

尚志钧先生认为《日华子本草》虽成于五代，但不见录于古代书志，然五代末期及宋代国内外众多医籍多引其文。其中北宋《嘉祐本草》引证最多，另外日本《和名类聚钞》《香要钞》等书也有引用。可见该书至少在宋代已广为流传。明代李时珍《本草纲目》及朝鲜许浚《东医宝鉴》等书中虽也引用此书内容，但多是经《证类本草》进行转引，未必亲阅过原书，因此明代是否有此书存在，尚待考证。

《日华子本草》原书惜佚，其部分内容赖后世本草文献的记载而为人所知，其中以宋代唐慎微《证类本草》转引最多。现传两种《日华子本草》均为辑校本：一是尚志钧辑复，先于1983年由皖南医学院科研处内部油印，后在2005年由安徽科学技术出版社出版的《日华子本草》；二是常敏毅集辑，先于1985年由宁波卫生局出版的《日华子诸家本草》，后在2016年经中国医药科技出版社出版的《日华子本草辑注》。以上两种版本均以《证类本草》为底本，以《本草纲目》《本草品汇精要》为核校本，辑校而成。

（二）主要内容

按掌禹锡所言，《日华子本草》共20卷，是集诸家本草和当时所用之药，以寒、温、性、味、华、实、虫、兽进行分门别类，详其性质，别其功用，功状甚悉。原书载药数目不明，尚志钧从《证类本草》中辑得药物618种，并按照玉石、草、木、兽、禽、鱼、虫、果、菜、米等分为10类，加上序例，共20卷。各药条下介绍性味、主治、炮制、用法、七情、正名、别名、产地、形态、采收时月等内容。

（三）学术特色

1. 发展药性理论 日华子详述药性，较前代多有创新、发展。现今所辑复的《日华子本草》600余味药物中，有200余味与前代本草记述的药物性味不同，不仅有凉、温、热、平四性，还创造性地提出冷性药、暖性药，使性味划分更为细致。其中温性药25味、暖性药24味、热性药15味、冷性药52味、凉性药53味、平性药44味。日华子认为药物之性味因药用部位、炮制方法不同而各有差别。如药物部位方面：茅性平，茅针性凉；李子性温，李树根性凉，李树叶性平等。炮制方法方面：干地黄，日干者平，火干者温等。对某些药物，日华子提出新的性味。如白及，《本经》记苦平，《别录》记味辛，而《日华子》记味咸；天麻，《别录》作平，《本草拾遗》作寒，《日华子》作暖；白垩，《本经》为味苦，《别录》为味辛，《日华子》为味甘。又如檀香，前代本草不记性味，日华子提出"性热无毒"。其他有半夏味咸，槟榔味涩，天南星味辛烈，苎根味甘滑等，咸、涩、滑等味，也都是日华子新提出的性味。

2. 详述炮制药效 日华子在药物炮制方面颇为擅长，文中有关炮制方法、炮制辅料等内容记载翔实，并且注意到炮制与药效之间的关系。炮制方法上，有洗、浸、磨、蒸、晒、烤、煅、炙、炒、捣、淬、飞、烫、煮、煨、烧、炮、炼等；炮制辅料上，有水、蜜、醋、酒、蜡、姜汁、糯米、光粉、黄砂、白矾等。其中，炒法按炮制程度不同细分为微炒、炒、炒熟、炒焦、炒灰、炒去刺等，按辅料又可细分为姜汁炒、锉炒、粗炒或黄砂炒等。另外，某些药物的炮制方法首见该书，如蕺菜"淡竹筒内煨"，北庭砂"用黄丹、石灰作柜，煅赤使用"等。日华子指出即便是同一种药，炮制与否，效用亦各有殊。如卷柏生用破血，炙用止血；象牙治疗小便不通，当"生煎服之"，而治疗小便多，则"烧灰饮下"，若非亲身实践，应无此言论。他还指出同药异炙，药效当变，如青蒿子炒用明目开胃，小便浸用则治劳。又如鸡子，醋煮，治赤白久痢及产后虚痢；和光粉炒干，则止小儿疳痢及妇人阴疮；和豆淋酒服，治贼风麻痹；和蜡炒，治痔瘘、耳聋等。

3. 详论七情配伍 现存《日华子本草》中，"有相制使"的药物70多种，记载丰富。如代赭畏附子，芎䓖畏黄连，黄芪恶白鲜皮等。也有天门冬，贝母为使；龙胆，小豆为使；大戟，赤小豆为使，恶薯蓣；天南星，畏附子、干姜、生姜；菖蒲，忌饴糖、羊肉；仙灵脾，紫芝为使，得酒良；酒杀一切蔬菜毒，醋杀一切鱼肉毒等。在《嘉祐本草》一书中，引用《日华子本草》畏恶相反的药例共计25条，如牵牛子、天南星、乌韭、莲花等，俱是依本书而新增。

4. 拓展药物用途 历代医籍中记载的一些药物，日华子对其有新的发挥，拓展了用药范围。地榆一药，古医书中多言具疗痢之功，少谈止血之效，而日华子却大言其止血之力，谓其能"止吐血，鼻洪，月经不止，血崩，产前后诸血疾"，今临床使用地榆，亦多取其止血之能。黄芪一药，汉唐医家主要用作补虚、托毒敛疮之品，主治气虚、水肿、疮疡不敛等病症，《日华子》记载黄芪"助气，壮筋骨，长肉，补血，破癥癖，瘰疬瘿赘，肠风，血崩带下，赤白痢，产前后一切病，月候不匀，消渴，痰嗽，并治头风热毒，赤目等"，这反映了唐末五代医家对黄芪主治应用有了新的尝试、新的认识，扩大了黄芪的治疗范围，尤其是黄芪具有补血功能及其在妇科经带胎产方面的应用，启迪后世医家运用黄芪治疗妇科疾患。另如麻黄、茯苓、贝母等药，皆较前代本草所载有所扩充，临床用药上产生一定影响。

5. 如实记载形态 日华子对药物习性、形态的记载，皆依实地考察而得。空青条云："大者如鸡子，小者如相思子，其青厚如荔枝壳，内有浆，酸甜"；菟丝子条云："苗茎似黄麻线，无根，株附田中草，被缠死。或生一丛如席阔，开花结子不分明，如碎黍米粒"；石帆条云："紫色，梗大者如筋，见风渐硬，色如漆，人多饰作珊瑚装。"以上所述，若非深入山野海滨之间，何以知之？只有实地细致观察后，才有如此真切描写。此外日华子还注意到环境条件的改变对植物的生长形态有着重要影响，人们可通过改变其生长环境，促使物种发生形态、性味上的变异，从而培育出较优品种。以菊花为例，日华子将菊分为甘菊和野菊两种，其云"甘菊，菊有两种，花大气香，茎紫色者为甘菊；野菊，菊有两种，花小气烈，茎青小者名野菊，味苦。然虽如此，园蔬内种，肥沃后同一体"。

6. 产地遍及全国 据书中记载的药物情况看，产地分布遍及全国。如石菖蒲出宣州（今安徽宣城），牡丹出巴（今四川巴中）、蜀（今四川崇庆）、渝（今重庆）、合（今四川合川）、海盐（今浙江海盐），前胡出越（今浙江绍兴）、衢（今浙江衢州）、婺（今浙江金华）、睦（今浙江建德），甘遂出京西（今陕西西安）、汴（今河南开封）、沧（今河北沧州）、吴（今江苏、上海，以及浙江北部），鸭跖草生江东（今安徽芜湖以南的长江下游南岸地区）、淮南（今江苏中部、安徽中部、湖北东北和河南东南角）平地，鹿角菜出海州（今江苏连云港）、登（今山东蓬莱）、莱（今山东掖县）、沂（今山东临沂）、密（今山东诸城），甘露藤生岭南（今广东、海南、广西和云南东部、福建西南部的部分地区），山慈姑出零陵（今湖南零陵）等。有些药物，日华子根据实地调查给出了前人未曾注意的一些产地，如芍药花根"海盐、杭、越俱好"，蔓荆"海盐亦有，大如豌豆"。《日华子》还载有海鳗、鲨尾、烂壳粉、船府苔等海洋药物，因此推测他曾生活于海滨一带，对海洋药物颇为了解，甚至书中还传授了鉴别文蛤与海蛤的方法。

7. 采收多遵实际 《日华子》对药物采收的记载，也多从实际出发。如泽漆，《别录》作三月三日、七月七日采，《日华子》作四五月采；前胡，《别录》作二八月采，《日华子》作七八月采；茵芋、射干，《别录》作三月三日采，《日华子》作六月、七月采等。

第三节　王介与《履巉岩本草》

一、作者生平简介

王介，字圣与（一作圣予），号默庵，祖籍琅琊（今山东临沂），其本草活动主要在浙江，生卒年不详，南宋庆元（1195—1200）年间内官太尉。其人工画，元代夏文彦《图绘宝鉴》记载："王介……善作人物山水，似马远、夏圭；亦能梅兰。"据考证，王介传世画作有：《江山梵刹图》一、《江山寓目图》二、《竹石小景图》五、《早梅图》一、《梅花图》一、《落梅图》二、《雨兰图》二。胡敬《石渠宝笈三编》有载米友仁《远山图》图卷后有王介手书跋："米元晖画大似二王书字，有典形［刑］而无物碍。偶道中逢村墅云山之胜，就笔染纸，归以献宸宬，旋复赐当代迩英。今归予几格。呜呼，人俱非矣，物仍存焉。敬当宝惜，以传无穷。庆元庚申初伏日，琅琊默庵圣与志。"由于此跋作于庆元六年（1200），距《履巉岩本草》成书（1220）相去20年，故推测王介在绘撰《履巉岩本草》一书前确实善作山水梅兰，有一定的绘画水平，这为他晚年隐居慈云岭一带绘撰本草图谱奠定坚实基础。《履巉岩本草》是王氏本草学研究的代表作，也是杭州历史上第一部民间本草著作，还是我国现存第一部彩色本草图谱，该书对南宋时期民间药物的使用情况研究以及药物考证具有重要意义和较高的学术价值。

二、代表著述研讨

（一）成书渊源

王介认为自本草学兴盛以来，历代名医对本草的研究日趋丰富，但因"甲名乙用，彼是此非"的同名异物、同物异名现象层出不穷，加之即便是同一物种，也因自然环境差异以致其性状、气味等发生改变，使人难以辨析真伪。况人力有时尽，无法足历目周。迨至《大观经史证类备急本草》《绍兴校定经史证类备急本草》问世，人们对本草的研究始详而备。然以上二书所录物种虽多，终非基于一地而作，若有园丁野妇身患皮肤小疾，还须昏暮叩门入市以求诊，无法做到"随手采来随手用"。于是王氏对隐居之地（慈云之西）的山地草药进行一番调查，能辨其名用者有二百余件。王氏以此为材，发挥丹青之长，仿照《图经》，绘编成书，供人参用，并于嘉定庚辰（1220）题序。因山中有堂名"履巉岩"，故书名曰《履巉岩本草》。

（二）版本情况

《履巉岩本草》原书已佚，幸有明代彩抄绘本流传，这表明原书在当时已有流传。据郑金生先生考证，明代胡濙《卫生易简方》与《履巉岩本草》一书中药名、主治、用量、用法均相同的单方共计106条，多集中在诸湿、头风、诸痢、痈疽、疮疥等病名下，且引用的排列次序与《履巉岩本草》中药物排列次序一致。此外有些仅见于《履巉岩本草》中的药名，如飘摇豆、五叶金花、千年润、水银草等，胡氏也有收录，甚至摘引自《证类本草》中的单方，胡濙也照收不误，仅作略改，可见胡濙当时的确目睹过本书，阅览过书中内容。200年后，李时珍撰写《本草纲目》时参阅了《卫生易简方》，并对其中的药物及单方（如曼陀罗、醉鱼草、虎耳草、双头莲、水银草、仙天莲等）进行摘录，其中有10种药物因不识其用而被列为有名未用，如双头莲、水银草、仙天莲等。

本书作为一部精湛瑰丽的彩绘本草图谱，其图"朱砂矿绿，历久如真；铁画银钩，古朴有力"，自宋以后丹青写手鲜能加以复绘，故而此书难以得到翻印流传。因此该书在清代以前不见著录，其明抄绘本在新中国成立前又一直为私人珍藏，新中国成立后才得以面世，被著录于《现存本草书录》与《全国中医图书联合目录》中，后《历代中药炮制资料辑要》《中药大辞典》《中华本草》等书相继引用，渐为人知。

目前该书明代转绘本藏于国家图书馆。其翻印流传本主要有 2 种：一者收录于 2007 年人民卫生出版社出版郑金生整理的《南宋珍稀本草三种》中，其图为缩微图，不及明代转绘本彩图清晰、细致；一者为 2015 年国家图书馆出版社出版的中华再造善本，其图与转绘本无异，质感逼真，精美绝伦，再现了《履巉岩本草》明代转绘本的原貌。

（三）主要内容

《履巉岩本草》全书共 6 卷，王文进合为 3 卷。每卷开头有药名目录，共收录药物 206 种，残脱 4 种，实存 202 种。所录药物系南宋时期临安慈云岭一带的药用植物。本书每药一图，先图后文。绘图部分，画作精美、写实细致、构图协调、比例匀称，实为古本草图之最佳者；文字部分，简要介绍药物别名、性味、功效、主治、单验方、用法用量等内容，而对植物形态描述只字不提。据郑金生先生的推测分析，王介的医药学知识较为有限，非其所长，因此他将自己的绝大部分精力投入到对药物的写生之中，以求阅者重在辨析药物，识其名用。这既是出于扬长避短的考虑，也展露了王氏对自身画作的充分自信。

（四）学术特色

1. 增订新药　在宋代《证类本草》著录 1748 种药物的情况下，《履巉岩本草》依然新增了可考订到种的 30 余味药物，如三缝草、刺酸草、山楝青、双头莲、飘摇豆、笑靥儿草、薂盐子、天仙子、五倍子苗、苦益菜、山荷叶、仙天莲、天茄儿、铁脚凤尾草、穿心佛指草、蜜蜂草等，另外还有 20 余味基原待考的药物，这些药物都是王介深入民间，在杭州地区进行小区域范围药物普查的杰出成果，且这些药物的药名与药图不见于前代本草书中，这为相关药物的基原考证、药史研究等方面提供难能可贵的本草资料，反映了宋代民间药物的实际使用情况。

2. 画法高超　我国本草绘图历史悠久。自唐代始，《新修本草》作为有史记载的最早的彩绘本草图谱，开辟了我国本草写生的新纪元，惜其亡佚。今存最早的本草图谱为北宋苏颂撰成的《本草图经》，该书图文并茂，栩栩如生，虽非彩绘，但采用全株式的勾勒方式，对药物的品种考证具有重要价值。然经反复翻刻，失真讹误之处颇多。今仅存的《履巉岩本草》虽为明抄绘本，不能全然反映原貌，但基本情况大抵如此。全书药图精美绝伦，形态逼真，本草学家赵燏黄赞曰："本图朱砂矿绿，历久如真；铁画银钩，古朴有力。宋以后之本草图墨迹，以余所见，惟有明画家赵文淑所绘者，可以并驾……盖吾国古来图画之能传真者，其惟丹青家之善于写生者乎？然则王介所撰《履巉岩本草》一帙，可谓丹青家之本草写生鼻祖矣。"其药图部分极难绘制，自成书以来，仅有一明代转绘本保存于世。

从药图的图式角度考察，全书采用的图式大致分为四类："折枝式"，即对植物顶端的花果枝叶作局部描绘，如营实、棠毯、夏枯草等；"全株式"，即对植物的根茎叶花作整体描绘，如蛇头天南星、莎草根、紫背红内消等；"全览式"，即对木本植物作整体全貌的描绘，如皂荚、棕榈、梧桐等；"截取式"，此图式最为特殊，首见于本草图谱，他将画家的视觉经验细腻地表现于笔端纸面，使药图的外轮廓"溢出"画幅，将植物叶脉等细节表现得淋漓尽致、丝丝入扣，给人一种近观和"凝视"的视觉感受，似有实物近在眼前，如莴苣、穿心佛指草、五叶藤等。纵观全书，王氏采用的绘画技法较《本草图经》更为细腻精巧，同时染以彩色，使读者一目了然，清晰非凡，易于鉴别。

3. 反映民间用药经验　首先，该书文字部分除一些药物（如人参苗、川芎苗、细辛、何首乌等）的正文内容取自《证类本草》外，还有许多药物的主治功效、单验方是作者从民间搜辑而得。如紫花香薷截四时伤寒，竹园荽（海金沙）治淋病疼痛者并小便不利，苦益菜（白花败酱草）治妇人血脉不调，千年润（万年青）治咽喉壅闭、发声不出等。《履巉岩本草》中收录了一些前代少用，而彼时使用较多的药物，如鹭鸶藤（忍冬）一药，"古方罕用，至宋而大显"。《苏沈良方》《备急灸法》等书有过记载，然于本草书中，王介首次收录了鹭鸶藤和金银花之名，并简要叙述南宋时期当地百姓习用该药的经验。

其次，从明代《卫生易简方》《本草纲目》及今《中药大辞典》《中华本草》等书收录《履巉岩本草》的相关内容来看，这些民间药物的经验方至今仍有实用价值，有待深入挖掘。

最后，该书药物具有明显的药名从俗特点，反映王介取材于民间而用于民间。如蜜蜂草、醉鱼儿草、笑魇儿草、眼明草、鱼腥草、虎耳草、穿心佛指草、飘摇豆等，这些药名形象生动，富有趣味，带有浓厚的乡土气息，易于记忆、理解、辨认，与民间百姓生活密切相关，有些药名一直沿用至今，这对厘清本草药史，接续本草文脉具有深远意义。

第四节　陈衍与《宝庆本草折衷》

一、作者生平简介

陈衍，浙江黄岩人，字万卿，自号丹丘隐者，人称隐君、水翁、筼城先生，是南宋时期闻名遐迩的妇科圣手陈沂（人称"陈木扇"）的后人，生活于宋光宗至宋理宗之时（约1190—1264）。丹丘乃地名，泛指台州所辖诸县，如黄岩、临海、宁海等地。南宋名士戴复古赠陈衍诗中小引有"（陈万卿）复古同里而未尝识面"之语。戴复古为黄岩人，陈氏与其同里，可见其亦是浙江黄岩人。《台州经籍志》所载相同。陈氏幼而习儒，"饱经史而能文，尤善乎神圣工巧之道"，读书之暇，尝从事于医，潜心研习本草一道，每有所获，乐不自知，谓"本草，医之源，而说者多歧，观者滋惑。遂潜心正是，有年于兹，然舆时竿瑟，莫我知者"。陈氏医道高明，素有德风，人称"于医通贯如许，及应人急，有酬之金币不愿也"，著有《宝庆本草折衷》。该书名显于士大夫间，当时名士如谢密斋、吴子良等俱为之序。

二、代表著述研讨

（一）成书渊源

陈衍于《宝庆本草折衷·发题》中记述，自汉以后，世人传承发挥《本经》，兼创图谱，详增旧典，多以补注，至陈承、唐慎微，聚文申义，其书愈加广博，出现"异同杂糅，泛切混淆"现象，致使从业人员不知其要，无所适从，也难以披览检阅。陈氏有基于此，遂"笃志诠评"，效仿缙云、张松、艾原甫等人，参考南宋诸家本草，"艾削烦冗，纂集机要"，在宝庆丁亥年（1227）完成初稿，定名《本草精华》。但因"家运蹇否"，无力刊行，在稿成未刊的二十余年间，其又广泛采访，反复订正，直至淳祐八年（1248）定稿，易名《本草折衷》，并冠以宝庆年号，以示"不忘其初"。其后陈氏历经数年节俭筹资，约于宝祐五年（1257）付梓。

（二）版本情况

《宝庆本草折衷》约在宋末刊行，元代曾在浙江一带流传。明代《永乐大典》转引了该书条文，《文渊阁书目》著录《宝庆本草》，云"一部一册完全"。《箓竹堂书目》记作6册。今均未见。《内阁藏书目录》著录《宝庆本草折衷》，云"五册不全"。国内未见此残本。今国家图书馆藏该书元刻残本孤本（亦可能是宋本），计8册，残留14卷（卷1至卷3，卷10至卷20）。目前作者所见《宝庆本草折衷》版本，仅存于2007年由郑金生整理，人民卫生出版社出版的《南宋珍稀本草三种》中。

（三）主要内容

《宝庆本草折衷》原为20卷。卷1至卷3相当于总论。其中前2卷总题为"序例萃英"。其下共分11个专题，即卷1中的"叙本草之传""叙业医之道""叙得养之理""叙辨药之论""叙制剂之法""叙服食禀受之士""叙女人之科""叙解药食忌之方""又述服药食忌"，以及卷2中的"叙名异实同之说""叙名同实异之分"，后又列"逢原记略"专篇，分24项论用药大法。卷3分"名医传赞"和"释例外论"两篇，前者记述11位医家传略，后者介绍拟定该书凡例之由和资料来源。

卷4至卷20为各论。各论分类及药物排列顺序与《证类本草》近似，分玉石、草、木、人、兽、禽、虫鱼、果、米谷、菜部及外草、木蔓类。各药物名下均有白字序号，共载药789种（实存523种），正文部分取自前人本草，而其后所附"续说"，系作者自家见解及增补资料，累计209条。

第20卷末所附"群贤著述年辰"，为宋代本草著作解题。书中共介绍12部宋代本草，其中5部为南宋本草（不包括《绍兴本草》和《宝庆本草折衷》）。这是除《嘉祐本草·补注所引书传》之外又一种重要的本草史料。

（四）学术特色

1. 体例严谨，编写得法　是书卷1至卷3内容，相当于总论部分。该部分内容一反北宋以前本草堆积诸家序例做法，而是"撷其序论之文，兼集诸家之善，各从其类，章别其旨，辑为序例萃英。仍摭余意，别为逢原纪略"，即按本草学特点，专题荟萃诸家精要，使序例更具学术性，已十分接近现代药物学的总论编写形式，这在当时本草著作的编写形式上，是一个巨大进步。此外，在"序例萃英"下所分11个专题，对药物内容均有论及，多而不杂。后又列"逢原纪略"篇，分24项论用药大法，一一分条叙述，井然有序。卷3部分为"名医传赞"和"释例外论"，条理清晰，记述得法。在各药具体论述中，陈氏为避免印刷或传抄之误，造成医疗事故，还就全书所涉及药物剂量的数字，一律采用大写（即将一写作壹，二写为贰等），可见其用心良苦。

2. 突破旧式，立论肯切　本书各论部分打破了《证类本草》层层加注、不断是非的旧格式。各药名下标注序号，或标出君、臣、使。药名下又以小字注出别名、产地、采收、其他药用部分等内容。正文大字，不分朱墨。书中药物性味功效多摘取自《神农本草经》《名医别录》，但后世诸家若有精要之论，也抄作大字。该书还兼论药物炮制、形态鉴别及应用。其资料多取自前人，且标明出处。内容简洁，避免了说法矛盾、莫衷一是的局面。为此，作者在药性方面做了一番深入研究，谓"味则参缙云之所集，而其性乃验隐居之所评，更权衡以仲景之方法，然后求其与主治相合者，订为定论焉"。

3. 广收博采，立足临床 分论部分仅存《宝庆本草折衷》卷10至卷20内容，有"续说"者，计209条，因卷4至卷9内容残缺，故可知实际条数不止于此。药物部分，对于《本草图经》附论之药，陈氏单独拎出，另立成条，附于当药之后，冠以"新分"二字；此外还增加了《证类本草》未收之药，冠以"新增"之文。在该书现存的523味药中，新分药物53种，新增药物13种，其中大部分是临床实用之品。新分药，有地骨皮、枸杞子、柏叶、赤茯苓、茯神、桑叶、麒麟竭等；新增药，有草乌头、佛耳草、柏枝、鹿角霜、鹿茸、蛤粉、草果、青皮、罂粟壳等。

另外卷20末所附《诸家著述年辰》中载有21种本草书名，其中7种是南宋时期的节要本草，现均已亡佚，如《缙云纂类本草》《本草注节文》《本草节要》《本草备要》《本草集议》《药性辨疑》《本草笺要》等。此类本草均赖该书得以知其大概，为研究南宋本草的发展提供丰富资料。引征的南宋人名有许叔微、陈言、艾原甫、张松、陈日行等，陈氏将这些临床名家的用药经验收入书中，反映了宋代尤其是南宋药物学的成就和本草学的发展趋势。

4. 见解独到，有所发挥 陈氏在正文和"附说"中提出了许多自己的见解，畅述独到，颇有发挥。药物论述颇详，是其特色。如"此薄荷并前之假苏、小苏、香薷及草部中之石香薷，凡五物也，味皆辛而性皆凉。历观古今医方，以此五物为理风解热毒之用，则性之凉必矣"。"薄荷性凉"，是由陈衍最早提出，同时此类药旧本皆云温，极少言凉。陈氏从主治疗效上论其性凉，可信度高。此外书中有关药品鉴别方面，也有论述。书前列举了数十条名实异同之例。陈衍本人也具有丰富的辨药经验。他首次将"紫铆"和"麒麟竭"分作 2 条，又指出"以紫草茸因胶物，贯以木枝，伪此为铆"的现象。书中多次揭示药品作伪情况，如以花梨木充降真香、海柏伪作沉香、鸭跖草假冒淡竹叶等，这些内容的记载，反映了陈氏在本草学上的深厚功底。

第五节　朱震亨与《本草衍义补遗》

一、作者生平简介

朱震亨（1282—1358），字彦修，婺州乌伤（今金华义乌）人，元代著名医家。因居丹溪之畔而被尊称为"丹溪翁""丹溪先生"，与刘完素、张子和、李东垣并称"金元四大家"，是"滋阴派"的代表人物。朱震亨"自幼好学，日记千言""受资爽朗，读书即了大义"。三十岁时，"因母之患脾（当为痹）疼，众工束手，由是有志于医"。三十六岁时，师事著名理学家许谦于东阳八华山。许谦为朱熹四传弟子，学识渊博。数年后，朱震亨学业大进，参加科举考试，以期跻身仕途却遭失败。在许谦鼓励下，朱震亨四十岁时又重新习医，曾"渡浙河，走吴中，出宛陵，抵南徐，达建业，皆无所遇"。其后他重返武林（今浙江杭州），拜罗知悌（字子敬，世称太无先生，系金名医刘完素再传弟子）为师，授以刘完素、张子和、李东垣诸书，尽得罗氏之学。四十七岁学成归故里，以精湛的医术开拓新局面，被誉为"集医之大成者"。他逝世后，当地人民为缅怀其功绩，在赤岸修建"丹溪墓"，墓傍盖"丹溪庙"，内塑丹溪像，以示纪念。现"丹溪陵园"已扩建为"丹溪养生文化园"，瞻仰者络绎不绝。朱震亨一生学验俱丰，自撰《格致余论》《局方发挥》《本草衍义补遗》等书。《本草衍义补遗》是其研究本草的代表著作。

二、代表著述研讨

（一）成书渊源

《本草衍义补遗》由朱震亨所著，其后经门人修订增补而成。朱震亨撰写《补遗》之由，据严余明所考，《衍义》为北宋末年寇宗奭所编，该书虽说是对《嘉祐本草》的修订，然非似《证类本草》在前人著述基础上增加新内容，而是依中医学相关理论，并结合寇氏自身实际经验，对具体药物予以药理方面阐述，重点阐发药物基原、药材质量、炮炙制剂、用药方法等方面，开创药性理论研究之先河，在本草史上占有重要地位，并对金元时期药物研究产生深刻影响。故后世对该书评价较高，明代医药学家李时珍誉其"援引辨证，发明良多"。清代杨守敬评价"本草之学，自此一变"。

朱震亨之前已有刘完素、张元素、李东垣等对药性理论的探讨。如刘完素在《素问病机气宜保命集·本草论》中论述常用药物的性味归经，张元素在《珍珠囊》中建立了药物气味阴阳厚薄、升降浮沉补泻、六气十二经及引经体系，李东垣的《用药心法》在此基础上又创立了药物气味厚薄归类的"药类法象"，成为临床医生的用药指南。朱震亨之师罗知悌虽为刘完素的再传弟子，又旁通张、李二说，但朱震亨却未如王好古《汤液本草》那样，补充发挥李东垣的"药类法象"，而是针对寇宗奭的《衍义》进行"补遗"。主要原因是朱震亨曾深研理学，故其论药颇重于探求药物的阴阳五行属性，并据此阐释药物的命名义理、性味归经及功效主治，与寇宗奭在《衍义》中以阴阳五行来归类和阐解药性的观点相吻合，而与刘完素、张元素、李东垣等较多地着眼于药物气味厚薄阴阳、升降浮沉归经的做法完全不同。此外，朱震亨重视临床，主张以研究医经医理来结合医疗实践，而《衍义》能密切联系临床实际，阐发药理、药性，故为朱震亨所推崇。这便是朱震亨选择《衍义》

作为研究对象之主因。

（二）版本情况

有关《补遗》的成书年代无考，一般附于朱震亨卒年（1358）之后。其书从文献记载来看，最早见于明代杨珣所辑的《丹溪心法类集》（《丹溪心法》陕版）。据《丹溪心法附余》凡例云："丹溪《本草衍义补遗》虽另成一书，然陕版、蜀版、闽版《丹溪心法》咸载之。程用光重订《丹溪心法》，而徽版乃削去之，反不美。今仍取载书首，使人得见丹溪用药之旨也。"由于丹溪弟子明代戴原礼《本草摘抄》已佚，其所撰《金匮钩玄》目前被认为是《丹溪心法》系列的祖本，因此，《本草摘抄》与《补遗》两者之间关系密切，有可能《本草摘抄》就是《补遗》的早期流传版本。

（三）主要内容

《本草衍义补遗》全书不分卷，共一册，载药 153 种，后新增补 43 种，共计 196 种。书中药物排序无甚规律，各药叙说亦无定式。其于五行归属、气味归经、产地炮制、功能主治、禁忌鉴别等内容，或详或简，或仅言数字言其主治，或详论药理及药材鉴别等，亦各有异。从其体例与补遗内容看，似为研习《本草衍义》写下的一种笔记形式药书，也有可能是朱震亨讲授药物的备课笔记。

（四）学术特色

1. 增加品种 有关《补遗》收载的药物及新增补数目，目前说法不一，尚志钧等编著的《历代中药文献精华》认为载药 153 种，后新增补 43 种。也有人认为，载药 153 种，后新增补 33 种。经严余明等人与《衍义》仔细核对，确定前一部分药物条目 152 种，但其中"防风、黄芪"一条应为两味药物，故实际载药 153 种；后一部分原书题"新增补四十三种"，实际药物条目 42 种，但其中"熟地黄"一条中收载"生地黄"，故实际载药 43 种。两者相加，本应 196 种，然有关"新增补"的品种，原书所谓"新增补"43种药物中，经考证，《衍义》已收载的有：当归、细辛、天麻、赤箭、柴胡、旋覆花、泽泻、熟地黄（在"地黄"条中）、草豆蔻（在"豆蔻"条中）、茴香（作"香子"）、连翘、甘遂、天门冬、桑白皮（在"桑螵蛸"条中）、青皮、桃仁（作"桃核仁"）、生姜、赤石脂、款冬花、麻黄、郁李仁、豉、瞿麦、牡蛎等共24种，后一部分实际新增补仅19种药物，而前一部分药物中《衍义》没有收载的有：灯心、竹沥、羚羊角、面、缩砂、黄芩、天南星、锁阳、水萍浮芹、马鞭草、灯笼草、山楂子、漏芦、姜黄、御米壳、乌桕木、卤碱、缲丝汤、麻沸汤、潦水、败龟版、蛤粉、人中白、人中黄，共24种，这样两者相加，实际新增补药物也为43种，说明原书新增补药物数目没错，只不过所放的位置不正确。此外，《补遗》中药物名称与《衍义》不同，而实际药物基原一致的有：荪（兰荪）、松（松黄）、皂角刺（皂荚）、凌霄花（紫葳草）、香附子（莎草）、蜀椒（秦椒）6种；药物基原虽一致，但扩大了药用部位的有：菮（菮实）、犬（犬胆）、鸡（丹雄鸡）3种；将《衍义》数种药物合并为一种的有：硝（朴硝、芒硝、硝石、英硝）、蛤蟆（蛤蟆、蛙）2种。

2. 补释药性 朱震亨论药除借助寻常性味外，尤其重视各药的阴阳五行属性，并以此推演药理。书中针对《衍义》中未以阴阳五行来阐解药性的部分药物进行了补充。如山药，《衍义》仅有释名、炮制方法和宜忌，而《补遗》则补充其药性为"属土，而有金与水、火，补阳气，生者能消肿硬。经曰：虚之所在，邪必凑之而不去。其病为实，非肿硬之谓乎？故补血气则留滞，自不容不行"。又如丁香，《衍义》仅云主治、性状、用法用量，而《补遗》则对其药性予以补释："属火而有金，补泻能走。口居上，地气出焉。肺行清令，与脾气相火和，惟有润而甘苦自适。焉有所谓口气病者，令口气有而已自嫌之？以其脾有郁火，溢入肺中，失其清和甘美之气，而浊气上干，此口气病也。以丁香含之，扬汤止沸耳，惟香薷治之甚捷，故录之。"

3. 拓展效用 《衍义》中有许多药只言辨药物产地或药形、色味，而未言功能。而《补遗》则进行了大量增补。如决明子，《衍义》云：

"苗高四五尺，春亦为蔬，秋深结角，其子生角中，如羊肾。今湖南北人家圃所种甚多，或在村野成段种。《蜀本图经》言：叶似苜蓿而阔大，甚为尤当。"仅言药形、产地，而《补遗》则论述云："能解蛇毒。贴脑止鼻洪，作枕胜黑豆，治头痛，明目也。"

朱震亨重视用药实践，并广引其他医学文献，努力拓宽《衍义》中的药物主治范围，如诃子，《衍义》谓："气虚人亦宜缓缓煨熟，少服。此物虽涩肠而又泄气，盖其味苦涩。"《补遗》论述为："此物虽涩肠，又泄气，盖味苦涩。又其子未熟时风飘堕者，谓之随风子，尤珍贵，小者亦佳。治痰嗽咽喉不利，含三五枚殊胜。又云：治肺气因火伤极，遂郁遏胀满，盖具味酸苦，有收敛降火之功也。"

4. 重视炮制 炮制的目的除适应临床需求外，还能消除或减低药物毒性，保证用药安全、有效。朱震亨在这方面较为重视。在《补遗》中常根据自己的临床经验，提出一些毒性药物的炮制方法。如附子，他"每以童便煮而浸之，以杀其毒，且可助下行之力，入盐尤捷。"自然铜条下亦有"铜非煅不可用，若新火出者，其火毒、金毒相扇，挟香热药毒，虽有接骨之功，燥散之祸甚于刀剑，戒之"。

5. 强调禁忌 朱震亨论药一改时人极言诸药之利，罕言诸药之弊的情况。他强调药有利弊，应尽其利而避其害，据证用药，注意禁忌。经陈超等人考证《补遗》196种药物中，128种均有用药禁忌或注意事项，所占比例过半。如浆水"宜作粥，薄暮啜之，解烦去睡，调理脏腑。妇人怀妊，不可食之"；人参"与藜芦相反，若服一两参，入芦一钱，其一两参虚费矣，戒之"；葶苈"属火属木，性急，善逐水，病人稍涉虚者，宜远之。且杀人甚捷，何必久服而后致虚也"；干姜"如多用则耗散元气，辛以散之，是壮火食气故也"；茯苓"仲景利小便多用之，此暴新病之要药也。若阴虚者，恐未为治宜"，等等。凡此种种，比比皆是。

6. 纠正舛误 《补遗》还对《衍义》中的一些舛误进行纠正，提出了独到见解。如肉苁蓉，《本草图经》称其"皮如松子有鳞"，《衍义》沿袭其误，认为"于义为允"。朱震亨见过该药真形，谓"何曾有鳞甲者?"又如《衍义》以柚为橘,有无穷之患";饴糖"属土,成于火,大发湿中之热。《衍义》云'动脾风',是言其末而遗其本也"。又如桂枝条,《衍义》云"汉张仲景桂枝汤,治伤寒表虚皆须此药,是专用辛甘之意也",朱震亨对寇氏之说持批判态度,他于《补遗》桂条明确指出:"仲景救表用桂枝,非表有虚,以桂补之。卫有风邪,故病自汗,以桂枝发其邪,卫和则表密,汗自止,非桂枝能收汗而用之。今《衍义》乃谓仲景治表虚,误矣!《本草》止言出汗,正《内经》辛甘发散之义,后人用桂止汗,失经旨矣。"今时观之,桂枝为发散风邪,调和营卫,非止汗补表虚,这是正确的。

李时珍曾评论《补遗》时说:"此书盖因寇氏《衍义》之义而推衍之,近 200 种,多有发明。但兰草之为兰花,胡粉之为锡粉,未免泥于旧说。而以诸药分属五行,失之牵强耳。"指出该书在药物辨识尚存不足之处。此外,由于朱震亨对药物的阴阳五行属性未有理论阐述,因此临床中缺乏实用价值。应该肯定的是《补遗》虽收药仅二百余味,文字不及万余,内容简短,但却凝结着朱震亨依据自己精通理学和临床实践所得的经验,为后世研究本草提供了借鉴。

第六节　倪朱谟与《本草汇言》

一、作者生平简介

倪朱谟,字纯宇,钱塘(今浙江杭州)人,明末医药学家,通医学,对本草颇有研究,其生卒年无考。从《本草汇言》所列"师资"人名及书中涉及的年代信息,可推断倪氏大致生活于明代万历年后期至明末(1573—1644)之间。据倪元璐序及《仁和县志》记载:倪氏少攻儒业,热衷科举,但至中年仍一无所成。业儒之余,旁涉医药,治病多有奇效。倪氏集历代本草诸书,并广拜当世名家,穷搜广询,辨疑正讹,汇聚精要，撰成《本草汇言》。此书一出，便受到当时医家广泛推崇，"无不奉为蓍蔡"。时人以《本草汇言》与《本草纲目》《本草蒙筌》《本草经疏》，并称本草四大名著。

二、代表著述研讨

（一）成书渊源

倪朱谟认为李时珍所撰写的《本草纲目》"博倍于前人，第书中兼收并列，已尽辨别之功"，遂致力于汇集后贤验证确论，为此"周游省直，于都邑市廛，幽岩隐谷之间，遍访耆宿，登堂请益，采其昔所未详，今所屡验者，一一核载"，书中方剂，"必见诸古本有据，时贤有验者，方敢信从"，而一切荒诞之谈能误人性命者，概弃之不录。至于后贤证验确论，每多重载之处，倪氏更加甄罗补订，删繁去冗，如此有年，是书终成。《浙江通志》盛赞："倪朱谟……集历代本草书，穷搜博询，辨疑正误，考订极其详核……世谓李（时珍）之《本草纲目》得其详，此得其要，可并埒云。"但该书的成书时间难以确定，因书前有作者叔祖倪元璐之序，时为明代天启甲子（1624）年，故一般以此年为该书撰成时间。因其乃汇集历代本草，及倪氏亲自登门采访的众多医药学者之有关药学言论的基础上，编纂而成，故名《本草汇言》。

（二）版本情况

《本草汇言》书稿由其子倪洙龙收藏，邑人沈琯（字西玙）校正刊行。据《全国中医图书联合目录》记录，该书主要有以下版本：①明泰昌元年庚申（1620）刻本（北京大学图书馆藏）；②明天启刻本（中华医学会上海分会图书馆藏）；③明刻本（中国科学院大学图书馆、中国人民解放军医学图书馆藏）；④清顺治二年乙酉（1645）有文堂刻本（北京中医药大学图书馆藏）；⑤清顺治二年乙酉（1645）大成斋刻本（国家图书馆、上海图书馆等7家图书馆藏）；⑥清康熙三十三年甲戌

（1694）刻本（浙江省图书馆、四川省图书馆、福建省图书馆藏）。其余还有年代不清的刻本3种，抄本1种。经郑金生先生详细考证，上述3种"明本"，皆非明本。其中除"泰昌本"由清刻8卷残本伪造而成外，另两种为误将清刻本著录成明本，即现存所有刻本实际上都是清代刻本。

（三）主要内容

《本草汇言》共20卷，前19卷为药物各论，载药608味（不计附药），分列于草、木、服器、金石、石、土、谷、果、菜、虫、禽、兽、鳞、介、人15部之下，每卷卷前集中附图，共计530幅，其中约有180幅为药材图（如条黄芩、片黄芩等）。书中各药名下论述药物之性味、毒性、归经、升降浮沉，及其产地、形态、采集、炮制、临床药论等，又详记名家论药心得，并后附方剂，小字载明出处。尤其是药论部分，汇集各家用药精论，推求药物实效，是全书最精彩之处。第20卷为药学理论，专列气味阴阳、升降浮沉、五运六淫用药主治等23项，内容多采自《本草纲目·序例》。此外，书中附有倪氏本人的药论，内容涉及药物的功效辨正、用药心得、医疗见闻，以及药物鉴别、栽培等，较好地反映了明末浙江地区医家的辨药、用药经验。

（四）学术特色

1. 汇集本草精粹　倪朱谟为当时名医，精通医学，治病多有奇效。他认为医家治病，当以临床实效为根，虽言方术，重在本草。故在诊疗之余，于历代本草书中，广泛博览，搜集查阅，编纂整理。他撰著的《本草汇言》，"先尊《神农本经》，次录陶弘景《别录》，次《唐本草》"等，依次至明代《本草纲目》，不下40余种。而且亲自采访当世医药大家不下148人，汇集诸家药学言论，"甄罗补订，删繁去冗"。因此《本草汇言》所引前代本草著作中的论述无论是形态产地，还是药学理论，均简洁凝练，收录内容为前代医学知识的精华部分，虽篇幅不多，但内容全面，"往代名言，庶无渗漏"。故书名"汇言"，大有集汇古今医家药学妙论之意。可见倪氏对本草学的研究全面而深入，真乃医药并举的一代名家。

2. 丰富临床药论 《本草汇言》与一般的药学著作不同，不直言某药主治某病，而是先在各药条目下，首列药物之气味、毒性、阴阳、升降以及归经等，使读者对该药物的药性有总体了解，文字简练，易于记诵。再以"小字"记载药物产地、形态等生药学方面内容后，应用中医药学理论予以深入浅出地全面阐述该药功效主治、应用要点、作用机理、配伍宜忌等，必要时，对该药所主之证的辨证要点进行罗列，既言之有据，又用之有本，直中临床，使一本药学专著，尤其是药论部分与临床接轨，对临床用药有直接的指导意义，其学术价值也超越了本草学范畴。

3. 搜集时贤验方 倪氏非常重视该书的实用价值，他在论药后记载了大量"集方"，这既是对药物性效理论的验证，也提供了实用的处方指南。"集方"部分内容除前代方书如《肘后方》《三因方》《南阳活人书》《普济方》等记载的实用方剂和用药经验，还有作者通过"遍游遐方，登堂请教"搜集而来的大量验方，广《本草纲目》之未备者殊多。为确保这些珍贵资料的真实和可靠，倪氏"每论每方，必注姓氏出处，公诸天下。犹恐字有讹脱，贻误于人，复再三考订而存之"。书中所举时贤共计148人，"师资姓氏"者12人，如马瑞云、王绍隆、缪仲淳、张卿子、卢复、卢之颐等，均为当时江浙一带名医；"同社姓氏"者136人，多为地方名医、民间医生。因当时医家多数未能留下著作，也未能进入史册，而《本草汇言》将其用药经验、药物论述保存下来，使后世读者能够看到医药学史大幕之后隐藏的一部分，倪氏对这些史料的保存做出很大功绩，为研究江浙医家历史及用药经验提供了宝贵资料。

4. 敢于辨疑正讹 在药物鉴别、栽培、功效辨正等方面，倪氏实事求是，敢于辨疑正讹，有自己的独到见解。《神农本草经》等书有记载不实的内容，倪氏不遗余力地加以辨正；对后世用药的流行时尚，也进行适当质疑。如反对服食丹药，认为丹砂"非良善之物"，斥云母"炼服益精明目、轻身延年"之说，为"后世妄诞之士，假神农之言，附会其说，以欺世愚俗，不可依从"，并谓"砒石可化热痰，生漆可补脑髓，一切荒诞之谈误听之，而横夭者多矣"。何首乌一药，或言"生子延寿"，倪氏谓此"似属荒唐"，提出质疑。

5. 重视实地考察 倪氏对药物的专研，还体现在重视实地考察上。他"采其昔所未闻，今所屡验者，一一核载"，记载讲求真确有据。譬如他在茯苓条下，详细记载茯苓的人工种植方法。其言先"就斫伐松树，根则听其自腐"，后"取新苓之有白块者"（即茯苓缆），"截作寸许长，排种根旁"，待"发香如马勃"，则茯苓生矣。"山农以此法排种，四五年即育成"，说明以此法种植茯苓是可靠、有效的。这也是浙江药材种植史中，首次出现人工种植茯苓的详细记载。又如倪氏在柴胡条下，对银柴胡、北柴胡、软柴胡进行详细区分。倪氏谓"其出处生成不同，其形色长短黑白不同，其功用内外两伤主治不同，胡前人混称一物，漫无分理"，足见考察之精细。

当然书中也有许多缺漏之处，如极少论述自己的用药经验，引文有所错漏，验方出处亦有遗漏等。即便如此，但瑕不掩瑜，其精简实用、易于记诵的特点，以及对江南一带医家临床用药验方的记载，使其具有重要的学术价值、实用价值，以及文献价值。

第七节　张介宾与《本草正》

一、作者生平简介

张介宾（1563—1640），字会卿，号景岳，别号通一子，会稽（今浙江绍兴）人，明代杰出的医学家，为温补学派代表人物。张氏祖上以军功起家，食禄千户，世授绍兴卫指挥，家境殷实。景岳生于官宦之家，自幼聪颖，抱负不凡，读书不屑章句，博览诸子百家，涉及天文、堪舆、易理、兵法、音律等，然于岐黄一道尤精。其父张寿峰通晓医理。自髫年始，景岳便遵父训研习医学典籍。十三岁时，随父游京师，拜于京畿名医金梦石门下，专研医术，尽得真传。景岳性好游览，为人豪迈，尚游任侠，"壮岁游燕冀间，从戎幕府，出榆关，履碣石，经凤城，渡鸭绿"，然数年而无所成。五十岁时，因双亲年迈，家境没落，加之功业未成，遂返乡潜心医道，业事岐黄。《景岳全书·全书纪略》云其"医日进，名日彰，时人比之仲景东垣云"。张氏学验俱丰，临证诸病，应手而愈，一代大儒黄宗羲评曰："为人治病，沉思病原，单方重剂，莫不应手霍然。一时谒病者，辐辏其门。沿边大帅，皆遣金币致之。"张介宾博学多才，毕生著作宏丰，有《景岳全书》《类经》《类经附翼》《质疑录》等著作传世。

二、代表著作研讨

（一）成书渊源

是书之成与张介宾从医之由有关：一则因双亲年迈，家境日贫；二则因从戎数年而终无所就，使其功名壮志，消磨殆尽。无可奈何之下，尽弃所学而卸甲回乡，转攻医道，并"博采前人之精义，考验心得之玄微"，如是有年，终成一家之书，即《景岳全书》。《本草正》即《景岳全书》卷48、卷49，由于该部分药学内容学术价值甚高，故多视其为一本独立著作。

（二）版本情况

《景岳全书》有三个版本系统，故该书之卷48、卷49部分（《本草正》）亦有3个版本系统，即鲁本系统、贾本系统、查本系统。

据现有史料考据，《景岳全书》当成书于张氏辞世前不久，成书后或有流传，但未正式刊刻，直至清康熙三十九年（1700），由张氏外孙林日蔚将书稿携至广东，经时任广东布政使鲁超资助后，该书得以首次完整刊刻，故称该始刻本为鲁本。康熙四十九年（1710），两广转运使贾棠按照鲁本重新翻刻，形成贾本。贾棠在该书序中言："初见赏于方伯鲁公，捐赀付梓。板城北去，得起书者，视为肘后之珍，世罕见之。予生平颇好稽古，犹专意于养生家言。是书诚养生之秘籍也。惜其流传不广，出俸翻刻，公诸宇内。"可见，贾本的翻刻对《景岳全书》的流传起到重要作用。康熙五十二年（1713），在查礼南组织下，据贾本进行翻刻，是为查本。该书序言："更得是书而广其术，行之四方，其于天地生物之心，圣人仁民之化，赞襄补益，厥用良多，而礼南诸君乐善之功，亦将与是集共传不朽。"后世版本多为上述三个版本的重刻本。《四库全书》对本书也有收录。今有中国医药科技出版社于2017年7月将《景岳全书》卷48、49整理出版，书名《本草正》。

（三）主要内容

《本草正》共2卷，收山草、隰草、芳草、蔓草、毒草、水石草、竹木、谷、果、菜、金石、虫兽、虫鱼、人14部，选药300种，皆为临床常用之品。各药名均编有顺序号，并详述性味、功效、主治、配伍、禁忌、炮制、用法等内容，旨在临证运用。张介宾论药重视探究药性与辨证用药，《本草正》中的内容凝聚了张氏论药之精华，具有极高的学术价值和临床指导意义。同时，该书为充实药学内容，研究药性理论提供了宝贵资料。

（四）学术特色

1. 重视阴阳气味　张氏重视药性理论的探析。他在《景岳全书·传忠录》中言"使不知气味之用，必其药性未精，不能取效"，认为医者临床治病取效之关键，在于精研药性，若能对药之本性了如指掌，则其运用之道，存乎一心。为探药性本源，张氏于《内经》中上下求索，《传忠录》云"用药之道无他，惟在精其气味，识其阴阳"，他将阴阳作为药性总纲，并结合其他药物性能，剖析药性。就药之气味而言，张氏认为气为阳，味为阴；就升降浮沉言之，升散者为阳，敛降者为阴；结合气味论之，辛热者为阳，苦寒者为阴；若以气血分之，则行气分者为阳，行血分者为阴。他还注意到药性阴阳之中复有阴阳，即"阳中有阴"和"阴中有阳"。他在《类经》中言："然于阴阳之中复有阴阳……此虽以四时针石言，而凡药石之类，无不皆然。"《本草正》详尽地诠释了药物的阴阳分类，如阴药中，苦参、知母为阴药，黄芩、黄连为阴中微阳，天麻、当归为阴中有阳，牡丹皮、夏枯草则阴中阳药；阳药中，苍术、细辛为阳药，人参、黄芪为阳中微阴，柴胡、厚朴为阳中之阴，白术、桔梗、香附为阳中有阴，麦冬、半夏则阳中阴药，附子、肉桂为阳中之阳药。

此外，张介宾将阴阳与五味理论结合，如将苦味药分为"苦之阴"与"苦之阳"，并按功用归为"苦发、苦燥、苦温、苦坚、苦泄、苦下"六类。苦发者，麻黄、白芷、柴胡、升麻之类；苦燥者，木香、白术、苍术之类；苦温者，附子、干姜、肉桂、人参之类；苦坚者，诃子、五味子、续断之类；苦泄者，黄芩、黄连、山栀、龙胆草之类；苦下者，大黄、芒硝之类。可见张氏扩充了苦能泻、能燥、能坚的五味性效理论，丰富了药性理论内容。

2. 注重药物炮制 张介宾十分重视药物炮制，《本草正》中载有炮制内容的药物共计97种，其中山草部13种，隰草部11种，芳草部9种，蔓草部5种，毒草部6种，水石草部3种，竹木部10种，谷部3种，菜部2种，金石部11种，禽兽部3种，虫鱼部14种，人部3种，涉及炮制方法、火候、原理等方面。张氏阐述的炮制理论大致可归纳为三类，有解毒理论、炒炭存性理论以及辅料作用理论。解毒理论，以"火制"为先，张氏云"天下之制毒者，无妙于火，火之所以能制毒者，以能革物之性"，如苍耳子"去风明目，养血，暖腰膝，及瘰疬疮疥，亦治鼻渊。宜炒熟为末，白汤点眼一二钱，灸之乃效"；炒炭存性理论，如海螵蛸"烧灰存性酒服，治妇人阴户嫁痛"；辅料作用理论，有液体辅料酒、醋、糯米泔、熟蜜、姜汁、人乳等，也有固体辅料陈壁土、羊脂、砂仁等。如牛膝"酒渍，咀。走十二经络，助一身元气"，熟地"有用姜汁拌炒者，则必有中寒兼呕而后可"，香附"醋炒，则理气痛"，白术"炒以壁土，欲助其固"等。为充分发挥药物功效，张氏还通过采用不同的炮制方法来改变药物性能，促进产生新的功效，以适应不同病症，如黄连"火在上，炒以酒；火在下，炒以童便；火而呕者，炒以姜汁；火而伏者炒以盐汤。同吴茱萸炒，可以止火痛；同陈壁土炒，可止热泻"。

另外，书中还收载了相关药物的炮制工艺和标准。炮制工艺上，有炮制时间要求的，如糯米泔浸两宿，入滚汤中煮三五沸，单用米泔浸三宿，蜜酒拌蒸三次等；有炮制所用火力要求的，如微火、文火、炭火、自然火等；也有辅料用量的，如羊脂四两、硫黄二两、水银半斤、盐少许、牛羊热血一二升等内容。而炮制质量方面，载有何首乌用黑豆层铺"九蒸九晒"；杜仲炒法"用姜汁或盐水润透，炒去丝"；附子复制法"用甘草不拘，大约酌附子之多寡而用。甘草煎极浓甜汤，先浸数日，剥去皮脐，切为四块，又添浓甘草汤再浸二三日，捻之软透，乃咀为片，入锅，文火炒至将干，庶得生熟匀等，口嚼尚有辣味，是其度也"。

这些"因病殊治""因症炮制"的相关记载，将药物炮制与临床应用紧密相连，将炮制作用发挥得淋漓尽致，其中炮制工艺规范化及中药质量标准化的内容，时至今日仍有非常高的指导意义。

3. 首提药中"四维"　自金元刘完素寒凉学说与朱震亨滋阴学说盛行以来，明代时医多遵从之，用药偏于苦寒，攻伐阳气，损伤脾胃，甚则贻误病情。张介宾据其多年游历考察及临床实践经历，提倡"阳非有余，真阴不足"之论以救时弊。他在《大宝论》中言"凡万物之生由乎阳，非阳能死物也，阳来则生，阳去则死矣"，认为阴以阳为主，强调阳气的重要性，故在处方用药上，也与其理论相适应。张氏在《本草正》附子条下，提出药中"四维"之说"夫人参、熟地、附子、大黄，实乃药之四维，病而至于可畏，势非庸庸所济者，非此四物不可……人参、熟地者，治世之良相也；附子、大黄者，乱世之良将也"，并进一步指明治用法则，谓"兵不可久用，故良将用于暂；乱不可忘治，故良相不可缺"。且观《本草正》各部药物排列次序，人参、熟地、附子各列于山草部、湿草部、毒草部首位，大黄亦在毒草部前列，足见张氏对"四维"药物的重视。内容方面，张氏对各药的认识绝大部分是客观准确的，且条理清晰、要言不烦、表述得法，故向来为后世医家所重视、推崇。

4. 辨析用药宜忌 张氏对药物的运用得心应手，主要着力于辨析用药宜忌。尤其是对地黄的药用辨析，无人能出其右。他认为三种地黄炮制品中，鲜地黄性最凉，生地黄稍凉，熟地黄则性平；并阐述生地黄与熟地黄之效用宜忌，谓生地黄"能生血补血，凉心火，退血热，去烦躁骨蒸，热痢下血，止呕血衄血、脾中湿热，或妇人血热而经枯，或上下三消而热渴。总之，其性颇凉，若脾胃有寒者，用宜斟酌"，而熟地黄则"大补血衰，滋培肾水，填骨髓，益真阴，专补肾中元气，兼疗藏血之经……故能补五脏之阴，而又于多血之脏为最要"。

景岳从其诊疗的实际情况出发，对熟地黄治疗阴虚之证予以深入剖析。凡属阴虚证而神散、而火升、而躁动、而刚急、而水邪泛滥、而真气散失、而精血俱损、而脂膏残薄者，俱可用之。另如有真阴亏损，症见发热、头疼、焦渴、喉痹、嗽痰、喘气者；有脾胃寒逆，症见呕吐者；有虚火上动，症见吐血、鼻衄者；有阴虚，症见泄泻、下利者；有阳浮，症见狂躁者；有阴脱，症见仆地者等，均可用熟地黄治疗。

此外在配伍运用上，张氏基于阴阳互根互长理论，在补益气血时常将熟地黄与甘温益气之品人参一起合用，"补血以熟地为主……而人参、熟地，则气血之必不可无。故凡诸经之阳气虚者，非人参不可；诸经之阴血虚者，非熟地不可。人参有健运之功，熟地禀静顺之德，此熟地之与人参，一阴一阳，相为表里，一形一气，互主生成，性味中正，无逾于此，诚有不可假借而更代者矣"。书中论述熟地黄近千字，可见张介宾善用熟地黄，对其偏爱之深，故人送"张熟地"之称。对畏熟地黄滞腻者，释其疑虑；对滥用姜、酒、砂仁制熟地黄者，力数其非，反映了张介宾丰富的临证经验和深厚的理论根基。

第八节　贾所学与《药品化义》

一、作者生平简介

《药品化义》为明代医家贾所学原撰，李延罡补订。贾所学，号九如，鸳州（今浙江嘉兴）人，具体生卒年及事迹不详。据清康熙二十四年（1685）编修的《嘉兴县志·人物志·艺术》卷7载："贾所学，号九如，研究方书，深明理趣，有《脉法指归》《药品化义》等刻。远近称之。"可知，贾所学在当时乡县之中已有一定声望。张瑞贤根据《药品化义》中多次提及的明末医家方古庵、盛后湖二人生平，推测贾所学可能为明末人，并据《嘉兴县志》的编修时间为清康熙二十四年（1685），认为贾氏卒年应早于1685年。《嘉兴县志·艺文志》载录，贾所学有药学著作《药品化义》，以及《脉法指归》《医源接引》《脏腑性鉴》等医学著作传于后世。

李延罡（1628—1697），原名彦贞，字我生、期叔，又字辰山，号漫庵，又号寒邨，祖籍南汇（今上海市）。李延罡为明代著名医家李中梓之侄，精于医理，得其所传。因参与反清复明斗争，事败后避居浙江嘉兴，于平湖佑圣宫为道士，悬壶自给。撰有《脉诀汇辨》等书。又补订贾九如《药品化义》，后世将《药品化义》易名为《辨药指南》。

二、代表著述研讨

（一）版本情况

《药品化义》一书"精技如神"，然"世人不见贵重""罕有知者"，至李延罡为之补订、传播，使该书内容得以保存。贾所学所撰原本已佚，今流行本为李延罡补订本（13卷）。据李延罡自序，其于清顺治元年（1644）在贾所学里籍"禾中"（今浙江嘉兴）得到《药品化义》，叹"其为区别发明，诚一世指南"，遂搜罗筐中。戊午年（1678）李延罡又在浙西见到该书，于是为之补正，并令其子汉徵校定，于清康熙十九年（1680）刊行。清道光二十八年（1848），朱腾任江西督粮道期间于南昌复校勘印行。清光绪三十年（1904）朱家宝在道光本基础上重新刊定。此后还有多种刊本，其中民国十四年（1925）上海中华新教育社刊行时，改名《辨药指南》。

（二）主要内容

《药品化义》共13卷，或有将李延罡所补四篇药论另作1卷，合为14卷。原书论药162种（包括附药），实际载药152种，附药15种。正文前的卷首部分为李延罡增补的四篇药论，即"本草论""君臣佐使论""药有真伪论"以及"药论"。此四篇是李氏对历代本草医家的药学理论进行的梳理、阐述、发挥，其中部分内容与陈嘉谟之说相近。正文卷1为"药母订例"，是贾氏取法于"书有字母，诗有等韵，乐有音律"，提出"药母"之说，对药母理论进行阐述，并将"药母"分为体、色、气、味、形、性、能、力八法，使中药药理从表象贯串于义理进而形成一个完整体系，这在药物学理论上有了创新。卷2至卷13将药分为13类，依次为气药、血药、肝药、心药、脾药、肺药、肾药、痰药、火药、燥药、风药、湿药和寒药，除气药和血药共为卷2外，其余每类药各为1卷。贾氏根据辨药八法对每种药分别予以发挥、说明，是其理论、方法的具体运用。

（三）学术特色

1. 首提"药母"理论 贾所学认为："书有字母，诗有等韵，乐有音律，圣人之虑其终，必先严其始，至于药理渊微，司命攸系，若无根据，何以详悉其义？"故贾氏考诸历代本草，探寻一个能统领、贯穿众多纷杂药理的新理论，使之订为规范。他寻找到的"药母"认为是"辨药指南，药品化生之义"的源泉。贾氏依据药母理论，将药物的辨识具体分为八个项目：体、色、气、味、形、性、能、力，谓"辨药八法"，在每一法下又细分七类，如"体"项细分燥、润、轻、重、滑、腻、干，"味"项细分酸、苦、甘、平、咸、淡、涩等。贾氏每论药物，皆从此八个层面依次展开，将法象思维贯穿其中，并与其他药性理论互为补充，特色鲜明，逻辑清晰。八法之中，前四法"乃天地产物生成之法象，必先辨明，以备参订"，当"验其体，观其色，臭其气，嚼其味"；后四法，需"藉医人格物推测之义理而后区别，以印生成""推其形，察其性，原其能，定其力，则凡厚薄清浊缓急躁静平和酷锐之性及走经主治之义，无余蕴矣"。可以说，贾所学是在金元医家张元素、李东垣等药理学说的基础上发展起来的，但较之更为完善、深化、具体，层次分明，绝少虚玄，易于理解和掌握。

2. 特标功效专项　中药的分项解说始于南宋《纂类本草》，分名、体、性、用四项进行阐述。明代《本草品汇精要》《本草纲目》等书也采用分项解说形式，其中《本草品汇精要》有"主"（专某病也）和"治"（陈疗疾之能也）二项，而《本草纲目》有"主治"项，两者均视功效和主治应用等同载述，非真正意义上的功效专项。真正功效专项的出现，其标志性著作当是《药品化义》。在"辨药八法"中的"力"项，贾氏总结为"宣、通、补、泻、渗、敛、散"七个子类。从具体药物来看，"力"项实指该药之主要功效。如桃仁"力"行血润肠，地榆"力"凉血，麦门冬"力"润肺，白术"力"健脾，石斛"力"养肺，半夏"力"燥湿痰，等等。贾氏自己也明确视"力"为功效，如论生地"[力]清肝凉血"，并云"肝木旺则克土，此又使肝平而脾去其仇，更有助脾之功效"。

　　贾氏将"力"作为功效专项独立出来，标志着中药功效专项的确立，从而一改自《本经》以来，各家本草将"功效"与"主治"浑言杂书的状况，明确地将功效与性味、归经、升降、浮沉及药物应用等项区分开来，并以充分的例释，启迪后世对功效与应用关系的认识，即于应用中提炼功效并指导应用，应用是药物功效的表现形式。自贾氏之后，汪昂、吴仪洛、黄宫绣等人亦将药物主要功效独立出来，成为专项，并逐渐形成以功效为主体和核心内容的临床中药学，这与传统的古代本草有所区别。因此，该书在推溯中药功效理论的发展源流中有着重要意义。

3. 阐释多有创见 贾氏对药物性味、功用、用量、分类、异同等阐述多有创见。如言苏木性味"嚼则无味，煎热尝之，味甘带咸，待冷复尝，但苦而已，药味之难辨如此"。论荷叶功用"以佐胆气，如嗽久者，肺金火炽，克伐肝胆，用小荷钱入煎剂治之，真良法也。虽取其气香，香益脾气，开胃和中，易老制枳术，用荷叶煮饭为丸，滋养脾胃，然其义深远，不专补脾，盖饮食入胃，藉少阳胆气升发，脾能运化，若脾胃虚，因胆气弱，不得升上，虽用此治脾，实资少阳生发之气"。又如红花用量不同，功效迥异，"若多用三四钱，则过于辛温，使血走散，同苏木逐瘀血，合肉桂通经闭，佐归、芎治遍身或胸腹血气刺痛，此其行导而活血也；若少用七八分，取其味辛，以疏肝气，色赤以助血海，大补血虚，此其调畅而和血也；若止用二三分，取其色赤入心，以配心血，又借辛味，解散心经邪火，令血调和，此其滋养而生血也。分量多寡之义，岂浅鲜哉"。又如分参之各类，"参者，参也，使之参赞本脏，古人取五色参，各从本脏色，分配五脏，以紫参益肝，丹参养心，人参健脾，沙参补肺，玄参滋肾，各为主治，今为五脏药之冠"。别苓之异同"其赤茯苓，淡赤微黄，但不堪入肺，若助脾行痰，与白者功同，因松种不一，故分赤白，原无白补赤泻之分"。

4. 论述简要而详 贾氏对药母理论的运用深入具体的药物中，同时增加气味厚薄和归经项，分析丝丝入扣，既避免了干涩枯燥的说理，又纠正了论治零散无纲的弊病，真正做到了"得而要，简而详"。以玄胡索论述为例，"[属]阴中有阳，[体]实而小，[色]黄，[气]和，[味]苦重略辛，[能]降，[力]破血滞，性气薄而味厚，入脾、胃、肺、肝经。玄胡味苦能降，辛利窍，色黄入脾，盖脾主统血，管理一身上下血中气滞、气中血滞，用醋炒治胸膈胃气痛，小腹肝气疼，酒拌治经水不调，崩中淋沥，产后恶露，生用凡凝滞者悉可疗治。但行血之品，胎前忌用"。

同时贾氏在每类药后都予以简单小结，突出各药特点，进行比较分析，便于读者掌握。如"赤芍、地榆主治血热，为凉血清肝之品；灵脂、玄胡主治血痛，为活血化滞之品；红花、桃仁主治血滞，为行血破瘀之品；三棱、莪术主治血积，为消血破气之品；槐花为大肠凉血之品；蒲黄为脾经止血之品；柏叶为清上敛血之品；苏木为行下破血之品。以上血药，用苦酸者凉血敛血，用辛苦者，行血破血，取其清热导滞，为破瘀活血、和血止血之用，非养血药也，肝药、肾药门，有补血之剂"。

第九节　张志聪、高世栻与《本草崇原》

一、作者生平简介

《本草崇原》为张志聪晚年之作，未成而卒，后由弟子高世栻续成。张志聪，字隐庵，自署西陵隐庵道人，钱塘（今浙江杭州）人，生于明万历三十八年（1610），其卒年未明确。据《伤寒论集注·高世栻序》言"隐庵先生……至于耄期，未尝倦学"，及此序作于清康熙癸亥年（1683），推知当卒于康熙十八年（1679）至康熙二十三年（1684）之间。张氏为明末清初名医，其祖辈九代业医，自诩为仲景第四十三世裔孙。其幼而习儒，后因父离世，家道渐衰，遂弃儒攻医，拜钱塘伤寒名家张遂辰为师。后受当时名医卢之颐思想影响，在侣山堂与其同学、门弟数十人论医讲学，共同探讨医理、药理，显盛一时。《清史稿》谓："明末杭州卢之颐、繇（按：此误，卢之颐，字子繇，其父卢复，字不远）著书，讲明医学，志聪继之，构侣山堂，招同志讲论其中，参考经论，辨其是非。"侣山堂后来作为张氏行医讲学的主要场所，影响甚大，"自顺治中至康熙之初，四十年间，谈轩岐之学者，咸归之"。张志聪一生精于医学，勤于著述，晚年未尝倦怠，对医学经典的研究致意殊深，著有《本草崇原》《伤寒论宗印》《金匮要略集注》《黄帝内经素问集注》《侣山堂类辩》《伤寒论纲目》《伤寒论集注》《医学要诀》《针灸秘传》等书。《本草崇原》是其唯一的一部药学专著，也是历史上第一部注释《本经》的药学专著。

高世栻，字士宗，钱塘（今浙江杭州）人，生于明崇祯九年（1636），卒年不详。高氏少时家贫，童年丧父，后因科举未中，遂投倪冲之门下研习岐黄之术。二十三岁时学有所成，行医济世，时人颇为称许。后高氏患痢疾重症，屡治无效，寻方投药，未能却病，最后竟不药自愈。有感于此，故其发愤再学，穷究医理。时闻张志聪于侣山堂行医论经，遂慕名从学，日夜参究医著，研习经典，始窥门径，如是十载，医术大进。高氏一生投入医药事业，追随张志聪研习、撰著医学经论，全力协助张氏完成《本草崇原》等著作的编撰、整理工作，并以其年逾花甲之躯继续主持侣山堂的医学教育事业，传道至终。

二、代表著述研讨

（一）成书渊源

张氏认为神农依五运六气之理而著《本经》，然其"词古义深，难于窥测，后人纂集药性，不明《本经》，但言某药治某病，某病须某药，不探其原，只言其治，是药用也，非药性也"，只有"知其性而用之"，则"用之有本，神变无方"。为此，张氏决定"诠释《本经》，阐明药性，端本五运六气之理，解释详备"，创立探五运六气之原、明阴阳消长之理的药气理论，对药性的阐述颇为详备，尤为重视格物用药的用药原则，因此撰就此书，以益后学。惜未成而殁，后由弟子高氏续成。

（二）版本情况

《本草崇原》主要有三大刊本，最早由清代王琦收入《医林指月》

丛书中，初刊于清乾隆三十二年（1767），后有清光绪二十二年（1896）上海铅字排印《医林指月》本以及清光绪二十四年（1898）香南书屋刊本。大致情况如下：①清乾隆三十二年丁亥（1767）宝笏楼刻本《医林指月》丛书，该本共2册，三卷。现天津图书馆藏。②清光绪二十二年（1896）铅印本，共3卷。天津中医药大学藏。③清光绪二十四年戊戌（1898）香南书屋刻本，共五卷。今山西医科大学图书馆、南京市图书馆藏。

（三）主要内容

《本草崇原》按《本经》分类法，将药物分为上、中、下三品，各1卷，共3卷，载药289种，其中《本经》药233种，附品56种。每种药大致先简录《本经》内容，如药名、性味、主治、应用等；次为注文，其中小字主要对药物的别名、产地、形态、品质、真伪等进行考证、发挥，大字主要阐发药物的性味、功能主治。书中大字注文中的"愚按"，当出自张氏之手，而小字注文中的"按"则似为高氏之笔。该书着重阐发药性本原，从药物性味形色、生成禀受，以及阴阳五行属性着手，结合主治病症产生之机制，阐明《本经》所载药物主治功效。

（四）学术特色

1.本诸运气，阐明药性 "五运六气"学说，是古人总结出的研究天时气候变化规律及其对人体生命影响的理论，又称运气学说。五运者，地之五行也，即木、火、土、金、水；六气者，三阴三阳也，即厥阴、少阴、太阴、少阳、阳明、太阳，此六者又分别通于风木、君火、湿土、相火、燥金、寒水，而为其所化。张氏认为天地万物不外五运，事物变化赖以六气，故将运气学说用于药物阐释，可谓溯本求原，而能明阴阳消长之理。

如论麦冬，其谓："麦门冬，气味甘平，质性滋润，凌冬青翠，盖禀少阴冬水之精，上与阳明胃土相合。主治心腹结气者，麦冬一本横生，能通胃气于四旁，则上心下腹之结气皆散除矣。伤中者，经脉不和，中气内虚也；伤饱者，饮食不节，胃气壅滞也。麦门禀少阴癸水之气，上合阳明戊土，故治伤中、伤饱。胃之大络，内通于脉，胃络脉绝者，胃络不通于脉也。麦冬颗分心贯，横生土中，连而不断，故治胃络脉绝。胃虚则羸瘦，肾虚则短气，麦冬助胃补肾，故治羸瘦、短气。久服则形体强健，故身轻，精神充足，故不老不饥。"张氏从麦冬之性味、生长特性、块根性状，阐述其禀少阴之气、合阳明戊土，可助胃补肾，故能治羸瘦、短气、伤中、伤饱诸症。久服则肾充胃强，形体强健，故觉身体轻，精神足，形神健满，不老不饥。

2. 精心考证，敢纠谬误　张氏虽崇《本经》，以五运六气为原，却又精于考证和发挥，敢批前人之错，能纠世人之误。如张氏论牛黄言："李东垣曰：中风入脏，始用牛黄，更配脑麝，从骨髓透肌肤，以引风出。若风中于腑及中经脉者，早用牛黄，反引风邪入骨髓，如油入面，不能出矣。愚谓：风邪入脏，皆为死证，虽有牛黄，用之何益？且牛黄主治皆心家风热狂烦之证，何曾入骨髓而治骨病乎？脑麝从骨髓透肌肤，以引风出，是辛窜透发之药。风入于脏，脏气先虚，反配脑麝，宁不使脏气益虚而真气外泄乎？如风中腑及中经脉，正可合脑而引风外出，又何致如油入面而难出耶？东垣好为臆说，后人不能参阅圣经，从而信之，致临病用药，畏首畏尾，六腑经脉之病留而不去，次入于脏，便成不救，斯时用牛黄、脑麝，未见其能生也。李氏之说恐贻千百世之祸患，故不得不明辩极言，以救其失。"此段言论为张氏根据药物理论，并结合自身的用药经验和临证心得，对东垣"中风入脏，始用牛黄"之说进行批驳，指出医家论药不足，当实事求是，参阅圣经，以免"贻千百世之祸患"；亦告诫从学者，临证之时有是证而用是药，不可受人牵制。其治学之认真，可见一斑。

3. 崇本求原，格物用药　张氏《本草崇原·自序》言"后人纂集药性，不明《本经》，但言某药治某病，某病须某药，不探其源，只言其治。是药用也，非药性也。知其性而用之，则用之有本，神变无方。袭其性而用之，则用之无本，窒碍难通"，故张氏决定以通俗简练之语诠释《本经》，阐明药性，欲使后人能通晓古人经旨，以供当世及后人有所参照。故其以《本经》为要旨，倡导崇本求原、格物用药思想，如其论蛇床子曰："蛇，阴类也。蛇床子性温热，蛇虺喜卧于中，嗜食其子，犹山鹿之嗜水龟，潜龙之嗜飞燕，盖取彼之所有，以资己之所无，故阴痿虚寒，所宜用也。"又如论陈皮时说："橘实形圆色黄，臭香肉甘，脾之果也。其皮气味苦辛，性主温散，筋膜似络脉，皮形若肌肉，宗眼如毛孔，乃从脾脉之大络而外出于肌肉毛孔之药也。"

此二论张氏虽未言及五运六气，然运用了阴阳消长、取象比类之法，且具格物用药之特色。这一取象比类、格物用药思想成为后世医家临证用药思维的主要来源，继学者如陈修园、徐大椿等医药名家，受其启发，亦以《本经》为据，撰成《神农本草经读》《神农本草经百种录》，因此《本草崇原》一书堪称后人研习《本经》的指路明灯。

4. 深辨药物，甄别应用　药材真假和质量优劣，直接关乎临床疗效和患者生命安全，张氏就此对《本经》中未加区分，但性状相近、后世用之有别的药材做了较为详细的论述，以供后人甄别使用。书中白术小字注为："《本经》单言曰术，确是白术一种，苍术固不可以混也。试取二术之苗、叶、根、茎，性味察之，种种各异。白术近根之叶，每叶三歧，略似半夏，其上叶绝似棠梨叶，色淡绿不光；苍术近根之叶，作三五叉，其上叶则狭而长，色青光润。白术茎绿，苍术茎紫。白术根如人指，亦有大如拳者，皮褐色，肉白色，老则微红。苍术根如老姜状，皮色苍褐，肉色黄，老则有朱砂点。白术味始甘，次微辛，后乃有苦；苍术始甘，次苦，辛味特胜。白术性和而不烈，苍术性燥而烈，并非一种可知。后人以其同有术名，同主脾胃，其治风寒湿痹之功亦相近，遂谓《本经》兼二术言之，盖未尝深辨耳。观《本经》所云'止汗'二字，唯白术有此功，用苍术反是，乌得相混耶。"张氏分别从苗、叶、根、茎阐述白术和苍术的不同点，描述形象生动，细致详尽。启示医者须用心鉴别药物之间的异同点，于细微处留意观察，临证方能运筹帷幄。

5. 博采诸家，中肯恰当　张氏论及各药性味、功效主治时并不独持己见，而是结合各家临床实际经验加以分析，并最终予以中肯结论。

如论款冬花时提到："款冬气味辛温，从阴出阳，主治肺气虚寒之咳喘，若肺火燔灼，肺气焦满者，不可用。《济生方》中，用百合、款冬二味为丸，名百花丸。治痰嗽带血，服之有愈有不愈者。寒嗽相宜，火嗽不宜也。卢子繇曰：款冬《本经》主治咳逆上气，善喘喉痹，因形寒饮冷，秋伤于湿者，宜之。如火热刑金，或肺气焦满，恐益销烁矣。"张氏据严用和《济生方》中百花丸的临证用药经验，并引用卢子繇之阐述，以考证款冬花之性味确为辛温，适用于治疗虚寒咳喘者，而肺热灼肺、肺气焦满之咳喘者当慎重选用。

《本草崇原》作为历史上第一部注释《神农本草经》的药学专著，张氏以五运六气之理阐释药性，创造了药气理论，并重视格物用药的用药原则，这是张氏药学理论的最大特点，也是该书的最大成就。然其过于尊崇《本经》原文，致使一些论述牵强附会，甚至不可避免地带有一些迷信思想，此为不足之处。如论水银"乃天地所生之精汁，故久服神仙不死"之语，以当时张氏之学，理当明了水银服之则死之理，而有此之言，恐过分追求《本经》文字导致的牵强之语。若非其后又有高氏正言，遗祸岂非无穷矣？此外，书中尚有数处明显牵强且与临床用药不合者，读者不可不察。

第十节　陈士铎与《本草新编》

一、作者生平简介

陈士铎，字敬之，号远公，别号朱华子，又号莲公，自号大雅堂主人，山阴（今浙江绍兴）人。其生卒年月已不可详考，正史无记载。据清嘉庆八年（1803）《山阴县志》《辨证录·凡例》《本草新编·自序》及《洞天奥旨·序》记载，推测陈士铎的生卒年代为明天启七年至清康熙四十六年（1627—1707）。陈士铎祖父好方术，并留有医书，陈氏诸书有部分收录。如《辨证录》载"祖父素好方术,遗有家传秘本,凡有关各症者,尽行采入,以成异书",《洞天奥旨》称"又虑证多方略,附祖父家传"。

陈氏幼习儒术,初为乡间诸生,后因屡试不中,遂弃举子业,乃精究医学,以医立世。因其性喜游历,凡遇名山胜地,往往探奇不倦,故多逢"异人",常有所得。六十岁左右,与当时的"仙医"傅青主相识,受其指点,医术愈精。《山阴县志》载:"陈士铎,邑诸生,治病多奇中,医药不受人谢,年八十卒。"陈氏一生著述颇丰,著有《本草新编》《内经素问尚论》《灵枢新编》《外经微言》《伤寒四条辨》《辨证录》《辨证玉函》《脏腑精鉴》《脉诀阐微》《六气新编》《石室秘录》《琼笈秘录》《历代医史》《黄庭经注》《婴孺证治》《外科洞天》《伤风指迷》《梅花易数》等书。惜其所著,多所沦没。今存世者,有《本草新编》《脉诀阐微》《外经微言》《石室秘录》《辨证录》《洞天奥旨》《辨证玉函》等书。其中《本草新编》是陈氏唯一的一部本草著作,主要讲述临床常用药物之功用及组方原则。

二、代表著述研讨

(一)成书渊源

陈士铎博采《神农本草经》《名医别录》《本草纲目》《本草经疏》等本草书籍,以及《黄帝内经》《伤寒论》《金匮要略》《难经》等医家经典著作,在晚年时撰写完成《本草新编》一书。他在凡例中言:"是书得于岐天师者十之五,得于长沙守仲景张夫子者十之二,得于扁鹊秦夫子者十之三。若铎鄙见十中无一焉。"又云:"铎素学刀圭,颇欲阐扬医典,迩年来,未遑尚论。甲子秋,遇纯阳吕夫子于独秀山,即商订此书,辄蒙许可,后闻异人之教,助铎不逮者,皆吕夫子赐也……铎晚年逢异人于燕市,传书甚多,著述颇富,皆发明《灵》《素》秘奥,绝不拾世间浅渖。"以此看来,陈氏所撰此书当有所传承。然据现有资料来看，是书当为陈氏本人所撰。

（二）版本情况

据金以谋序言称，《本草新编》初刻于清康熙三十年（1691）。此初刻本，今存于中国人民解放军军事医学科学院图书馆，现仅存3卷，其中第1、2卷为刻本，第5卷为抄本。初刻本卷前附载的吕道人、长沙守张机、岐伯天师的三篇序文，为他本（非完整本）所无，另有金以谋的序及蒲州李岩的评语。

在该书初刻之后，国内翻刻较少，仅日本宽政元年己酉（1789）东园松田义厚重刻本。此本以康熙刻本为底本，后经松田义厚考订并于日本宽政元年刊行。目前该刻本仅存1卷，其余4卷亦据康熙本抄配补足。

据《中医图书联合目录》记录，《本草新编》的一稿本《尚论本草新编》，存于上海图书馆。经王景考察此本仅存卷2，共2册，篇目残缺过多；另外，还有一清抄本存于中国科学院图书馆，即《四库未收书辑刊》拾辑·捌册里的手抄本，经柳长华等人考察此清抄本原为8册，不分卷次，然各卷内容亦均不全，只有原本第1、3、5卷之部分内容。王景认为此版本应是陈士铎稿本或是稿本的抄录本，也有可能是金以谋之编辑本，价值较高。

（三）主要内容

《本草新编》又名《本草秘录》，全书按五音分为宫集、商集、角集、徵集、羽集5卷，卷前附载六篇文章是对该书的写作缘由、收药原则、七方十剂等内涵予以说明。其书以药名为纲，以实用为原则，收录270余味药物，对每一药物，先述功效，继发尚论，所论内容包括药物的性味、毒性、归经、功效、主治、配伍、禁忌、方剂等，均能略人所详，详人所略，见地独到，颇有发挥，非一般本草书可比。特别是陈氏对药物功效、配伍及在相关方剂中的选用研究，尤切临床，对临床医生深入理解中医药知识，熟练运用方药，提高诊治疗效等方面，具有很高的实用价值和指导意义。

（四）学术特色

1. 卷前附录，体例详明 《本草新编》全书共 5 卷，正卷之前设有附录，这是古书的一种特殊体例。此书卷前附录六篇，即"凡例十八则""劝医六则""七方论""十剂论""辟陶隐居十剂内增入寒热二剂论""辟缪仲淳十剂内增入升降二剂论"。

"凡例十八则"首条直述本书的编写目的："《本草》自神农以来，数经兵燹，又遭秦火，所传书多散佚，鲁鱼亥豕，不能无误，一字舛错，动即杀人。铎躬逢岐伯天师于燕市，得闻轩辕之道，而《本草》一书，尤殷质询，凡有所误，尽行改正。"随后说明本书的选药原则："此书删繁就简，凡无关医道者，概不入选。即或气味峻烈，损多益少，与寻常细小之品，无大效验者，亦皆摒弃。"并就编写体例予以简要叙述。

"劝医六则"中陈士铎提出"劝世人幸先医治""劝世人毋求速效""劝世人毋惜酬功""劝行医幸毋索报""劝学医幸务穷理""劝学医幸尚虚怀"的主张，对患者、医者都予以谆谆告诫。

"七方论"和"十剂论"都是围绕方剂理论进行的详细阐述，并以七方、十剂作为指导临证组方的理论基础，通过或设问、或诘问的方式，对七方、十剂"畅为阐扬……使医理昭明，少为用药之助"。

"辟陶隐居十剂内增入寒热二剂论"与"辟缪仲淳十剂内增入升降二剂论"，是陈氏对陶弘景、缪希雍二人在十剂之中另添寒热、升降之剂的驳斥，他认为十剂之法，已确然而不可移，且十剂之中自有寒热、升降，不必另增多事，进一步巩固了"十剂"理论。

2. 选药实用，繁简得宜 陈士铎指出"行医不读《本草》，则阴阳未识，攻补茫然，一遇异症，何从用药？况坊刻诸书，苦无善本，非多则略，多则有望洋之叹，略则兴失载之嗟。铎斟酌于二者之间，既不敢多，复不敢略，使读者易于观览。精锐三千，胜懦卒十万也"，故取《神农本草经》《名医别录》之 272 味药，予以阐发。虽药味无多，但义理尤详，旨在实用，为临床服务，做到"删繁就简，凡无关医道者，概不入选。即或气味峻烈，损多益少，与寻常细小之品，无大效验者，亦皆摒弃"。此外陈氏认为"气运日迁，人多柔弱，古方不可治今病者，非言补剂也，乃言攻剂耳"，故其所录诸药，补多于攻，旨意详明。

至于药物之出产、收采、修制等项，因"前人考核精详"，陈氏不再赘述，"惟七方、十剂之义，尚多缺略，所以畅为阐扬。更作或问、或疑附之于后，使医理昭明，少为用药之助。"对于药物功效、主治方面，陈氏以"略人所详，详人所略"为原则予以阐发，多有创新。

3. 结合临证，阐发医理　陈氏以药为纲，结合临证，通过对中医理论的发挥来阐释药物之性味功效，其中医理论的运用主要体现在脏腑五行生克学说上。关于脏腑五行之说的运用，如论葛根既解肺燥，又退胃热之理："葛根，体轻则入肺，下降则入胃，又何疑焉？惟是解胃中之热，即所以解肺中之燥，不可不知其义也。伤寒肺燥者，邪入于胃也。胃热则火炽，火炽则金燥，胃本生肺，过燥，则生肺者转克肺矣。（眉批：胃温则生肺，胃热则克肺，实如所说。）葛根解胃中之热，热解而火息，火息而土之气生，土之气生而金之气亦生，金之气生而肺之燥自解。用一葛根，肺与胃已两治之矣，不必解胃中之热，又去解肺中之燥也。"又如在白术中论述："夫土非火不生，火非土不旺，脾胃之土必得肾中之火相生，而土乃坚刚，以消水谷。今因肾水既枯，而肾火又复将绝，土既无根培之，又何益乎。徒用白术以健脾开胃，而肾中先天之火已耗尽无余，如炉中烬绝，益之薪炭，而热灰终难起焰。此生之不生，乃脾不可生，非白术能生而不生也。"

4. 辨证选药，重视温补　陈氏继承了张介宾的温补学说，并在本草中广为发扬，他于巴戟天条提出"人生于火，而不生于寒"的主张，对肾命真火真水的养护尤为重视，尝谓："巴戟天温补命门，又大补肾水，实资生之妙药。"对巴戟天的功效颇为赞扬。他对朱丹溪用知柏地黄丸治疗阴虚火动证进行批评，在知母条云："或问知母、黄柏用之于六味丸中，朱丹溪之意以治阴虚火动也，是岂无见者乎？嗟乎！阴虚火动，六味汤治之足矣，何必又用知母、黄柏以泻火乎？夫火之有余，因水之不足也，补其水，则火自息矣。丹溪徒知阴虚火动之义，而加入二味，

本草学派

· 114 ·

使后人胶执而专用之，或致丧亡，非所以救天下也。"

当然陈氏也非一概反对施用寒凉，而是讲究"用之所适，施之所宜"。寒热攻补，当用则用；不当用时，慎勿投之。其曰："余非尽恶寒凉也，恶错用寒凉者耳。医道寒热并用，攻补兼施，倘单喜用热而不喜用寒，止取用补而不用攻，亦一偏之医，何足重哉？吾所尚者，宜用热则附子、肉桂而亟投；宜用寒则黄柏、知母而急救；宜用补则人参、熟地而多加；宜用攻则大黄、石膏而无忌。庶几危者可以复安，死者可以重生，必如此，而医道始为中和之无弊也。"

此外，陈氏还创造性地提出"胃为肾之关门"之说，将先天与后天联系起来，强调胃气的重要作用。他言"五脏六腑皆仰藉于胃，胃气存则生，胃气亡则死"，故提倡寒凉之药，只可暂用，不可久用，暂用救胃，久用则伤胃矣。

第十一节　吴仪洛与《本草从新》

一、作者生平简介

吴仪洛，字遵程，武原郡澉水（今浙江海盐）人，关于其生卒年代，未见明确记载。据《本草从新·原序》"余自髫年，习制举业……迄今四十年矣"之文，及该序文作于清乾隆丁丑年（1757）的记载，可推知吴氏大约生于1709年，而卒年则无据可考。吴仪洛出生藏书世家，幼而习儒，私淑桐乡理学家张履祥。吴氏少习举业时，力学砥行，征文考献，不遗余力，常旁览医籍，"遇会意，辄觉神情开涤，于是尽发所藏而精绎之。"清雍正二年（1724）吴氏中秀才，后弃儒学医，立志以医术济世。他尝遍游楚、粤、燕、赵等地，并居四明（今浙江宁波）五载，入范氏天一阁精研医书，学业日精。后归里业医，资贫拯危，至清乾隆二十二年（1757），已行医40年，名噪一时。吴氏作品甚丰，著有《本草从新》《成方切用》《伤寒分经》等书，对后世影响较大。另有《四诊须详》《一源必彻》《杂证条律》《女科宜今》诸书，惜皆亡佚。《本草从新》是吴氏研究本草的代表作。

二、代表著述研讨

（一）成书渊源

吴仪洛认为汪昂《本草备要》"卷帙不繁，而采辑甚广，宜其为近今脍炙之书也"，谓其"汇集群言，厥功甚伟"，颇为推许。同时提出该书尚存一些缺陷，"而辨讹考异，非其所长"，并指出汪氏"本非岐黄家，不临证而专信前人，杂采诸说，无所折中，未免有承误之失"，遂取其书重订之。"因仍者半，增改者半，旁掇旧文，参以涉历，以扩未尽之旨"，故在《本草备要》基础上重订增删，题曰《本草从新》。

（二）版本情况

《本草从新》最早刊行于清乾隆二十二年（1757），是为硖川利济堂刻本，乾隆五十三年（1788）、乾隆六十年（1795）亦曾有重刻本。以上3种版本基本相同，属于初刻本系列。嘉庆十一年（1806）出现了书业堂增订本，而此后道光、咸丰、同治、光绪年间均有刊本，民国年间亦有多种重印本，基本都是据书业堂本校订重刻。此类属于增订本系列。

（三）主要内容

《本草从新》全书6卷，每卷又分上、中、下3卷，共18卷。凡采录药品720余种，分11部52类，每药之下，先列性味功用、主治病证，再述药物分析、简便方剂举例、各家论述、炮制、真伪鉴别及反恶宜忌等内容。该书内容翔实，切合临床，简明实用，便于学习，在药物学上有一定的学术价值，对临床医生及初学中医药者来说是一部较好的药物学参考书。

（四）学术特色

1. 论药重明理辨证 吴仪洛认为凡药之用，须先明理，次在识证，其后用药。他于《本草从新·序》中提出："夫医学之要，莫先于明理，其次则在辨证，其次则在用药，理不明，证于何辨？证不辨，药于何用？"的观点，认为明理辨证是用药之基础。

在此思想主导下，吴氏论药议方重在明理，故《本草从新》开篇先列"药性总义"一文，援引《内经》有关气味阴阳理论，并系统归纳。他指出药有气味之厚薄，寒热之偏盛，禀质之不同，故功效亦异。他强调以中医基础理论阐述药物的性能效用，尤其重视药物的主治及症状的分析，指明药物治病的机理，使药物应用更贴合实情。如论述当归时，吴氏认为"甘温和血，辛温散内寒，苦温助心散寒"，并进一步阐述苦温助心散寒的功效机理，"诸血属心，凡通脉者必先补心，当归苦温助心也"；言及当归"入心、肝、脾"经的缘由时，注明"心主血、肝藏血、脾统血"的理论，这与我们知晓的当归为理血首药，其补血活血功效是主要通过心肝脾三脏之功能正常发挥来实现的内容一致。又如论述当归治咳逆上气之症时，注以"血和则气降"，认为咳逆上气之因在于血不和，若血和则气降，气降则咳逆自消；论述当归治痿痹癥瘕时，注"筋骨缓纵，足不任地曰痿，风寒湿客于肌肉血脉曰痹"，指出痿痹癥瘕之因在于筋骨缓纵，外邪客于肌肉血脉所致。如此清晰的注解分析，简易明了，使初学本草者阅之即明。

正如吴氏自言："注本草者，当先注明其所以主治之由，与所以当用之理，使读者有义味可咀嚼也。兹集药性病性，互相阐发，庶便资用。"在本草著作中贴切地贯注中医基础理论，使其有血有肉，丰富多彩，加强了与临床诊疗的衔接，颇受后学者欢迎。

2. 增订本草药从新 吴仪洛认为《本草纲目》《本草经疏》《本草备要》等本草书籍各有优点，亦有缺失之处，遂在《本草备要》基础上，复考《纲目》，采以《经疏》，并结合自己的临证用药心得，重订而成

《本草从新》。全书选药以实用为宗旨，凡订正内容均系临床实践所得，药味增减亦以临床实用为据，对"有名无用之药"俱删除之，而对当时用治甚多但前代未录之品，都收集入册。如党参一物，古本草中与人参不分，将其归入人参条下，故有人参产上党山谷及辽东之说。陶弘景在《本草经集注》云："人参……生上党山谷及辽东……上党在冀州西南，今魏国所献即是，形长而黄，状如防风，多润实而甘。"从其所述形态看，彼之上党人参与今之党参无异。吴氏首将党参从人参中分列出来，并明确指明党参"甘，平；补中益气，和脾胃，除烦渴。中气微虚，用以调补，甚为平妥"，并进一步指明"唯防党，性味和平足贵，根有狮子盘头者真"。

又如冬虫夏草，当时民间已用，但本草书中未见记载，吴氏首载入册，谓其具补肺肾之功，云："甘，平，保肺益肾，止血，化痰止劳嗽。四川嘉定府所产者最佳，云南、贵州所出者次之。冬在土中，身活如老蚕，有毛能动。至夏则毛出土上，连身俱化为草。若不取，至冬则复化为虫。"又如燕窝之类，杂记常咸载之，民间用之良多，然从前俱所失收，吴仪洛对此详加论述："燕窝，甘、淡，平，大养肺阴，化痰止嗽。补而能清，为调理虚损痨瘵之圣药。一切病之由于肺虚，不能清肃下行者，用此皆可治之。开胃气，已劳痢，益小儿痘疹。"

此外吴仪洛还收载了海外来药西洋参，并言其能补肺降火，生津液，除烦倦，宜虚热证者用之。因吴氏选药实用，紧贴临床，故该书刊行后备受欢迎，书中诸药通过吴氏传播，使其应用愈广愈深，以至于成为医者常用之品。

3. 辨证用药审宜忌 吴仪洛以前的历代医家对药物主治统言居多，析言较少，而吴氏在前人论述上，加入自己的用药体会，详细分析，逐条析注，常将辨证用药的要点糅合其中，既不离题太远，又直述临床诊治精要，使其书更为精确、细致。论述葳蕤治疗头痛腰痛时，指出："凡头痛不止者，属外感，宜发散；乍痛乍止者属内伤，宜补虚；又有偏头风，左属风与血虚，右属痰热与气虚；腰痛亦有肾虚、气滞、痰积、瘀血、风寒、湿热之不同，凡夹虚夹风湿者宜葳蕤。"吴氏论述治痰之药时，依其本性，分别指出贝母寒润，主化燥痰；半夏辛燥，除湿化痰，为治湿痰之主药；白附子为阳明经药，阳明之脉萦于面，故能祛头面游风、祛风痰等。

对于一些常用药的主治特点，吴氏也一针见血地点明，其言：黄芪能排脓内托，为疮痈圣药；苍术散风寒湿，为治痿要药；防风为祛风胜湿之要药；三七为金疮杖疮要药；丹参功兼四物，为女科要药；治热毒诸痢因湿热而气实者，黄连为要药；白鲜皮行水道，通关节，利九窍，为诸黄风痹之要药等。

另外，吴氏在每味药物功效之后，均列有配伍相宜者，配伍相忌者，既有药症之相宜相忌，也有药与药、药与食物之相宜相忌，以及药物的修制炮制等，一一介绍，以示后学。如白芷一药，可治眉棱骨痛，吴氏注曰"风热与痰，同酒浸黄芩为末，茶下"；治鼻渊，注曰"宜同细辛、辛夷治之"；治产后伤风，诸种头痛，则注"血虚头痛，多在日晚，宜四物加辛、芷"。并言白芷"燥能耗血，散能损气，有虚火者，勿用。痈疽已溃，宜渐减去……微焙。当归为使。恶旋覆花"。

4. 洞察药物辨真伪　吴仪洛十分重视药物的鉴别，同时极力反对药肆盛行以假乱真的现象，指出"凡假药不可不辨"，否则"以伪乱真，渐至真者绝少""更害人之尤者也"。因此他根据自己丰富的辨药经验，将易作假、易混杂药物进行剖析鉴别，力求做到去伪存真，去劣存优。

吴氏主要从四个方面进行鉴别：一是产地。凡药生长全赖境之所造，即使是同种药材，但因自然环境不同，质量也有差异。如川芎，"蜀产者为川芎，秦产者为西芎，江南为抚芎，以川产大块，里白不油，辛甘者为良"。薄荷，"苏州所莳者，茎小而气芳，最佳；江西者，稍粗，次之；四川者，更粗，又次之。入药以苏产者为胜"。二是形态性状。各药皆有其形态特征，此药之所由区也。因此可通过性状鉴别，区分真伪。如巴戟天，"根如连珠，击破，中紫而鲜洁者，伪也；中虽紫，微有白糁粉色而理小暗者，真也"。又如白术，"产於潜者最佳……有鹤颈甚长，内有朱砂点，术上有须者尤佳"。三是品种。如郁金出川、广，体锐圆如蝉肚，外黄内赤，色鲜微香，折之光明脆彻，苦中带甘者，为真，而市中多以姜黄、蓬莪术以作伪。柴胡一药，彼时药商入山收买，"将白头翁、丹参、小前胡、远志苗等俱杂在内，谓之统柴胡。药肆中俱切为饮片，其实真柴胡无几，须拣去别种，用净柴胡"。四是炮制。如熟地黄，须经九蒸九晒后，由凉转温，由泻转补，"今市中惟以一煮而售，害有不可胜言者"。再如菟丝子，"古人因难于磨细，酒浸一宿，煮令吐丝，捣成饼，烘干再研则末易细……今市中菟丝饼俱将麦面打入，气味全乖，断不可用"。以上这些精辟见解对现今的药物鉴别仍有一定参考价值。

第十二节　严洁、施雯、洪炜与《得配本草》

一、作者生平简介

《得配本草》是清代医家严洁、施雯、洪炜三人共同编撰的一部临床本草学专著。这三位作者都是学验俱丰的临床医生，他们根据医疗工作的切身感受和实际需要，通过共同切磋、合作而编撰完成这部实用性极强的药学典籍，堪称中医本草典籍之名著。严洁，字西亭，又字青莲；施雯，字澹宁，又字文澍；洪炜，字缉庵，又字霞城，三人均为清代姚江（今浙江余姚）人，其医学活动在乾隆、嘉庆年间，时人誉为"隐德君子""文章之外，夙擅岐黄"。三位医家因志趣相投在诊病用药上毫无门户之见，"珍视遇险难者，三人必反复辨论，以故试其药，无不得心应手"。同辑《盘珠集》，内有医药书数种，《得配本草》为其一。

二、代表著作研讨

（一）成书渊源

三位作者皆隐德君子，通过深入阅读历代大量的本草书籍，积累了丰富的本草资料，并能临证切脉处方，常授受一堂，遇疑难处，必反复辨论，亲自实践，故多有发现、发明。清代名家魏朝阳于该书序言："古方有君臣佐使之义，亦第就其方为轻重而泛言之，故知药者不知方，知方者仍不知病，宜医者之终误于所治也。"又谓："尝念药之不能独用，病之不可泛治也。"于是三人博览群书，考诸本草，专对古方药物进行辩论、实践、考证研究，以求"辨性以明其体，后乃详治以达其用"，倡导"得一药而配数药，一药收数药之功，配数药而治数病，数病仍一药之效"，认为世间事情均需得配而成功。故得配药物是补充丰富中药学、方剂学君臣佐使之内涵，"使读是书者知药而即知病，知病而即知所以治病，诚一以贯之者也"。为此，三位本草医家深隐数十年，躬亲实践，终成是书。

（二）版本情况

《得配本草》撰成于清乾隆二十六年（1761），清嘉庆九年（1804）由施雯后人施爱亭、洪炜后人洪西郊将三人合撰的《得配本草》，严洁等的《运气要旨》《脉法大成》，洪炜等的《胎产证治》《虚损启微》等汇集于《盘珠集》中，由小眉山馆用木活字印行，是为小眉山馆盘珠集本（藏上海中医药大学图书馆、河南中医药大学图书馆等）。另有清嘉庆九年小胥山馆刻本、1957年上海卫生出版社铅印本、《中国医学大成续集》本等。其中小眉山馆本原书已有残缺，故王荣根以小眉山馆《盘珠集·得配本草》为底本，参校1957年上海铅印本整理，抄补原书所缺张序与魏序，卷2白薇、白前二药，芳草类30种，卷5部谷芝麻，以及附篇奇经药考等，收录于《中国医学大成续集》，方得完帙。

（三）主要内容

《得配本草》共 10 卷，载药 647 种，以《本草纲目》为准绳，分水、火、土、金石、草、谷、菜、果等 25 部。每药之下，一般先列俗名、别称、相使、相恶；次述性味、归经、主治、配伍应用、炮制禁忌、同类药物功用比较，并附实践与体会及未明了之处，其中重点在于阐述药物之间配伍及其主治病症部分，且将配伍分为得、配、佐、使、合、和、同、君等类别。卷末附有奇经药考，共列药物 43 种。作者通过多年的药物配伍应用研究，订出得、配、佐、和四例，认为得者"得其直达之功"，为主治之药；配者"配偶于主治之后"，故取之名书。

（四）学术特色

1.详略得当，重在实用 《得配本草》卷帙不大，内容详略得当，独具匠心。首先，作者在药物畏恶反使、药性主治、配伍、辨药优劣、炮制与禁忌等诸项内容上，常用药物叙述较详，冷僻药物叙述简略。如石膏、人参、川贝、生地、附子等常用药有数百言之多，各项内容完备；而立春雨水、空青、长春花、干苔、桑钱、鲍鱼等冷僻药只数言或十数言，多只载其性味主治而已。其次，同为常用药，有话则长，无话则短，如菊花，具清肺、平肝、疏风等多种功效，内容相对较多；而小蓟仅有"凉血，妇人痘疹、经月妄行者最宜"之语。最后，实用内容叙说较详，非实用内容多有省略。每药项下，以药性、主治、配伍、禁忌、用法等临床医生所必备之实用知识为主，并对与临床联系密切的内容，如形态、产地、辨药优劣、炮制等皆有涉及；而对一些冷僻药物，则将有限文字用于记载药性、功用上，从而使该书成为一本内容丰富、临证实用的本草手册，也是学习和研究中药临床配伍应用的重要参考书籍。

2.强调配伍，方药结合 全书详论药物配伍，对药物的配伍运用尤为重视，体现了"得一药而配数药，一药收数药之功，配数药而治数病，数病仍一药之效"，对当代中药在临床上的配伍应用具有很高的指导意义。如怀牛膝"得杜仲，补肝。得肉苁蓉，益肾。配川断肉，强腰膝。配车前子，理阳气"；冬白术"得当归、白芍，补血。得半夏，止呕吐。配姜、桂，治五饮。配莲肉，止泻痢。配茯苓，利水道。君枳实，化癥瘕。佐人参、黄芪，补气止汗。佐川连，去湿火。佐黄芩，安胎清热。合车前，除肿胀。入广皮，生津液"等。此外，还有麦冬得乌梅，治下痢口渴；淡豆豉配生栀子，探吐烦闷；败酱，配米仁、附子，下腹痛，治少阴咽痛，及肺痈咳嗽，吐脓血如粳米粥者，现代临床常用于治疗溃疡性结肠炎、阑尾炎、盆腔炎、前列腺炎、痤疮和湿疹等疾病，尤其是对于溃疡性结肠炎的治疗效果最为明显。

在这些配伍内容中，既有作者临床心得，也有古代名方精华。如白头翁"配陈皮、川连、川柏，治挟热痢"，蕴含白头翁汤；白芍药"配甘草，止腹痛并治消渴引饮"，暗含芍药甘草汤；旋覆花"配赭石、半夏，治噫气痞硬"，蕴含旋覆代赭汤。故书名"得配"，用意实深。

3. 依古炮制，多有发挥　除药物的性味功效、配伍主治外，《得配本草》还重视药物依古炮制，达到改变某些性能的目的。其炮制之法虽基本效法雷公炮制法，但对许多药物也有自己的特点和发挥，主张采用不同炮制方法以发挥药物最佳功效，或降低毒副作用。如玄胡索"破血，生用。调血，炒用。行血，酒炒。止血，醋炒。上部，酒炒。中部，醋炒。下部，盐水炒"。杜仲因主治不同而炮制方法有异，"去粗皮用。治泻痢，酥炙。除寒湿，酒炙。润肝肾，蜜炙。补腰肾，盐水炒。治酸疼，姜汁炒"；又如菟丝子，"补肾气，淡盐水拌炒。暖脾胃，黄精汁煮。暖肌肉，酒拌炒。治泄泻，酒米拌炒"。此外，柏子仁"去衣炒研，再将末铺纸上加重纸覆之，以熨斗文火熨之，三易其纸"的炮制方法，即是现今柏子仁霜的制法，其目的主要是减缓柏子仁的滑肠作用，以便用于伴腹泻症状的失眠患者。由此可知作者对炮制用药颇有见地。

4. 同中有异，辨析用药　作者精于临证，从临床实际出发，遵循药物归经、脏腑用药、审证求因的基本原则来处方施药。对于功效相近的药物善于辨析它们之间的差异，力求用药精准，一击即中。如香附、川芎、薄荷、木贼、天麻、紫草、柴胡，皆入肝经，以散肝气，然其间亦当分别施治。柴胡表肝经之风热，川芎升肝经之血气，香附解肝经之郁结，木贼散肝经之寒邪，天麻通肝脏之血脉，薄荷去肝经之风火，紫草败肝中之热毒。治之各有攸当，勿得杂投以伤肝气。这体现了根据肝气所伤之不同而差别用药，亦是审证求因、精准辨证施治的集中体现。又如各种痰饮证的治疗，诸药各有专注，诸痰别有分消，既要考察病所从来，也要审药之职司，言简意赅，"川贝降肺经之火痰，杏仁行肺经之寒痰，白附去肺经之风痰，蒌仁涤肺经之结痰；肺经之虚痰，非阿胶不下……实痰留于胃腑而致胀者，玄明荡之……宿痰而成囊，苍术除之；豁痰迷于心窍，远志为功……膈上之痰，兼火者青黛疗之，兼燥者花粉降之……经络中之风痰，南星可祛；郁则荆沥导之，结则牵牛散之，热则竹沥行之……"，以上诸言皆严氏三人之积学心得，实具临床指导价值。

5. 畏恶反使，明言害利 《得配本草》对药物的畏、恶、反、使记载颇为详细，于每味药物名称（包括别名、俗名、异地名）后先行标明，开卷了然，既言其利，又陈其害，并特载禁忌于药名之后，"庶使触目惊心，不敢轻试"。黄芪条"茯苓为之使。恶白鲜皮、龟甲"；人参条"茯苓、马蔺为之使。畏五灵脂。恶皂荚、黑豆、卤咸、人溲。反藜芦。忌铁器"；丹参条"畏盐水。反藜芦"；黄芩条"龙骨、山茱萸为之使。畏丹砂、牡丹、藜芦，恶葱"；柴胡条，"半夏为之使。畏女菀、藜芦。恶皂荚"；白芍药条"乌药、没药为之使。畏硝石、鳖甲、小蓟。恶石斛、芒硝。反藜芦"。

药性有偏，偏则伤人，各药不同，也须细分，以免害人变证。如龙胆草"猪胆汁拌炒，降火愈速。空心禁服（令人溺不禁，太苦则下泄也），大损胃气，无实火者禁用"；细辛"其性极辛烈。气血两虚者，但用一二分，亦能见效，多则三四分而止。用至七八分以及一钱，真气散，虚气上壅，一时闷绝"。

6. 膏方验方，简便廉效 是书尤重实践，为严洁等三人临诊之际，遇难之时，反复辨论，后试其药，整理成册而得。故书中所举之食疗膏方与临证验方，颇为实用。如上党参膏，"清肺金，补元气，开声音，助筋力"，其制膏之法"用党参软甜者一斤切片，沙参半斤切片，桂圆肉四两，水煎浓汁，滴水成珠，用瓷器盛贮。每用一酒杯，空心滚水冲服，冲入煎药亦可"。又如白术膏"补土不伤于水，治脾虚久痢甚效。下焦阴气不脱，而上焦阳气骤脱者，大有起死回生之功"，其制膏之法"用于术十斤，切片，米饮浸一昼夜，煎浓汁，去渣，再煎至滴水成珠，入白蜜四两，煎数百滚，取起，置之瓷盆，候凝裂片，焙燥听用"，验之临床，确有佳效。书中还记载滑石"配枯白矾、煅石膏，掺阴汗，并治脚趾缝烂"，白及"配米饮，止肺伤吐血"，菊花"配石膏、川芎，治风热头疼"，石韦"配滑石末，治淋痛"，等等。这些均是从实际诊疗过程中积累的临床经验，体现了中医简、便、廉、验的特色。

第十三节　赵学敏与《本草纲目拾遗》《串雅内外编》

一、作者生平简介

赵学敏（1719—1805），字恕轩，号依吉，钱塘（今浙江杭州）人，清代著名本草学家。赵氏生于官宦之家，其父曾任永春司马，迁尤溪知县，旁通医药。学敏幼时性好博览，凡星历、医卜、方技诸学，无不涉猎，并摘抄成册，不下数千卷，自称"素有书癖"。年轻时，无意功名，遂弃文学医，于本草一道最为深入。除书本学习，学敏还注重实践，从实践中不断获取新知，检验旧识。他曾开辟药圃，亲自种药，又遍访各地，采摘诸药，躬身研究。诊疗之余，向官宦、走方医、药农等各阶层人员，积极学习，吸取经验，并广罗收录各类奇方验方，为其临证诊疗及相关研究奠定坚实基础。

赵氏一生孜孜不倦，每有所得，汇抄成帙，累累千卷，著述甚丰，后经整理，总名《利济十二种》。包括《本草纲目拾遗》10卷、《串雅内外编》8卷、《医林集腋》16卷、《养素园传信方》6卷、《祝由录验》4卷、《囊露集》4卷、《本草话》32卷、《花药小名录》4卷、《升降秘要》2卷、《摄生闲览》4卷、《药性元解》4卷、《奇药备考》4卷。今仅存《本草纲目拾遗》及《串雅内外编》两种药物学专著，其余皆佚。《本草纲目拾遗》《串雅内外编》是赵氏仅存的两部代表作，也是他为本草学发展做出的显著贡献。

二、代表著述研讨

（一）《本草纲目拾遗》

1. 成书渊源　赵学敏在《本草纲目拾遗·小序》中指出李时珍所著之《本草纲目》虽内容丰富，然亦有不足之处，其言："夫濒湖之书诚博矣，然物生既久，则种类愈繁；俗尚好奇，则珍尤毕集……非有继者，谁能宏其用也？"并举例"如石斛一也，今产霍山者则形小而味甘；白术一也，今出於潜者则根斑而力大。此皆近所变产，此而不书，过时罔识"。赵氏认为从《本草纲目》到其所处时代，已逾百年，此间药物品种衍生日繁，人类认识亦不断发展，故有补遗之必要。并在《凡例》中做了进一步分析，其谓："然其例亦有不一者，若土当归乃荷苞牡丹之根，而无释名集解；铁线草、金丝草有集解而不言形状；水仙花、甘锅泥非难得之物，而气味不载。既列修治，而诸石中独罕见其法；既无主治则不应入药，而海獭猥髓并录不遗。寻常之味，每多发明；珍贵之伦，未获一解"，故赵氏作《本草纲目拾遗》以补其遗漏，益其简略，正其讹误，得立本草之新标。此外，明代以后新发现使用的本草，或海外传入药物，赵氏均一一收录。

2. 版本情况　《本草纲目拾遗》初稿基本完成于清乾隆乙酉年（1765），之后40年，赵氏陆续增订。该书首刊时间，据张应昌《本草纲目拾遗》跋云，当在同治三年甲子（1864）。现存版本包括：范行准所藏赵学敏稿本（藏于中国中医科学院图书馆）、清同治三年甲子

（1864）刻本、清同治十年辛未（1871）钱塘张氏吉心堂刊本（藏于南京中医药大学图书馆）、清光绪十一年乙酉（1885）合肥张氏味古斋重校刊本（藏于南京中医药大学图书馆）、清光绪二十二年（1896）张氏刊本（藏于中国中医科学院图书馆）、清宣统元年（1909）鸿宝斋石印本（藏于南京中医药大学图书馆）以及民国间上海锦章书局石印本（藏于国家图书馆）。新中国成立后，本书亦多次刊行，包括1955年商务印书馆据清光绪张绍棠刻本所排铅印本、1955年国光书局铅印本、人民卫生出版社1957年据合肥张氏本影印本和1984年简体字排印本，此外上海图书馆藏有抄本。其版本之多，足见影响之广。

3. 主要内容　全书共10卷，卷首为凡例、正误，卷1至卷10沿袭《本草纲目》体例，依次分水、火、土、金、石、草、木、藤、花、果、谷、蔬、器用、禽、兽、鳞、介、虫等18部。其中金石部可细分金部与石部；因"木本为藤，草本为蔓"，新增藤、花两部；认为人部"非云济世，实为启奸"，故予删除。是书载药921种，以《本草纲目》未收载的716种新品种药物为主。也有虽《纲目》已收载，但主治及药物性状等记述不详的，则加以补充说明；对其记载有误的，则加以修正，确有一定卓见。本书所增新药多从国外引入或少数民族地区所产，如金鸡勒、胖大海、鹧鸪菜、鸡血藤、接骨仙桃等，并收录了当时西方较新的化学药品，如强水、鼻冲水等，在一定程度上扩大了医者的眼界。此外赵氏还收录散落民间的单方、验方等内容。该书内容丰富，实用性强，实为浙江本草学派的代表著作，对学习和研究我国本草学有着重要参考价值。

4. 学术特色

（1）增益品种，重视草药：赵学敏认为《本草纲目》虽广而博，但自刊行以来近200年的时间里本草学有了新的发展，有必要对此重新总结，故凡《本草纲目》遗漏未载，或虽已收载但记录欠详，以及明代以后新发现之药物，均予收录。该书共收药物921种，净增药物达716种，为历代本草之冠，其中多为遗佚民间的草药，赵氏对这些药物的拾遗极大地推动了中医药学的发展。如以人参属药物而言，明代以前本草只记载人参一种，至李时珍时仅增加三七一味。然赵氏在《本草纲目拾遗》中除记载人参和人参三七外，又增加了竹节三七、珠参、西洋参以及藏三七，据推测藏三七可能为假人参或狭叶竹节三七。可见书中所载人参属药用植物非常广泛，涉及品种已达 7 种之多，而《中华本草》记载人参属药用植物为 10 种，可见赵氏之工作不可谓不周详。

此外，赵氏补遗之药，大多是民间草药，具简、便、验的特点，在临床上有较高疗效，后来成为常用中药。如鹧鸪菜疗小儿腹中虫积；千年健祛风湿、壮筋骨，用治风湿痹痛；鸦胆子治冷痢；臭梧桐治头风等。另如金钱草、鸡血藤、胖大海等，皆是民间常用品。还有白毛夏枯草可清热解毒、化痰止咳、止血，现代常用于治疗呼吸道感染、肠炎、痢疾、胆道感染及疮疡等症。老鹳草，《本草纲目拾遗》云其"味苦微辛，去风疏经活血，健筋骨，通络脉，损伤痹症，麻木皮风"，今多用于风湿性关节炎、带状疱疹、疱疹性角膜炎、肠道感染等症的治疗。其余如椆七树、法落梅、雷公藤等亦是。因该书是对《本草纲目》疏漏之处进行补正，故对学习《本草纲目》，研究明代以后本草学之新成就，尤其是民间药物的相关研究，有重大的参考价值。

（2）注重实践，从严求证：赵氏除新增《本草纲目》未收载药物外，还重视药物品种的辨析，以正其讹误，补其未备。其云："凡《纲目》已登者，或治疗有未备，根实有未详，仍为补之。"故在该书初稿撰就后，未立即刊行，而是又进行了四十余年的精心求证，实践探访，并增补修订，方以完成此书。

所辨之药，如卷首"正误"中李时珍未能明晰的兰草，赵氏考证此药至少有奶孩儿、省头草、罗勒、孩儿菊 4 种植物基原，并对其形态特征、主治功效等做了深入分析："兰草有数种……泽兰，今人呼为奶孩儿者是也。此草方茎紫花，枝根皆香，人家多植之。妇女暑月以插发，入药入血分。省头草叶细碎如瓦松，开黄花，气微香，生江塘沙岸旁，暑月土人采之，入市货卖。妇人亦市以插发，云可除腻垢，未见有入药用者。又有香草，叶如薄荷而小，香气亦与薄荷迥别，五月六月间人家买以煎黄鱼，云可杀腥，代葱。此即所谓罗勒者是也。又有孩儿菊，叶如山马兰而长，近皆以此作泽兰用，入药云可治血。此四种皆香草，惟奶孩儿草香尤峻烈。濒湖《纲目》兰草释名下，概以省头草、孩儿菊混立一类，殊欠分晰。至其集解所详形状，则又以孩儿菊为泽兰，附方中则又认省头草为兰草，皆非确实也。又以罗勒入菜部，谓即兰香。而张路玉《逢原》云：罗勒与兰香各别。张系长洲人，其俗每食必用香草，其说自有据，当可从也。"余如贝母分为川、象，大枣别其南、北，草乌射罔备其造法等，赵氏均一一做了纠正补充。

赵氏立言定论，必以实为据。为求证鸡血藤之形态特征，他曾委托亲友从云南、四川等地带回药材标本，然因彼此之间存在差异，一时难以下论，故于鸡血藤条下注明"惜不能亲临其地，为之细核，附笔于此，以候后之君子考订焉"。又如为证明"六月霜"有解暑毒、消积滞之效，赵氏躬身实践，屡试屡验。凡此种种，不胜枚举，可见赵氏精心考证，重视实践，于实践中开拓新知、从严求证思想。

（3）喜用外治，形式多样：赵学敏对于外治草药和外治方法的研究殊深。据统计《本草纲目拾遗》中明示外用药材402种，约为所载药材总数的一半，如麝香、冰片、雄黄、川椒、白矾、藤黄、硫黄、轻粉、蟾酥、乳香、大黄、珍珠、丁香、五倍子等，不仅收载浙江一带的民间草药，还包括许多边远地区、少数民族地区和沿海地域，如广东、广西、云南、贵州、台湾、西藏、新疆、蒙古等地，可见药物地区分布之广。

另外，该书中收录的外治药物剂型约21种，外治方法也丰富多样，有针、灸、熏、贴、蒸、洗、烫、吸、吹、放血、佩戴、枕睡等。赵氏善于选穴外治，喜用脐贴法，用玄参、白芷、当归、赤芍、肉桂、大黄、生地、麻油制成太乙膏，贴脐上，治疗妇人经脉不通导致的腹痛；用宁和堂暖脐药，摊布，贴脐上以治水泻、白痢；用丁香、土木鳖、麝香研末，以唾液为丸，如芡实大，纳脐中治小儿痢。赵学敏也用贴烫熏法，通过对脚底涌泉穴及痛处施治使汗出，治风湿脚痛不止。用黄丹、明矾、胡椒、麝香、米醋调敷掌心，用以治疟，年老身弱畏服药者，尤宜此法。赵氏认为对于体表部位之病，则可采取局部外治法，用烟熏、汤洗、药熨、药气蒸、膏贴、吹喉等，使药直达病所。如喉痹肿痛，不可下药者，以蛇床子烧烟入瓶，患者合瓶口吸烟，而使喉痰自出；用太乙膏推贴患处，治痈疽、疮毒、瘰疬等病症。

（4）未病先防，防治结合："未病先防，既病防变"是中医"治未病"的主要思想。其中，未病先防，指的是增强机体自身正气，抵御外邪和避免邪气侵袭。《本草纲目拾遗》中附有大量简便有效的防治医方，是赵学敏"治未病"思想的集中体现。例如，对于易患痰疾之人，通过服用黑豆百日，使力壮肌润，转老为少，而终身无痰之病。而素体虚弱的孕妇，从成孕之月起，给服於术、茯苓、香附、条芩等药进行调理，既可保胎，又可起到顺产易生、防止产后病的疗效。

赵氏生活年代瘴疟瘟疫肆虐，外感时病常见，因此提出避邪驱邪的防病之法。他取苍术、羌活、独活、白芷、香附、大黄、甘松、山奈、赤箭、雄黄各等分，研为细末，制成辟瘟丹，晒干，点燃焚烧，可避瘟除邪，净化空气，以防时瘟流行。此丹携带方便、疗效可靠，利于推广使用。他还在端午节前后，采集嫩凤尾金星草（又名辟瘟草），阴干，放入囊内佩戴，以辟疫气。对于一些危害人体的寄生虫，提出可以用蜈蚣萍晒干，烧烟熏以杀虫除害。

在诊治过程中，赵氏亦颇重视用药不当的问题。如治伤寒结胸者，处以瓜蒌仁开胸散结，润肠通便时，又虑其脾过于泄，故少佐甘草以缓之，欲使瓜蒌仁不致推荡太过。

（5）兼收并蓄，洋为中用：十七世纪末、十八世纪初期，正值西方文化涌入中国，当时清政府采取闭关自守政策。在此背景下，赵氏摒弃门户之见，兼收并蓄，大胆吸收西方药物，首次将消强水、刀创水（碘酒之类）、鼻冲水（嗅剂之类）以及各种药露制法编入本草书中，并注明其制法、性质、用途等。如在消强水条下，曰："西洋人所造，性最猛烈，能蚀五金。"他对药露进行深入研究后，指出："凡物之有质者，皆可取露。露乃物质之精华。其法始于大西洋，传入中国。大则用甑，小则用壶，皆可蒸取。其露即所蒸物之气水。物虽有五色不齐，其所取之露无不白，只以气别，不能以色别也。时医多有用药露者，取其清冽之气，可以疏瀹灵府，不似汤剂之腻滞肠膈也。"又如金鸡勒一药，自传入我国后，常用于治疗疟疾，清康熙帝曾患疟疾，即以此药治愈，赵学敏对该药的性味与主治功效予以总结："金鸡勒，以治疟，一服即愈……味微辛，云能走达营卫，大约性热，专捷行气血也。"另外产自大西洋的洋虫、法兰西的西洋参、日本的东洋参、安南的胖大海、吕宋岛的吕宋果等，赵学敏均广泛地采收录用，这极大地丰富了本草学内容。对于有些不可久服的药物，赵氏也明确指出其危害，如烟叶、鸦片等。

（6）广搜民间单方、验方：赵氏极为重视流传在民间的单方、验方，为此他做了广泛地调查、搜集、整理工作。他在书中记载的大量简、便、廉、验的药方，极大地丰富了方剂学内容，为有关病症的治疗提供更多选择。如"鸦胆子"条云："治痢……用鸦胆子去壳捶去油一钱……丸绿豆大……包吞十一二丸，立止。"尚志钧先生曾援用此方治休息痢数例，均有良好效果。又如枸橘条，"取整个枸橘，煅存性，研末，陈酒送服"，用于治疗子痈、疝气，效果可靠，现今临床仍有沿用。其他，如白毛夏枯草、千年建、老鹳草、落得打、浙贝、臭梧桐、千张纸、鸡血藤胶、胖大海、鹧鸪菜等，都因该书记载、推荐，而得以广泛运用。另外，还有很多市售药品不见录于传统本草书者，也可见于该书，因此该书颇具学术价值和实用价值。

（7）广搜博引，待以稽考：《本草纲目拾遗》引用资料极多，"其中，有得之史书方志者，有得之世医先达者，必审其确验，方载入，并附其名以传信"。统计全书，引用文献多达600多种，涉及本草、方书、经史、方志、小说诸类，其中《救生苦海》《慈航活人书》《行箧检秘》《本草补》《杨春涯验方》《珍异药品》以及汪连仕的《草药方》、王安卿的《采药志》等中医药类书籍，均不见录于今日医书目录。这些丰富的民间医药著述，经《本草纲目拾遗》的记载而得以保存一鳞半爪，为相关书籍的辑佚提供了一些资料，具有一定的文献价值和史学价值。

当然《本草纲目拾遗》也存有一些缺点。第一，赵氏本人的临床实践经验较少。这与其后半生主要从事一般教学工作，而很少从事医疗工作有关。第二，由于历史条件的限制，书中某些药物的解释也有牵强附会之处，甚至不乏主观臆断之说。如"冬虫夏草乃感阴阳二气而生，夏至一阴生，故静而为草；冬至一阳生，故动而为虫"。第三，某些药物的论述有失实之处，乃赵氏道听途说而来。如"山蚂蚁窠"条下引张圣来云"凡虎食人过饱则醉，醉后即吐，蚁食其唾余，则形变虎头而生翼"等内容。

总之，《本草纲目拾遗》一书虽有遗憾的地方，但其成就仍是主要的，既内容丰富，又考证详明，是一部具有临床实用价值、学术研究价值和文献价值的本草专著，应予以重点挖掘，认真研究。

（二）《串雅内外编》

1. 成书渊源　走方医一直为人所贱薄，"谓其游食江湖，货药吮舐，迹类丐。挟技劫病，贪利恣睢，心又类盗"。然赵学敏认为对走方医的评价不可一概而论，其"闻走方医中有顶、串诸术，操技最神，而奏效甚捷"，惜其多"秘不轻授""大率知所以而不知所以然""多一知半解"，而致"欲宏览而无由焉"。适逢赵柏云"过予谈艺""质其道，颇有奥理，不悖于古，而利于今"，赵氏"因录其所授，手抄重加芟订，存其可济于世者，部居别白，合予平昔所录奇方，悉依原次，都成一编，名之曰《串雅》，使后之习是术者，不致为庸俗所诋毁"。

赵氏好学不倦，认为"谁谓小道不有可观者"，唯"视其人之亦善用斯术否也"，善于从民间走方医中汲取医学经验，于清乾隆二十四年（1759）著成《串雅内外编》。

2. 版本情况　《串雅内编》的主要版本有清乾隆三十三年戊子（1768）刻本、清咸丰九年己未（1859）刻本、清光绪十六年（1890）渝园刻本、清光绪十七年辛卯（1891）刻本。其中渝园刻本源于丁氏八千卷楼抄本，并增加了吴庚生的补注。而《串雅外编》以抄本为主，鲜有刊刻发行，主要以民国初期扫叶山房石印本及清抄本为底本，不含吴庚生补注。

3. 主要内容　是书凡8卷。前载赵学敏之自序，及许增之"重鐫刊串雅内编小引"、绪论和凡例，主要介绍本书编写之渊源和对读者品行上的一些要求。正文分《串雅内编》4卷、《串雅外编》4卷。《串雅内编》载"顶、串、截"三法及一些单方，还附有名医吴庚生的按语，耐人寻味。《串雅外编》则介绍禁方、选元、药外、制品、医外、取虫、药戏等方法。赵氏于《串雅内外编》首次详细介绍走方医所用治疗手段，内容大多简便有效，对临证大有裨益。

4. 学术特色

（1）顶串截三法，精彩非凡：《串雅内外编·凡例》中谓，"顶串截为走医三大法，以譬三才也"，而"尽发其秘"，认为此三治法"良由济世一端，多多益善也"。绪论中对三法进行解释："药上行者皆曰顶，下行者曰串，故顶药多吐，串药多泻。顶、串而外，则曰截。截，绝也，使其病截然而止。"《串雅内编》中所列顶药共18条，串药共21条，截药所占篇幅最多，为175条原文，足以窥得截法之地位。

截药分总治、内治、外治、杂治四门，主治包括但不限于瘰疬、瘟疫、感冒、惊风疼痛、虚损诸症。如治疗伤寒之通真子救苦丹、半分散，治疗不寐之安寐丹，治疗疮疡之散毒仙丹。杂治门还见美容所用之红玉膏、悦容丹等。

而顶药、串药主治则以实证为主，顶药主上吐药也，用方时注意验症之虚实，如治疗噎膈翻胃之四宝顶，由硫黄、水银、狗宝、鸡卵组成，吴庚生按语谓："此方颇验，然宜验症之虚实，谨慎用之。"串药主下泻药也，其禁忌多为体虚者忌服，如禹功散、五香串等。禹功散可治诸水饮病，由黑牵牛头末和茴香组成，虚者则应审慎用之，其谓"气利而饮自消"，这与气滞水停证相似。

《串雅内外编》在用药方面也颇为大胆，有"取其速验，不计万全"之说，这从截药外治门中便可见一斑，其中多见一些有毒药物，诸如朱砂、雄黄、水银、蟾酥等，体现以毒攻毒的思想，但部分方药经后世验证疗效显著，"使沉疴顿起"。且本书对某些方药服用时所用之汤剂也详做规定，譬如截药总治门谓黄鹤丹"外感葱姜汤下，内伤米汤下，气病木香汤下，血病酒下，痰病姜汤下，火病白滚汤下"，体现医者诊疗之细致入微。

铃医对于一些"伪药"的看法，也十分开明，可谓详辨真假，以效取用。许增于"凡例"中提出"药品尚真，奚录伪焉"之疑问，并给出答复："划其中有可用者，若假象皮膏之收口，假乳香之定痛，著效更捷于真，亦方术所不废也。"假象皮膏、假乳香在某些功效方面甚于真品，便大胆取用该药。对于这些伪药，赵氏于卷3之伪品门进行详细整理。另外，还指出辨别药品真伪之法"知其术，始不受其愚"。

（2）贱验便之药，百治百效：赵氏于绪论中云"走医有三字诀：一曰贱，药物不取贵也；二曰验，以下咽即能去病也；三曰便，山林僻邑，仓卒即有"。走方医所取用之方药，费用低廉，效果立竿见影，药味组成大多较少，并且较为常见。取材广泛，不限于一些常用中药材，还包括蔬菜、果品、肉类等。

赵氏认为"药有常用之品，有常弃之品，走医皆收之"，作为二难之一，用药实乃临证之重，"药有异性，……而走医不可不知"，为医者应当熟练掌握药物之性，平日肯下苦功，方可在临证治疗中得心应手。并且谓"能守三字之要者，便是此中杰出者矣"，强调走方医选取"贱、验、便"之药的重要性，这与走方医"负笈行医，周游四方"的特点也相契合。

譬如截药外治门所录之三妙散。赵氏谓此方可"治结核瘰疬遍满脖项"，并予以极高评价"此方虽平易，神效异常，屡试屡验"。观其组成，三妙散中包含金银花、夏枯草、蒲公英三味药，这三味药均不足为奇，但此方在古今治疗瘰疬过程中均展现显著疗效。金银花甘寒，有清热解毒之功；夏枯草苦辛寒，有清肝胆郁热、消瘰疬之效，叶天士于《本草经解》中谓"瘰疬鼠瘘，皆少阳胆经风热之毒，夏枯草禀金水之气味，所以专入少阳，解风热之毒也"；蒲公英苦甘寒，可化热毒，消恶疮结核，解食毒，散滞气。三药相得益彰化此良方，且现代研究表明，三妙散在治疗小儿慢性扁桃体炎方面，有显著的临床疗效。

但是，普通民众对走方医的刻板印象也并非空穴来风。许增于"重斠刊串雅内编小引"谓走方医"大率剽窃前贤绪论，以自为盈缩，或夸神授，或诧僧传"，或是存贪得之心，趋利若骛，医术罕有精微，但对其掌握之技术却秘不轻授。而赵氏逢机遘会，"纂《串雅》一书，盖尝遇铃医之贤者，不私所得，悉以授之"。至此揭开走方医的神秘面纱，其成书之不易也可见一斑。但对其中内容，仍需辨证看待，不可一概而论。

（3）辨症为主，重视单方：因走方医所习"大率知所以而不知所以然，又多一知半解，鲜有贯通者"，对走方医而言，其中大多数并未系统学习如何辨证，还是以辨症、辨病为主进行诊疗。但辨病辨症也并非易事。绪论云："病有常见之症，有罕见之症，走医皆习之。"作为二难之一，识症是走方医行医治病的要点之一。

此书大多列及方药之主治病症，如头风眩晕、咳嗽、腰痛等，方药与病症一一对应，可见专方专药之雏形。其中又以单方所示之功用、主治更为突出，用法简洁明了，易于推广，凡例谓"方用单行奏功最捷"。单方分总治门、内治门、杂治门、奇病门。《串雅内外编》共载方680首，其中单味药物组成之方便有208首，占比极大。实际上即便是单方的学习，也要求医者对药物、病症有一定的熟悉程度，通乎阴阳，察乎精妙，方可有所作为。譬如菊花汁治疔疮，赤小豆末治一切痈疽，灯心草灰治蜈蚣咬伤等，但究竟某药是否确有某效，尚待验证。

（4）治法多样，外治为主：本书还载有诸如各种急症抢救法、针法灸法（凡例中谓针灸可辅药力所不及也），并有熏、贴、蒸、洗、熨、吸等外治之法，《串雅外编》卷四还详细介绍取虫之法。但究以上诸法，还是以外治为多，《串雅内编》在介绍截药时，在外治门、杂治门便介绍了诸多外用之方药，介绍单方时也专有外治门相关内容。

此书所载方剂剂型也非常丰富，有丹、丸、散、膏、汤、酒、油、糕、茶等，对某病采取不同治法时，使用的剂型或有差异。《串雅外编》卷三详细整理了药物之制品，凡例所述"药有制品取效更神"在此也得到验证；卷四则兼有介绍一系列医治动物、植物之法，还有记录"药戏"，诸如擦铜、锡、瓷器之法，于石、镜上写字之法，写字不见之法等类，也相当于记载些许奇闻异录，增添了别样滋味。但本书还留有一些符咒之类、鬼神之说的封建迷信思想，有些方药真假也未可知。总的来说，仍需辩证看待《串雅内外编》中的内容，撷取其中精华以用之，努力挖掘出更多民间医药的宝贵财富。

第十四节　王士雄与《随息居饮食谱》

一、作者生平简介

王士雄（1808—1863），字孟英，又字篯龙，号梦隐（一作梦影），又号潜斋、半痴山人、随息居士、睡乡散人等。盐官（今浙江海宁）人，曾迁居钱塘（今浙江杭州）、嘉兴、上海等地。王士雄出生于医学世家，曾祖王学权，精于医学，曾撰《重庆堂随笔》，祖父王国祥、父亲王升均以医闻名。王士雄天资颖异，幼即超群。十四岁时，其父病重不治，临终前谆谆嘱咐："人生天地之间，必期有用于世，汝识斯言，吾无憾矣。"王士雄谨记其父教导，"志之不忘，因思有用莫如济世，济世莫如良医，遂研究轩岐之学"。学医之初，王士雄从景岳之书入手，然后穷源溯流，广收博引，致力于医学经典的研读。《海宁州志》记载其"究心《灵》《素》，昼夜考察，直造精微"，即使因生活所迫，外出谋事，也丝毫不忘学医，"公余之暇，辄披览医籍，焚膏继晷，乐此不疲"。他刻苦专研，博采众长，于温病更有自己的心得体会，临床屡起沉疴，医名大振，被誉为温病学派四大家之一。王氏注重积累，精于临床，勤于著述，撰有《温热经纬》《随息居重订霍乱论》《随息居饮食谱》《王氏医案》《归砚录》《女科辑要按》等。《随息居饮食谱》为食疗本草名著，也是王氏本草学研究的特色著作。其中"随息居"一词为王氏晚年客居上海时的斋名。

二、代表著述研讨

（一）成书渊源

王士雄一生困苦，屡屡遭难。1860年太平军攻陷杭州，为躲避战乱，王士雄次年移居至嘉兴濮院。时值国乱，物价飞涨，饿殍遍野，亦曾以"麸核充饥"，其云："将为饿殍，招游梅泾，寓广川之不窥园，无事可为，无路可走，悠悠长夜，枵腹无聊。丐得枯道人秃笔一枝，画饼思梅。"又虑"国以民为本，而民失其教，或以乱天下；人以食为养，而饮食失宜，或以害身命"，认为饮食是政教的重要内容，强调卫国卫生并重，突出饮食对健康的重要性，主张以食疗病，倡导药食同源理论，提出以食代药，"处处皆有，人人可服，物异功优，久服无弊"的观点。有基于此，王氏结合自己几十年的临证经验与生活经验，于清咸丰十一年（1861）编纂成《随息居饮食谱》一书。

（二）版本情况

据《中国中医古籍总目》记载，本书目前现存的版本有：清咸丰十一年（1861）刻本、清同治二年（1863）上海刻本、清光绪十八年（1892）上海醉六堂刻潜斋医书五种本、清光绪二十二年（1896）上海图书集成印书局铅印本、清光绪三十年（1904）石印本、1915年普新书局石印本、1916年上海华英书局石印本、1935年上海千顷堂书局石印本、上海文瑞楼石印本、上海方益书局石印本、潜斋医书五种本等。

（三）主要内容

《随息居饮食谱》共1卷，列有食物330余种，分为水饮、谷食、调和、蔬食、果食、毛羽、鳞介等七类，每类食物多先释名，后述其性味、功能、用途、宜忌、用法、单方验方，甚或详列制备方法，比较产地优劣等。该书文笔清晰，重点突出，语言通俗易懂。书中论述合理科学地摄食，不仅可以滋补后天，养形益神，而且可以疗百病，尽天年，因此该书是研究中医食疗学、养生保健、祛病延年的重要书籍，也是颇有影响的一本食物本草，对中医食疗学的发展，起到很大的推动作用。

（四）学术特色

1. 饮食须有节 《素问》曰"食饮有节……故能形与神俱，而尽终其天年，度百岁乃去"，王氏在《内经》饮食养生的基础上，结合自己的临床经验，主张饮食有节的思想，故在《随息居饮食谱·前序》中提出"颐生无玄妙，节其饮食而已"观点，认为养生之道，以饮食有节为要。饮食有节律，脾胃运化功能正常，水谷精微得以输布，气血健旺，正气充足，抗病能力增强，可杜绝发病内因。王氏言："人以食为养，而饮食失宜，或以害身命。"若饮食过度，超过脾胃运化强度，则损害其功能，滋生疾病，认为"饱暖尤为酿病之媒"。如籼米条载"量腹节受，过饱伤人"，杭米条也有"粥饭为世间第一补人之物，强食亦能致疾病戕生"之语，强调"食宜半饱"。同时王氏还提倡以素食为主的养生理念，《饮食谱》跋云："书先水谷。水，食之精也；谷，食之本也。调和为制宜之具也，蔬果亦日用之常也，故曰饮曰食，而考之实，辨之详。毛羽鳞介不言食，以非人人可常食也。"

2. 水质宜洁净 王氏认为"人之饮食，首重惟水"，水是人体生命之源，有"人可以一日无谷，不可以一日无水""水为食精"之语。故书中首列水饮类，并按来源将水分为天雨水、露水、冬雪水、溪河湖池水、井泉水五类，详细论述了各药的性味、功能、应用。王氏认为饮用之水，当清澈洁净，若"各处清浊不同，非清而色白味淡者，不可饮"。对于水质的优劣，他提出自己的观点，认为近地无好水，尤赞天泉水，因其质轻味淡，最益人体元气；而近地之水经蒸取、煮熟等处理也可为好水；井泉水按高下次第分，以深泉者为美；若择地而论，则山麓所出泉水阴阳适宜而为上等，园林屋舍向阳之地次之，旷野又次之，山腰为下。王氏在书中还举例 5 种检测水质的方法，即煮试、日试、味试、称试、纸帛试，这在当时科学条件欠缺的背景下，对于水质好坏的评估具有积极意义。另外对于积贮之水，王氏指出要定期采用不同的消毒洁净之法，以保障水的品质和卫生。如每年五月五日午时，以雄黄、明矾或丹砂各斤许入食井中，以辟蛇虫阴湿之毒；又如"食水缸中，宜浸降香一二段，菖蒲根养于水面亦良。水不甚清者，稍以矾澄之，并解水毒"等。

3. 药食本同源 《黄帝内经太素》曰"毒药攻邪，五谷为养，五果为助，五畜为益，五菜为充，气味合而服之，以补精益气"；《黄帝内经太素》亦有"空腹食之为食物，患者食之为药物"之说，可见历代以来古人一直有"药食同源"理念。王氏在这一基础上，结合自己的临证心得，对生活中常见食材予以详细阐述，以便供人选用。如籼米具有"补中养气，益血生津，填髓充饥，生人至宝"的作用；桃能"补心活血，解渴充饥"；白砂糖可"润肺和中，缓肝生液，化痰止嗽，解渴析醒，杀鱼蟹腥，制猪肉毒，辟韭蒜臭，降浊怡神"；而冬瓜具有"清热，养胃生津，涤秽除烦，消痈行水"之效，用于治疗"胀满、泻痢、霍乱，解鱼酒等毒"，并言冬瓜外用主治之病及其应用之法："发背，冬瓜截去头，合疮上，瓜烂，截去再合，以愈为度。已溃者合之，亦能渐敛"，且进一步指明不同入药部位，主治功效有异，"练，甘，平；绞汁服，止消渴，治淋，解热毒；洗面澡身去黯黵，令人白皙。子，甘，平；润肺，化痰浊，治肠痈。皮，甘，平；祛风热，治皮肤浮肿，跌扑损伤。叶，清暑，治疟痢、泄泻，止渴，疗蜂螫、恶疮。藤，秋后齐根截断，插瓶中，取汁服，治肺热、痰火、内痈诸证良"；又如王氏将猪细分为 21 种，包括猪肉、猪皮、猪之各种内脏等，其中猪肉有"补肾液，充胃汁，滋肝阴，润肌肤，利二便，止消渴，起尪羸"作用；而鳞介类中青鱼，能"补气养胃，除烦懑，化湿祛风；治脚气、脚弱"等。可见王氏于日常食物中常细心留意，考察知性，辨析功用，着实费了一番功夫。

4. 饮食有宜忌 王氏十分强调饮食宜忌，重视分析选用食物的适应证和禁忌证，建议人们根据自身情况合理选用食物。适应证方面，如牛乳"善治血枯、反胃噎膈，老年火盛者宜之"；槟榔"下气消痰，辟瘴杀虫，析醒化食，除胀泄满，宣滞破坚，定痛和中，通肠逐水。制肥甘之毒，膏粱家宜之"；羊肉"产后虚羸，腹痛觉冷，自汗带下，或乳少，或恶露久不已，均用羊肉切治如常，煮糜食之。兼治虚冷劳伤，虚寒久疟"；黄大豆"痘后痈毒，嚼生黄豆涂之，即溃。浸胖，捣涂诸痈疮亦妙"。禁忌证方面，王氏言糯米，"若煮粥饭，不可频餐，以性黏滞难化也。小儿、病人尤当忌之"；黄瓜，"发风动热，天行病后，疳、疟、泻、痢、脚气、疮疥、产后、痧痘皆忌之"；李，"多食生痰助湿，发疟痢，脾弱者尤忌之"；蚶，"多食壅气，湿热盛者忌之"，等等。不仅单味食物要注意宜忌，两种或两种以上食物在合用时也要注意，防止产生毒副作用，如羊肉"不可同南瓜食，令人壅气发病"，柿不可与蟹同食等；当然有些食物合用时也有佐制之效，如芦菔，"解酒毒、煤毒、面毒、茄子毒。消豆腐积，杀鱼腥气"；牛肉，"中其毒者，杏仁、芦根汁、稻杆煎浓汁，人乳并可解之"；鲈鱼，"中其毒者，芦根汁解之"等。王氏对食物宜忌及其配伍的详细记载，极大地促进了食疗学发展，为后世食疗方药的选择提供了文献资料。

5. 食疗有附方　综观全书，在详列食物性味、主治外，王氏还记录了大量的食疗单方、验方，为后世临床诊疗和饮食护理方面提供了指导。

其一，在单味食疗方方面，有单味食治和单食代方。单味食治，如薏苡仁具"健脾益胃，补肺缓肝，清热息风，杀虫胜湿"功能，可治"筋急拘挛，风湿痿痹，水肿消渴，肺痈吐脓，咳嗽血溢，肺胃肠痈，疝气五淋，干湿脚气，便泻霍乱，黄疸、蛔虫诸病"；姜，能"散风寒，温中去痰湿，止呕定痛，消胀杀虫"，用于治疗"阴冷诸疴，杀鸟兽、鳞介、秽恶之毒"。另外王氏发明单食代方，即以单味食物为一个独立方剂，如以西瓜绞汁而成"天生白虎汤"，具清肺胃，解暑热，除烦止渴，醒酒凉营之效，治疗喉痹口疮，治火毒时证以及因暑火引起的霍乱泻痢等；以梨绞汁服，为"天生甘露饮"，能够润肺，清胃，凉心，涤热息风，化痰已嗽，养阴濡燥，散结通肠，消痈疽，止烦渴，解丹石、烟煤、炙煿、膏粱、曲蘖诸毒，治疗中风不语、痰热惊狂、暑温等；以甘蔗榨浆名"天生复脉汤"，有清热养阴，和胃润肠，解酒杀蛔，化痰充液，利咽喉，强筋骨，息风养血之功，能够止热嗽虚呕，治疗瘅疟暑痢。这些方剂不仅取材方便，宜于服用，而且冠以不同方名，形象地描述了方剂功效，说明王氏对这些食物的特性及其临床应用的掌握已炉火纯青。

其二，在食物配伍方面，既有食物与食物的组方，也有食物与药物的组方。在一些疾病的治疗中，王氏常常选用二味或二味以上食物协同合用。如治疗胃寒吐泻，用"母丁香、橘红等分研，蜜丸豆大，米汤下一丸"；治疗产后小便不通，用"橘红二钱为末，空心温酒下"；治疗"心腹冷痛、虚寒泻痢"，用陈年醋浸大蒜。此外，王氏还介绍了一些食物与药物相配伍的简便方。如治疗小儿浮肿，以"丝瓜、灯心、葱白等分，煎浓汁服，并洗"；凡妇人产后无乳或乳痈、发背初起，"以母猪蹄一双，通草同煮食，并饮其汁"；治疗痘疹干黑危困，以"山楂为末，紫草煎，酒调服一钱，轻者白汤下，即时红活"。

其三，食物与酒配方。王氏认为，酒有"壮胆辟寒，和血养气"作用，能"行药势，剂诸肴，杀鸟兽、鳞介诸腥"，为老人所宜。酒和药食配制可以增强药力，除治疗和预防疾病，滋补药酒还可凭药之功，借酒之力，起到补虚强壮和抗衰益寿功效。书中介绍了愈风酒、喇嘛酒、健步酒、熙春酒、固春酒、定风酒等7个药酒的来源、组成、功效、制作方法，以及作者的应用体会，认为此7种药酒"用药深有精义，洵属可传"。同时，王氏也充分认识到过量饮酒的弊端，"酒性皆热，而烧酒更烈……故不但耗谷麦，亦最损人，尤宜禁之"。考虑其"治病养老之功亦不可没"，故王氏谆谆告诫：凡饮药酒者，以微醉为好，"不可过恣，始为合法"，若能节制酒量，不仅"补益之功甚大……更可引年"。

总之，《随息居饮食谱》是王氏在继承前人经验的基础上，结合他自己的实践总结出的一部食疗类专著，反映了王氏重视食疗、善用食疗的学术特色。其中的食疗理论及方法，为后世食疗、养生保健及祛病延年提供理论基础和实践依据。由于历史条件限制，王氏在书中的有些说法尚缺科学性，但瑕不掩瑜，该书对现代饮食养生保健等方面依然具有重要的参考价值。

第十五节 张寿颐与《本草正义》

一、作者生平简介

张寿颐（1873—1934），原名寿祥，字山雷，又字颐征，江苏省嘉定县（今属上海市）人，医事活动主要在浙江，是我国清末民初著名的中医学家、中医教育家和著作家。张氏禀赋聪颖，勤奋好学，十九岁时中秀才，涉猎诸子百家，尤精朴学训诂。后因母患风痹，常延医服药，遂弃儒学医，朝夕钻研古典医著及历代医家著作，并随当地老中医俞德玙、侯春林学习。后又拜师吴门名医黄醴泉，学习内科3年，得其教诲，医道渐精。1914年，嘉定县黄墙屯朱氏疡科传人朱阆仙创办黄墙朱氏私立中国医药学校（简称"黄墙医校"）。张氏遂从学于朱阆仙门下，并协助其师办学，担任教务主任，亲自编写各种教材。诊务、执教之余，朱氏将生平经验一一传授，张氏亲聆教诲，学验益臻精湛。1916年，朱阆仙病逝，黄墙医校停办，张山雷到上海开业行医，并执教于神州医药专科学校。1920年，应浙江兰溪中医专门学校（简称"兰溪医校"）校长诸葛少卿之请，赴兰溪担任教务主任一职。其时学校应用课本除采用黄墙医校部分原稿加以补正外，多为张氏教书之余写成。为编写讲义，张氏每至漏夜未息，夜编日教，达诸笔，宣诸口，朝夕如是者十余年，直至逝世，为我国近代中医教育事业"心肝呕尽"。甲戌年（1934）五月初八，张山雷逝世于浙江兰溪，终年六十二岁。

张山雷于中医诊断、本草以及临床各科领域均造诣深厚，与彼时张锡纯、张国华一起誉为"三张三达"。其治学严谨，实事求是，著作立论皆为有得之见，既博古融今，又中西合参，且尤精训诂，对医学经典著作及各家学说均能发其要义，取其精华。张氏在内、外、妇、儿诸科，以及本草、中风、外疡等方面阐发精辟，著有《本草正义》《中风斠诠》《疡科纲要》《沈氏女科辑要笺正》《小儿药证直诀笺正》《古今医案平议》《脉学正义》等。《本草正义》为张氏中药学的代表著作。

二、代表著述研讨

（一）版本情况

《本草正义》初成于1914年，后几经修订，于1932年由兰溪中医专门学校刊行。今存有1932年兰溪中医学校铅印本，以及1920年兰溪中医学校油印本两种早期版本。

（二）主要内容

《本草正义》共7卷，载药250余种，共分8类，依次为山草、湿草、芳草、蔓草、毒草、水草、石草、苔。各药以《神农本草经》《名医别录》原文为纲，分正义、广义、发明、禁忌、正讹、考证、纠谬、禁忌、存疑、备考、考异等项，对每种药物之性味、主治、功用、炮制、用法、宜忌等予以探讨，既博采诸家，详加考订，又参以己意，融入经验，对各药之辨证用药，阐述尤精。该书是张氏研究中药学的代表著作，反映了他在药物应用方面的实践经验和对一些药物研究的独到见解，对临床用药颇具指导价值，深为后世医家所赞赏，影响较大。

（三）学术特色

1. 师古不泥，畅述独到见解　张氏对药物的研究，崇尚《神农本草经》和《名医别录》。他认为《本经》是秦代以前的药学大成，其源最早，言简意赅，内容翔实，《别录》汇集了《本经》以后的诸家本草著述，也有极高价值。他撷取两书之精华，在《本草正义》书中，每味药大多以两书对药物性能、主治的论述为主，并结合后世一些药物学专著的有关论述，加以阐发，足见其对前人用药经验的高度重视。但张氏对古人的著述，并非一味盲从，拘泥不化，而是有分析、有批判地予以吸取，敢于提出自己的不同见解，他说："读古书之不可死于字句间者，若不分虚实，不辨病因，而昧然从事，亦何往而不为古人所误耶。"又说："吾国医书，止逞一时臆说，而不顾其理者，所在多有。"他举例说《本经》上品诸药，不饥不老轻身延年等说，数见不鲜……皆方士附会之谬说"，应予以大胆删节，申言是书虽"于《本经》正文，倒不更改一字，而独节去此等字句者，非荒经也，去其可疑，正欲以坚其可信"。这种继承与批判相结合，师古而不泥古的科学态度，值得我们学习和发扬。

《本草正义》对药物的性能、主治和临床应用等方面，除了广征博采古代有关文献外，还做了颇有见地的充实和发挥，体现了张氏敢于发明创新的思想。如对远志的化痰止咳作用，根据《本经》"主咳逆"的论述，着力予以阐发，认为本药有消痰饮止咳嗽之效，"今东瀛医者，专用以化痰止嗽，颇有奇功"。还对《三因方》有关远志能治痈疽的记述，也加以发挥，指出"《三因方》治一切痈疽，最合温通行血之义，而今之疡科亦皆不知，辜负好方，大是可惜。寿颐恒用于寒凝气滞，痰湿入络，发为痈肿等证，其效最捷"。又如对柴胡、大黄等药，发挥尤为精辟，认为柴胡之功用，约而言之，只有二层："一为邪实，则外邪已在半表半里者，引而出之，使还于表，而寒邪自散；一为正虚，则清气之陷于阴分者，举而升之，使返其宅，而中气自振"。至于肝络不疏，"实皆阳气不宣，木失条达"使然，于治疗剂中，"加少许柴胡，以为佐使而作向导，奏效甚捷，并强调指出："此则柴胡之真实功用，以外别无奥义。"对大黄一味，张氏力辟后世本草著述称其有毒的说法，谓本品能推陈致新，调中化食，安和五脏，"盖肠胃之消化，血脉之周流，本在以通为补，苟有宿垢留滞，则秽浊不去，即新生之血，亦易瘀积……唯能推荡陈腐，然后可以致新，庶几中气和调，食不碍化，而五脏皆赖以安和……近时西国医学，亦谓此药是补胃妙品，其旨正同"。这种既引经据典，又验之于临床，且融以心得体会的阐述发明，最能令人信服。

2. 正讹纠谬，批评荒诞之说 《本草正义》对部分药物的论述，设正讹、纠谬两项，其内容主要是评议各家论点，纠正讹误，摒弃荒诞不经之说。尽管有些批评持论有所偏执，不免有矫枉过正之嫌，但总的来看，大多切合实际，击中弊端，对于正确的认识药物性能和主治，合理的用药，很有裨益。如对丹参一药，《本草纲目》引《明理论》有一味丹参散，功同四物汤之说。云治妇人经脉不调，或前或后，或多或少，产前不安，产后恶血不下，兼治冷热劳。张氏对此大加非议，指出"四物一方，通治妇女，已属盲人扪烛之谈，乃更出一物（指丹参）之方，宁非绝大笑话！世又安有不问寒热虚实，而用一药一方，可以统治万病之理？"又如对丹溪"产后不可用芍药，以其酸寒伐生发之气故也"的观点，张氏也力斥其非，"芍是酸寒，虚寒者固不可用，然尚有小建中之成例在。若是实热当下，硝黄芩连，且皆不避，又安有独禁芍药一味，而乃曰产后不可用芍，则凡是娩身之后，独忌此一味，其理安在？"如此辨证地谈医用药，纠正前人立论之偏，确能发人深思，有益于临床。

对于荒诞不经之说，张氏则据理驳斥，主张扬弃。如对使君子的应用，针对世俗有"杀虫至尽，无以消食"的说法，指出："凡是诸虫，皆当杀之使尽。今俗人之见，似乎肠胃当有此虫，则食物乃能消化，其说最是可嗤。濒湖《纲目》亦曰俗医谓杀虫至尽，无以消食，鄙俚之言也。树有蠹，屋有蚁，国有盗，祸耶福耶？可知世俗相传不经之说，亦已久矣。"这种坚持科学，摒弃异端邪说的精神，是难能可贵的。

此外，张氏对时弊的批评，亦是入木三分。如对桔梗一味，他说自洁古创桔梗升提，缪仲淳、景岳、石顽等宗之，认定为咽痛专药，但对风热实火喉咽病，"正是火势上壅之候，更与温升，宁不抱薪救火，而益其炎，奈何庸俗之流，犹昧然盲从，而执定甘桔为咽痛之普通药剂耶"。又举俗医对黄芪"无不节取《本经》排脓止痛四字，泛指为疮家必用之药，所以庸俗之书治疡各方，类皆不问虚实，插入黄芪一味……不知毒势方张而用实表之药，为虎傅翼"。在批评俗医以益母草作为产后套药时，言辞尤为尖锐。指出此药"为活血捷利之品，经前导滞，产后通瘀，皆其明验。然走而不守，有攻无补，血滞血瘀者宜之，而血虚血脱大忌。乃俗医以为破瘀生新，而妇孺又谓女科必服之药，三吴习俗，尤为酷嗜，凡属经病产后，不问虚实，无不恒服，医者信于涂鸦，服者志心皈命。须知导滞之药，岂是一例可用……所见过于宣导，遂成虚怯者，亦所时有，安得家喻户晓，为吾邦一洗其恶俗耶"。这些都是俗医"呆读古书，不辨药理之咎矣"。

3. 注重实践，努力充实新知 在药物研究上，重视实践是张氏的一大特色。他说"医药以切合实用为主"，在此思想指导下，他对药物性能、主治、炮制等方面的论述，往往从临床实际出发，结合自己和他人的实践经验，予以深入地探讨阐发，使理论紧密联系实际。如对外科痈肿等症，医者每用酒和服，以行其药力，张氏根据自己的临床经验，对此未敢苟同，认为当辨证而施，不可滥用，尝谓："乳痛乳核单方，古法多用酒服，盖欲其迅行及于患处，然此惟坚块初起，其形未大，肌肤亦未变色时，间或可施，而乳症多兼肝胆阳邪，酒能助火，未可概投。若形势渐巨，本欲酿脓者，适以速其成溃耳。"在论述党参补益作用时说："特力量较为薄弱，不能恃久，凡病后元虚，每服二三钱，止足振一日之神气……故凡古今成方之所用人参无不可以潞党参当之。即凡百证治之应用人参者，亦无不可以潞党参投之。"凡此，皆本诸实践的有得之见。更值得指出的是，张氏还广泛吸取他人的用药经验或自己的心得体会，扩大药物的应用范围，充实新知。如对忍冬一药，认为治痈疽疮疡的功效，其藤叶尤胜子、花，尝谓："今人多用其花，寿颐已谓不如藤叶之力厚，且不仅煎剂之必须，即用以煎汤洗涤亦大良。到处都有，取之不竭，真所谓简、便、贱三字毕备之妙药也。"在论述骨碎补功效时，据其业师朱阆仙先生的经验，补充了本品"治寒痰凝滞，牙关不利，颊车隐痛之骨槽风重证，甚有捷效"。他还善于吸取民间的用药经验，以充实药物的作用，如论述白毛藤时指出："吾乡人恒用以治支节酸楚等症，甚有捷效。"

张氏注重实践，还表现在他对药物的实地考察、躬身体验上。如对药物的性味，他常口尝身试，确切了解药物性能。如对牵牛子的描述："试细嚼之，惟其皮稍有辛味……又荙气戟人喉舌，细味之亦在皮中，所谓有毒，盖即在此。古方中凡用末子，均称止用头末，正以其皮黏韧，不易细碎，只用头末，则弃其皮，而可无辛荙之毒，颇有意味可思。"

对药物的炮制，张氏也有深入的研究，甚至通过亲自尝服，了解炮制对药物的作用。如他对附子的炮制方法影响药效做了详细介绍："惟此物善腐，市肆中皆是盐渍已久，而又浸之水中，去净咸味，实则辛温气味，既受制于盐之咸，复受制于水之浸，真性几于尽失。故用明附片者，必以干姜、吴萸等相助为理，方有功用。独用钱许，其力甚缓。寿颐尝于临证之余，实地体验，附片二钱，尚不如桂枝三五分之易于桴应。盖真性久已淘汰，所存者寡矣！是以苟遇大证，非用至二三钱不能有效，甚者必四五钱。"又如对石斛的加工炮制与药效的关系，亦有精辟论述，指出金钗石斛"市廛中欲其美观，每断为寸许，而以砂土同炒，则空松而尤为壮观，要之一经炒透，便成枯槁，非特无以养阴，且恐不能清热，形犹是而质已非……所以吾吴医家，每用其原枝不炒者，劈开先煎，庶得真味。且此物最耐久煮，一味浓煎，始有效力"。若非实地考察，亲自体验，断无有此真知灼见。

4. 认真考据，发皇古字正义 张氏精于小学，有扎实的文字学功底，因此他对古医籍中费解或有歧义的文字，常通过训诂、注释等方法，深入地加以考据，探微阐幽，析疑解惑，这对澄清古文字的含义，使之准确、真实地指导临床实践，起到良好的作用。如肠澼之"澼"字，他据古本《素问》"阴阳虚，肠辟也"其字作"辟"，不加水傍，"犹可知其为辟积之义。盖此病实由肠中积滞使然……而后人加以水旁，反不可解。而《集韵》澼字，乃训为肠间水，且因肠澼而附会为之，非古义也"。又如"支满之支，读如搘挂搘撑之搘，古书本多通用"。再如"中风者，即角弓反张之风痉，痉是古字，痉即痉之隶变。《玉篇》虽有痉字，训恶，然汉隶至、圣不别，数见不鲜，实即一字"。举凡这些，足见他对古医籍中一字多义或假借者，能辨其真实含义，而明白医理。

此外，对《本经》和《别录》等古医籍的文字讹误，张氏也有很多发现。如射干主治，《本经》中有"不得消息"一语，他则曰："不得消息，当作不得息，言其喘逆气急，不得呼吸之常度也。古医书言喘逆不得息甚多，《本经》此条，作不得消息，义不可解，恐系衍文。"经此一指，疑窦顿解，医理自明。

　　综上所述，《本草正义》是张氏药物学研究的精华，后世的《中国药学大辞典》《中药大辞典》等药学书籍，都引用过其不少内容，足见其在学术上的影响。但是，由于作者知识面和时代的局限，书中对某些药物的立论过于偏执，有些药物作用（如蓖麻等）的描述也有失实之处，然瑕不掩瑜，本书仍不愧为近代中药学中较有特色的著作之一。

第三章　其他医药学家及代表著作

　　浙江其他医药学家及著作涉及面广，理论学术和编撰风格各具特色，丰富了浙派本草的学术思想与文化内涵。主要代表有徐彦纯《本草发挥》，王纶《本草集要》，皇甫嵩、皇甫相《本草发明》，蒋仪《药镜》，卢之颐《本草乘雅半偈》，凌奂《本草害利》，莫文泉《神农本经校注》，仲学辂《本草崇原集说》，周岩《本草思辨录》，曹炳章《增订伪药条辨》《规定药品考正》等。

第一节　徐彦纯与《本草发挥》

一、作者生平简介

　　徐彦纯（？—1384），字用诚，会稽（今浙江绍兴）人，元末明初医家。早岁尝客吴中（今江苏苏州一带），以《春秋》教授乡之俊彦，享誉乡里。清乾隆《绍兴府志》记载，其精于医术，长于本草。《玉机微义》杨士奇序谓徐氏私淑于朱震亨，李时珍《本草纲目》亦称彦纯为丹溪弟子。从《本草发挥》的内容来看，徐彦纯不仅传承丹溪之学，而且兼取李东垣、刘完素、张从正等诸家之长。徐氏著有《本草发挥》《医学折衷》（后经刘纯增订更名《玉机微义》）二书。《本草发挥》是其汇集金元名家张洁古、李东垣、王海藏、朱震亨、成无己等关于本草方面的论述和发挥而成。

二、代表著述研讨

（一）成书渊源

徐用诚认为后世言方药，必祖《神农本草》，而能阐其义者，有张洁古、李东垣、王海藏、朱震亨、成无己等，故其集诸家之言，订说补漏，汇粹成篇，名曰《本草发挥》。

（二）版本情况

《本草发挥》成书于元末，具体时间不详，其初刊时间亦不详。明代太医院薛铠曾对该书有过校定。其后薛己约于明嘉靖二年（1523）至明嘉靖九年（1530）对该书进行重校并梓行于世，但流通不广。明万历年间吴琯将包含《本草发挥》在内的多部薛氏父子撰校医书进行合刻，名曰《薛氏医案二十四种》，使之广传于世。目前，据宋咏梅等人考证，《中国中医古籍目录》著录该书现存单行本和《薛氏医案二十四种》丛书本两类版本。单行本有3种：明刻本（藏中国科学院国家科学图书馆、哈尔滨市图书馆、宁波天一阁博物馆）、明天启聚锦堂刻本（藏浙江图书馆）、明南京太医院刻本（藏中国科学院国家科学图书馆）。《薛氏医案二十四种》有明刻本、明万历刻本、明陈长卿刻本、书业堂刻本、清聚锦堂刻本、清东溪堂刻本等17种，分别藏于全国多家图书馆。今所见单行本惟中国科学院国家科学图书馆所藏之残本（存2、3、4卷），著录为南京太医院刊本。其他所存本皆为《薛氏医案二十四种》丛书本。

（三）主要内容

《本草发挥》共4卷，载药270余种。卷1至卷3按金石部、草部、木部、人部、兽部、禽部、虫鱼部、果部、米谷部、菜部论述药物；卷4为药物总论，主要阐述药性理论、用药原则等内容。书中每药均先宗《神农本草经》，述其性味、功用及主治，然后撷采成无己、张洁古、朱丹溪、王海藏等金元诸家之论，并引《药性论》《本草图经》《本草衍义》《汤液本草》等书，阐发药物性味归经、升降沉浮之性及君臣佐使、脏腑补泻、制方用药之法度原则。

（四）学术特色

1. 善引经典论药　首先，徐氏论药必以《神农本草经》原文为先，宗其原文旨意，加以阐述。然《本经》原文以药物主治功效及性味为主，几乎不言药性理论、用药原则等内容。自宋往前，诸家本草药著，悉皆如此。自宋以降，医家们不只满足于方药的简单应用，开始探求药物产生疗效的作用机理，将药物性状、形态、气味、归经等与其主治功效相联系，并以《内经》理论为原则，指导临床用药，使药性理论得到空前发展，这一特点在金元时期尤为显著，出现了一大批药性本草类书籍，如《伤寒明理论·药方论》《素问药注》《珍珠囊》《药类法象》等。这种"以经论药"的特点在《本草发挥》中得到体现。

如人参条，"成聊摄云：脾欲缓，急食甘以缓之。人参之甘，以缓脾气"，将《素问·脏气法时论》中"脾欲缓，急食甘以缓之，用苦泻之，甘补之"的理论，用于阐释人参味甘能"缓脾气"之理，真切地将理论与实践相结合，指导临床用药。当归条，"成聊摄云：《内经》曰：脉者，血之府也。诸血皆属心，通脉者，必先补心益血。苦先入于心，当归之苦，以助心血"；泽泻条，"成聊摄云：咸味涌泄为阴，泽泻之咸以泄伏水，滑利窍"，等等。不仅如此，凡是有关药性理论的经典阐释，徐氏均予以摘录，如葛根条，"成聊摄云：《本草》云轻可去实，麻黄、葛根之属是也。以中风表实，故加二物于桂枝汤中也"，以《本草拾遗》中的十剂理论阐释葛根功用，并点出葛根汤与桂枝汤的组成和主治病证的异同点，经此一点，使阅者有拨云见日、豁然开朗之感。

2. 强调归经理论　徐氏注重归经理论在辨证用药中的指导作用，近乎每药皆有涉及，主要表现在三个方面。

其一，分经论治。如芎䓖条，"东垣云：头痛须用川芎。如不愈，加各引经药：太阳羌活，阳明白芷，少阳柴胡，太阴苍术，厥阴吴茱萸，少阴细辛。如顶巅痛，去川芎，用加藁本"，书中对于头痛采以分经论治的形式予以针对性治疗，这在现今临床实践中仍然具有指导意义。其在羌活条，进一步论述羌活和独活的区别，以及分别入太阳、少阴之由，"太阳经头痛，肢节痛，一身尽痛，非羌活不能除。足太阳、足厥阴、足少阴药也。与独活不分二种，后人用羌活，多用鞭节者。用独活，多用鬼眼者。羌活则气雄，独活则香细。故气雄者入太阳，香细者入少阴也"。

其二，配伍归经。除单味药的归经论治外，书中还谈及与不同药物配伍运用，所归之经亦有区别，如缩砂蜜条，"海藏云：缩砂与檀香、白豆蔻为使，则入肺。与人参、益智为使，则入脾。与黄柏、茯苓为使，则入肾。与赤、白石脂为使，则入大小肠。入手足太阴、手足阳明经。"益智子条中，进一步表明一药随方之主治功用不同，所入之经，也有不同。"益智子……手、足太阴，足少阴。本是脾药，在集香丸则入肺，在四君子汤则入脾，在凤髓丹则入肾。"

其三，引经药物。书中强调了引经药物在治疗中的重要作用。如升麻条，"洁古云：升麻乃足阳明胃、足太阴脾行经药也。若补脾胃，非此为引用不能补。若得白芷、葱白之类，亦能走手阳明、太阴。非此四经，不可用也。能解肌肉间热，此手足阳明伤风引用之药也。《主治秘诀》云：气温味辛，气味俱薄，浮而升，阳也。其用有四：手足阳明引经一，升阳气于至阴之下二，阳明经分头痛三，去风邪在皮肤及至高之上四也。治脾瘅，非升麻梢不能除。"

3. 讲求辨证用药 《本草发挥》讲究辨证用药。如人参条，指出人参与沙参虽同治肺脏，然其致病之由不同，二参禀赋有异，故所补五脏之阴阳各殊，书曰："海藏云：味既甘温，调中益气，即补肺之阳，泻肺之阴也。若但言补肺，而不论阴阳寒热何气不足，则误矣。若肺受寒邪，宜此补之。肺受火邪，不宜用也。肺为天之地，即手太阴也。为清肃之脏，贵凉而不贵热，则其寒象可知。若其伤热，则宜沙参。沙参味苦，微寒，无毒，主血积惊气，除寒热，补中，益肺气，治胃痹、心痛结热、邪气头痛、皮间邪热，安五脏。人参味甘，微温，补五脏之阳也。沙参味苦，微寒，补五脏之阴也，安得不异？易老取沙参以代人参，取其苦也。苦则补阴，甘则补阳。《本经》虽云补五脏，亦须各用本脏药相佐使，随所引而相补一脏，岂可不知？"半夏条，"去痰用半夏，热痰加黄芩，风痰加南星，胸中寒痰痞塞用陈皮、白术。"

又如白芍治疗腹痛有虚实之分、时节之别，故配伍也稍有异，"白芍药补中焦之药，炙甘草为辅，治腹中痛。如夏月腹痛，少加黄芩。恶热而痛，加黄柏。若恶寒腹痛，加肉桂一分，白芍药二分，炙甘草一分半，此仲景神品药也。如寒月大寒腹痛，加桂一钱半，水二盏，煎一盏服。"

此外，即便是同一证型，但表现症状不同，用药也有差异，如"牡丹皮主手厥阴、足少阴无汗之骨蒸，地骨皮主足少阴、手少阳有汗之骨蒸"。

4.重视阴阳五行 徐氏本为朱丹溪弟子，继承了丹溪阴阳五行的药学理论，并以此指导临床用药。如蜀椒条，谓"丹溪云：红椒属火而有水与金，有下达之能。所以其子名曰椒目，只行渗道，不行谷道，能下水燥湿。世人服椒者，无不被其毒。以其久，久则火自水中起，谁能御之？"以五行归属特性阐释蜀椒下水燥湿性能，并谆谆告诫世人该药不宜久服。败龟板条，"丹溪云：属金而有水，阴中阳也。大有补阴之功。而《本草》不言，惜哉！其补阴之力猛而兼去瘀血，续筋骨，治劳倦。其能补阴者，盖龟乃阴中至阴之物，禀北方之气而生，故能补阴。治阴血不足，止血利，治四肢无力。酥酒、猪脂皆可炙之。"指出龟为至阴之物，为阴中至阴之品，应运北方阴气而生，故败龟板当具补阴之功，且其补阴之力较他物更猛，凡属阴虚不足之血利、四肢无力等症，俱可治之。又如艾叶条，"洁古云：艾叶苦，阴中之阳。温胃。丹溪云：艾属火而有水，生寒，熟温……其性入火炙则气下行，入药服则气上行。"将艾叶生用则寒，熟用则温，入药则上，火炙则下的寒热俱存、升降自如之性，简单扼要地概括为"阴中之阳""属火而有水"，可见作者对药性的理解殊深。

第二节　王纶与《本草集要》

一、作者生平简介

王纶（1453—1510），字汝言，号节斋，慈溪（今浙江宁波）人。据《明史·方伎传》载"士大夫以医名者，有王纶、王肯堂。纶，慈溪人，举进士。正德中，以右副都御史巡抚湖广。精于医，所在治疾，无不立效。有《本草集要》《明医杂著》行于世"，可见王纶在当时已负有盛名。举进士后，他曾任广东参政、湖广右布政使、广西左布政史，后擢都御史，巡抚湖广。王纶年青时因父病习医，为官期间仍不忘钻研医道，"朝听民讼，暮疗民疾，历著奇验"。王纶医术以《内经》为基，广纳仲景及金元名家之长，尤崇丹溪，自成一家。所著之作除《本草集要》外，另有《明医杂著》6卷、《医论问答》1卷等。

二、代表著述研讨

（一）成书渊源

王纶自幼与父兄多受疾病所苦，而"每问乡之医者，见其率执定方，持一说，用之多不获效。每遇病，辄忧疑畏恐"。受家训"汝等干蛊读书之外，若有余力，宜莫学夫医"感染，购书学医，"乃知世医之陋妄也"，有"岂一定之方可尽耶"的感叹。王氏推崇丹溪"究心《本草》（《大观本草》）"，认为"学医之道，莫先于读本草识药性"，又在研学本草过程中，"见所载止于大观以前，尚遗后来洁古、东垣、丹溪诸说。意欲重加删补，以便检读，而为遑也"。故取《本草》及东垣、丹溪诸书，参互考订，削其繁芜，节其要略，编为《本草集要》。是书成于明弘治十三年（1500）。

（二）版本情况

据《中国中医古籍总目》著录的《本草集要》刻本情况，现存明正
德五年（1510）罗汝声刻本（藏于中国医科大学图书馆）；明嘉靖八年
（1529）朱廷立刻本（藏于中国国家图书馆、日本国立国会图书馆、中
国国家图书馆官藏本）；明万历三十年（1602）刘龙田刻本（藏于上海
中医药大学图书馆、中华医学会上海分会图书馆）；明刻本（藏于中国
中医科学院图书馆）共三版六本。

现存各版均非初刻本。罗汝声本为 5 卷残本；刘龙田本残缺，卷
6 末尾多出两页，卷 3、卷 8 部分残脱；中国中医科学院所藏明刻本残
缺，未见刊刻年份、堂号；惟有朱廷立本为完本。

（三）主要内容

《本草集要》分上、中、下三部。卷一为上部，总论本草大意、汤
药丸散加工制作、药性气味法象等。卷 2 至卷 6 合为中部，分论诸药，
共收 545 种药物，分草、木、菜、果、谷、石、兽、禽、虫鱼、人十
部，开创性地以草部为先，次木、菜、果、谷部，次兽、禽、虫鱼部，
终以人部，"以人为万物之灵也"。并在各药下简述性味、功效、主治
等。卷七、卷八合为下部，将各药又以药性特点分列为治气、寒、血、
热、痰、湿、风、燥、疮、毒、妇人、小儿 12 门，各门下又细分若干
类，如治气门下又分补气清气温凉药、温气快气辛热药、行气散气降气
药、破气消积气药。各类下记载相应药物，并简述药性功效。

（四）学术特色

1. 本于《大观》，广纳诸说 为弥补《大观本草》只收录到宋徽宗
以前资料的缺陷，王纶以洁古、东垣、丹溪论述为补充，填补了自宋徽
宗至明代本草著作的空白。

上部卷 1 以《大观本草》总论为本，兼采《黄帝内经》《神农本草

经》及李东垣等诸家学说，大量引用原文作为其著书的理论根据，论述本草药性气味法象、制方治病用药等一般规律，如《神农本草经》序列、陶弘景等论汤丸散之分量修治、制方用药之法等；中部卷2至卷6所收药物及其性味、归经、功用、主治，大体取自《大观本草》，并与东垣、丹溪诸书相互考订，删繁就简，节其要略，删成5卷，载药545种。卷7至卷8为药性分类，仿《大观本草》卷2病原所主药名写成。《本草集要》充分体现了王纶集大成的学术思想，本书以"集"为目的，尊经重道，旁征博引，参合己见，继往开来，称得上是一部承前启后的本草学集大成之作，为后世医家树立了模范。

2. 论药用药，重在气血 王纶尊丹溪之旨，认为补虚须区分在气在血，不可混淆。他说："丹溪曰：近世治病，多不分气血，但见虚病便用参芪，属气虚者固宜矣，若是血虚，岂不助气而反耗阴血耶？是谓血病治气，则血愈虚耗，甚而致气血俱虚。故治病用药，须要分别气血，不可混淆。"通过对《本草集要》的语义内容和特征进行文本挖掘，发现频率最高的字是"气"和"血"。书中关于气血的论述颇为丰富，如"气血混乱，服之即定，能使气血各有所归"，和从气血角度理解当归的命名，并就其治血偏重不同进行论述："头止血，身和血，尾破血。"又有人参"治亡血脉虚，以此补之者，谓气虚血弱，故补其气而血自生，阴生于阳，甘能生血也"，对人参补气养血的功效机理进行论述。

参照王纶《明医杂著》可了解到，其对气血痰瘀的认识全面而深刻，并最早明确提出以气、血、痰、郁为丹溪杂病纲领。所谓"气血冲和，万病不生"，如《素问·至真要大论》所言："气血正平，长有天命。"《本草集要》从气血出发论述病因病机，对应药物的功效主治，以药性之偏纠气血之偏，从根本上对疾病和药性以及二者的关系进行探讨，成其一家之言。

3. 规范炮制，侧重应用 在药物炮制和应用上，《本草集要》极其讲究。如大黄"以酒引之，上至顶颠，入太阳经。以舟楫载之可浮胸中。若用于下，不用酒浸洗"，又有地黄"熟则补肾，生则凉血……有痰膈不利者，姜汁炒用之"。此外，本书对单方应用有颇多论述，所谓

"一药疗多疾"，在于炮制、使用之不同。如单味附子治疗疔肿，"生末醋调之，干即再涂"；治疗口噤不开，"用末纳管，吹入喉中"；久患口疮，"生末醋面调，男左女右贴脚心，日再换"；脚气连脚肿满，久不瘥，"生末生姜汁调如膏，涂傅肿上，干再涂之"等。现代药理学研究证实，药物炮制后其洁净度明显提高，同时有毒药物的毒性显著降低，此外还能改变药性，增加药效等。书中有关药物的炮制及应用的详细论述，不仅对规范用药具有指导意义，而且有助于充分发挥药物功效，拓宽主治范围，提高临床疗效。

4. 组方遣药，强调配伍 《本草集要》作为本草专著，也吸纳了组方思想，强调药物的配伍使用，而非各药分而论之，这对临床有更大的指导意义。如当归"在参、芪皆能补血，在大黄、牵牛皆能破血，从桂、附则热，从硝、黄则寒"；芍药"得炙甘草为佐，治腹中痛，夏月少加黄芩，如恶寒而痛加肉桂……酒浸炒与白术同用，则能补脾；与川芎同用，则能泻肝；与参、术同用，则能补气"；黄芩"与芍药、甘草同用。又主妊娠，为安胎之圣药，清热降火故也。又得厚朴、黄连止腹痛；得五味子、牡蒙、牡蛎，令人有子；得黄芪、白蔹、赤小豆，疗鼠瘘。"可见王氏从临床实际出发，根据病证需要，在中医辨证论治思想和相应治法指导下，按照七情和合的配伍原则，联合应用于特定病证，从而达到减毒、增效、调控药物作用方向的目的，既突出了药物配伍的重要性，也体现了医者辨证论治的整体观。

5. 药性分类，有所创新 王纶在下部两卷根据药性特点将药分为12门，每一门下又分若干细类，如治气门下有补气清气温良药、温气快气辛热药、行气散气降气药、破气消积气药。在药物寒热温凉、补泻润燥、行散收涩的基础上据病理因素不同对药物进行分门别类，实为药物分类的一大创新，为现代中药学药物分类体系提供参考。相较于前人所创三品分类和按药物自然属性分类法，这种药性分类法更符临床实用，便于随证化裁用药的查询，同时也是该时期医家对中药药性认识的深化与紧密联系临床的现实使然，使学者读之，即能把握药物特点。

6. 辨析药物，精准用药 《本草集要》中不仅有对各味药的完整辑录，还有药物之间进行的比较。如地黄一物，有生、熟不同，"熟则补肾，生则凉血"；芍药有赤、白之异，为"脾经之药，白者补，赤者泄"，即对同种药物的不同炮制品进行的比较。又有"治血症，以防风为上使，连翘为中使，地榆为下使"，是对治疗血证的不同药物进行的区分。此外还有肉桂、桂枝的区别应用，以及附子、乌头、乌喙、天雄、侧子五者的异同。

这些药物在名称，或形态，或药用部位，或功用主治等方面有相似之处，然一旦在处方时差之毫厘，则容易引起不必要的纠纷。王氏对药物鉴别之法加以分析总结，极大地满足了临床需要，有利于指导精确用药，减少药物乱用现象的发生，确保安全用药。所谓"集要"，即直取其要。本书所述本草，虽广纳诸说，却也简明扼要，不愧"集要"之称。

第三节　皇甫嵩、皇甫相与《本草发明》

一、作者生平简介

《本草发明》作者为皇甫嵩、皇甫相父子。皇甫嵩，号灵石山人，明代武林（今浙江杭州）人，生卒年及生平不详。李玉清据《本草发明》自序"万历戊寅"，即万历六年（1578），推测皇甫嵩约生活于明嘉靖至万历年间。其家世业医，"承祖父业""于事儒之暇，究心于医"，乃儒而兼医者。著有《本草发明》传世。

二、代表著述研讨

（一）成书渊源

皇甫氏著书之由，序中已有交待。其言："夫医之为道，莫要于识药性……本草一经……诚济世之书也……其中治病之说，类多繁衍，每一品药该疗诸病，多者十数症，少者三四症，漫无专治、监制之法，俾用药者，莫知取裁。是以近世方家务求简便，乃舍《本经》，专读《药性赋》等歌括，托为东垣捷径之法而不加察，狃于目前常用之药，与《本经》所载奇异药品，率莫之究，执此以疗病，未免略而弗详，局而弗备，往多谬误，殊戾经旨，至投剂无效。良由药性不明，制用未当也。"他认为医道在乎识药，能知其药性者，方能对证用药，明了医道。而本草书中，以《本经》为先，也较为完备，是学习本草的不二之选，且后世医家药论多从该书而出。然注解愈多，内容愈繁，于所治之症，难分主次，且制法不明，无所取裁。医者为图简便，舍《本经》而逐《药性赋》等歌括，指导用药，致使治疗受限，投剂无效，变证多端。为纠时弊，皇甫氏呼吁当时医家重视经典，从根源入手，明药性，晓应用。因此他搜辑历代方书及医经，并参阅诸家本草，采撷其要，详加考订，以《内经》《本经》等经典医籍为主，辅以东垣、丹溪等名医药论，补充发明，撰成《本草发明》6卷。

（二）版本情况

《本草发明》成于明万历戊寅（1578）。《中国中医古籍目录》著录该书有3个版本，但实际上此书只在明代刊刻过1次。经李玉清考证，目前该书所存刊本有二：一者藏于中国中医科学院图书馆，仅有4卷（缺第5卷、第6卷），为残本；另一刊本为足本，共6卷，藏于上海图书馆。经核对，二者内容无差，仅"明《本草》类辨"一文位置有异：中国中医科学院图书馆所藏版本置于卷2之首，上海图书馆所藏明刊本则将该文置于卷1之首。

（三）主要内容

《本草发明》凡6卷。卷1为总论，按专题分别介绍药性理论及制方之义，如阴阳清浊气味厚薄法象、气味生成流布、东垣用药法象等。卷2至卷6，按草、木、果、谷、菜、玉石、金石、人、兽、禽、虫等部分类，分论各药，载药600余种。每药先述气味、有毒无毒、归经、阴阳属性、配伍禁忌等；次曰发明，多引诸家本草之言与作者本人心得体会，着重阐述主治功用、配伍要点；最后论及炮制用法、服药宜忌，间附简便方药于后。全书简明扼要，论述精辟，颇有发挥，其中不乏经验之谈，是一部理论联系临床的本草著作。

（四）学术特色

1. 药分三品，异于《本经》《素问·至真要大论》中首提"三品"二字，谓三品"所以明善恶之殊贯也"。《本经》开创药物分类先河，将所载365味药物按其毒性大小分为上、中、下三品，使三品分类理论付诸实践。皇甫氏在长期临证过程中，发现《本经》三品分类多与实际不符，决定重新分类三品。其云："三品内亦各有美恶之不同。如防葵、芎䓖、赤箭、茵陈之类，虽云无毒，非直养命药也，乃列之上品，是果可久服、常服而益人者欤？下品药如仙茅，虽云有毒，制为丸剂，佐以补药，久服益气通神。如何首乌、胡芦巴之属，皆无毒也，以佐补剂，大有补益，俱列之下品，是岂专攻击而不可久服者乎？"药物是否可服、久服，当"顾其制用何如耳"。若善用之，"虽乌、附下品，可收回天之功"；用之弗当，则"上品如参、芪，亦能伤人"，提出三品分类既要顾及是否有毒，更要从其制用着手，进行全面评判。"补助多而攻击少者列在上部，不必皆上品、中品药也；慎用、稀用之药，攻击多而补益少者列在下部，不必皆中品、下品药也。然二部中仍著三品，以明善恶之性，善用者，以意得之可也"。

某些药物，《本经》云其久服有益而实非者，皇甫氏提出纠正。如

《本经》谓铅丹"主吐逆胃反，惊痫癫疾，除热下气。炼化还成九光。久服通神明"，而《发明》仅言"涩可去脱而固气也"，且"煎膏止痛生肌，敷金疮溢血，长肉，外科之要药也"；又若丹砂，《本经》载"主身体五脏百病，养精神，安魂魄，益气，明目，杀精魅邪恶鬼。久服通神明不老。能化为汞"，而《发明》谓"火炼有大毒"，认识到朱砂不宜多服、久服。现代药理也证实朱砂中含硫化汞，易发生汞中毒。又如不确之药效，皇甫氏实事求是，有所取舍。如云母，"本草云：……久服轻身延年，悦泽不老，耐寒暑，志高神仙"，《发明》则载"云母古虽有炼服法，名为仙药，今未见有明验"，并提出质疑"仙道家术，今人饵服者，不可不慎"。

2. 阐释归经，论述严谨　张元素首创归经学说。皇甫氏在此基础上，以经络学说和藏象学说为根，以药物特性为据，结合前人经验和个人诊疗实践，确定药物归经，以此阐释药物的"引经""行经"理论。如《随症治血药论》中对川芎、地黄、当归、芍药四者的气味主司记载："川芎，血中气药，通肝经，性味辛散，能行血滞于气也。地黄，血中血药，通肾经，性味甘寒，能生真阴之虚。亦行厥阴与心经。当归，血中主药，通肝经，性味辛温，能活血和血，各归其经。芍药，阴分药也，通脾经，性味酸寒，能和血，治血虚腹痛也。"

皇甫氏通过药物归经阐释功效，论述严谨。其谓："桔梗，舟楫之剂，载诸药上行，乃肺经上部药，故本草云疗咽痛鼻塞，利膈气，治肺咳、肺热气奔促，乃专功也。以其开提气血，气药中宜用之……由能行上行表，使其气血流通也。"且详述桔梗之禁忌："若下虚及怒气上升，皆不可用。"并以五行、经络学说，阐释桔梗治效之理："入足少阴肾，故补气血、利五脏肠胃、补五劳、养气补虚痰之说，岂真能补哉？抑亦金为水化源，少阴穴在咽喉肺部位，而水脏与之相通软？"同时作出总结："利肺气之功用为专。"其论有理有据，逻辑缜密，内容翔实。

3. 人部药物，未敢苟同　皇甫氏云："夫天地生物，惟人为贵，乃列于草木、禽兽、鱼虫之类，例之为部已失等伦矣。其中用人尿、粪、妇女裈污秽不典之物，甚用人血肉、人胆、天灵盖、胎骨等以疗病，非仁人之用心也。"其认为使用人部药物会受到"阴责",且提及《本草别说》云《神农本经》'人部'内惟发髲一物,余皆出后世医家禁术,奇怪之论也"。他认为"伤人以济人"并非至孝,且忍心害理,不可为训。并据临证诊疗实际指出人部药物之弊,"今医方尝用人天灵盖治传尸瘵为妙药,未有一效者,信《本经》不用,未为害也"。既非仁人志士所为,又无真实疗效,反伤人耳,"仁者宜裁"。皇甫氏从实际出发,敢于反对当时割股疗亲以示孝道的主流思想,是值得称赞。但其认为使用人部药物"非仁人之用心"的部分观点,尚有局限。

4. 凝练总结,切中肯綮 皇甫氏叙述药物十分全面,如论芍药:"酸寒收敛之剂,扶阳收阴、助脾泻肝之要药也……此收敛停湿之剂,故主手足太阴而润燥健脾。"又别云赤、白之类,"白者补虚止痛,散血;赤者泻肝火,祛烦热,治暴赤眼,利膀胱大小肠,消瘀,通经下行。二芍性本同,但色白属西方,则补而敛涩;赤属南方,则泻而微散耳。"此外言及炮制、配伍,凝练总结:"酒浸能行经,止中部腹痛。炙甘草为佐,治腹急缩痛。夏月热腹痛,佐以黄芩,春秋减少。恶寒腹痛,加肉桂,冬月亦然,更治血虚腹痛。与白术同用,能补脾,同川芎用泻肝,同参术用补气血,同生姜用温经散湿通塞。但虚寒人及初产俱禁用,故冬月减芍药以避中寒。"指出药物使用因时、因人而异。又如叙述桔梗"与甘草并行,同为舟楫之剂,如大黄苦泄峻下之药,欲引至胸中至高之分,非此不居",等等。其论既含前人经验,又有自身实践,互相参订。

5. 理论翔实,有条有理 皇甫氏在总论中先后详述药性、气味、用药法象、升降沉浮、归经、藏象经络、标本阴阳、治病之逆从反正、中外先后之法以及君臣佐使等制方之法,甚或法象药理等内容,可谓既全且详。

如其在"东垣用药法象"中述及:"寒气坚,故其味可用以㕮;热气㕮,故其味可用以坚;风气散,故其味可用以收;燥气收,故其味可用以散……欲缓则用甘,不欲则弗用。用之不可太过,太过则亦病矣。"详述用药之理唯在"以所利而行之,调其气使之平也"。

从性味着手论药，云："牡丹皮苦寒，泻阴中之火，能养真血而去坏血；苦而无辛，能固真气而行结气。……要之，滋阴养血必用之药也。此能治无汗之骨蒸，地骨皮除有汗之骨蒸也。"云张元素以牡丹皮治神志不足之理，谓"神属心，志属肾"，并举"天王补心丸用之补心，八味丸中用之补心肾"以证之。论述条理分明，内容完备。

6. 审慎精微，详察其异 皇甫氏在古今药物应用上能详察其异。如其论柴胡治劳，"柴胡气味轻清，少阳经药，引清气上行而顺阳道，解肌发表，此专功也。惟能上行而顺阳道……《本经》无一字治劳，今治劳方中多用之，谓能提清气、祛邪热耳。"且柴胡用于治劳，仍需审证求因，随证治之，"若真脏虚损，复受火热，因虚致劳，须审用之，故用于清阳下陷则可，若下元虚，谓之下绝，决不可用。"皇甫氏还纠正一些错误说法，如其于羌活条下云："《本经》以独活即羌活，功用同，后人分之。"

他还拓展了某些药物的用法。以松脂为例，其言"主风痹死肌，作膏散用，乃其专功"，该说与《本经》"久服，轻身不老延年"有别，对药物的适用剂型有所拓展。云母条下亦有云母膏可"治一切痈肿"，云母粉则用于"治恶疮、风疹"的论述。

第四节　蒋仪与《药镜》

一、作者生平简介

蒋仪，字仪用，又字羽用，嘉善（今嘉兴嘉善）人，生活于明末清初，生卒年不详。蒋氏早年习举子业，于明末应试，然未尝登第，且时值战乱，瘟疫暴发，民不聊生，其有念于此，遂转投医林，遍访名师，潜心研究岐黄之术。蒋氏认为用药如用兵，欲为医者，必先明药察性，于是"博综余力"，校刻《医镜》，且"兹复汇本草诸书，论定之名曰

《药镜》"，该书于顺治五年（1648）完成，后其业医以终。

二、代表著述研讨

（一）成书渊源

《医药镜合序》中谓蒋氏"志存利济，研讨《素》书，洞其精奥，得《医镜》于太史王宇泰，而悬诸国门。嗣是之后，复综本草之源流，汇为《药镜》，付诸剞氏"。蒋氏为复本草之源，提出"兵不在多，药亦不在多，顾用之何如耳"，认为临床对药物择用必须先明药性，于是汇编《药镜》一书，附于《医镜》之后，便于初学者学习，"亦冀异人披览，怜余博济，或有同心，招之洞壑，精究厥因，然后施技人间，得大愉快。"

（二）版本情况

《药镜》无单刻本，而是附于《医镜》之后，以《医药镜》之名刊印。《医镜》为王肯堂所作，《医药镜》暨《药镜》的最早刻本为康熙三年甲辰（1664）刻本。《药镜》有"鸳水陈诞敷发兑"本与"古吴成裕堂珍藏"本，此两版仅在牌记、序、跋上有差异，其余正文内容雕版均相同。"鸳水陈诞敷发兑"牌记，有钱继登康熙三年《医药镜合序》。《医镜》无序、跋，《药镜》各种序跋齐全，为首印。而"古吴成裕堂珍藏"牌记，无钱继登序，《医镜》有柯元芳序（时间署为崇祯辛巳），《药镜》则无任何序跋。比较其内容则仍然是同一雕版。经考查，认为其或是后印，或是仅换序跋后改换牌记。值得注意的是，《医药镜》为《药镜》成书后，附于《医镜》合刊而成。

（三）主要内容

《药镜》前为凡例，记载了药物归经、炮制、配伍等内容；正文编分4卷，依照药物之性，首温、次热、次平、次寒四类而列，共录药物 344 味，述其功效主治，内容完备，易于记诵，种类较多，次序不紊。书后附载《拾遗赋》，论述药物 120 种；《疏原赋》述经络、用药之法，补述正文内容；《滋生赋》，记载水类药品 25 种；另补遗 36 种食品之性用。

（四）学术特色

1. 述药之效，逻辑严密 蒋氏论述药物功效、主治和配伍时，常点明缘由，欲使读者联系病因病机，以发深省，是谓"论药诸书，无虑充栋，但能述其功效，而不究其所以奏功之故"。蒋氏论前胡："荡风痰之痞结，清热嗽之失音。咳嗽喘逆，火盛咽疼，盖风伤乎肺经也，惟此甘辛可解；头痛恶寒，身热骨疼，盖寒贼乎膀胱也，辛温惟尔能驱。小儿疳热，大人痰热，脾经之湿也，清理推兹；胎娠寒热，疮肿发热，邪之郁于肌表也，是能疏散。痘家用之者，取其气寒，以平胸次无形之热毒；取其味苦，以泄膈中有形之实痰。"其谓前胡具清脾湿、散表邪等功效，常结合药物自身性味及病证病机进行阐释。

又如"白术之为性也，惟其纳食，所以止吐，胃脾之功臣；惟其行痰，所以敛汗，湿热之苕帚（谓扫除也）。利小便而肿退，实大腑而泻停"，论述功效逻辑严谨。同时详述白术适用宜忌，"气实喘促，脾虚而无湿邪者，宜勿用也；血滞津枯，风寒兼湿而成痹者，可任投之。痘家毒盛尿多，切须禁忌。"又云炮制之法："若见水疱之症，用麻黄根汁浸透焙干，取其达表以利水道也。"点出水疱为病，在于表闭与水道不利。

2. 炮制有别，临证辨用 临床上，为提升药物功能、提高临床疗效，或为扩大应用范围，同时减弱毒副作用，常对药材进行炮制加工。蒋氏在《药镜》中，对药物炮制多有阐述。如述骨碎补："青盐槐角，拌擦牙根，能令齿固；火炮乘热，耳聋塞治，耳闭兼开。包猪肾而煨酥，治肾虚之久泻；屑虎骨而酒下，起痢后之痿疲。"通过对骨碎补采取不同的炮制方法和辅料，以扩大其临床应用范围，起到固齿、治聋、止泻等作用。又如蒋氏在黄连条下云："佐桂蜜而交心肾，入姜辛而疗心肺。醇酒炒以清头目，猪胆蒸以泻肝胆。桔梗麻黄汁炒，达表以解痘毒。"地黄条下亦有："生血凉血宜用……气症姜制，血病酒蒸。"

3. 效用近似，析微察异 蒋氏对某些具有相似功效药物的选择颇有研究，认为"毫厘千里，祸福随之"，警示后人临证辨用，不可掉以轻心。例如黄芩、柴胡均能退热，"然须知黄芩退热，乃寒以胜之，折火之本也；柴胡退热，乃苦以发之，散火之标也"，标本有别，须多端详。又如"渴"有虚渴、火渴、郁渴、烦渴等多种类别，故"用治之法，更须详辨"。其在天花粉条下曰："花粉苦寒，善治里渴；干葛甘寒，独治表渴。至若汗下之后，亡阳作渴，必用人参之甘温以生津。阴虚火动，津液不能上乘而作渴，必用知母之甘辛以滋阴。又有五味子酸敛生津，麦门冬润燥生津，茯苓利水以活津，乌梅止水以夺津。以上数条，皆止渴之枢要也。倘症宜人参，而反与花粉，必亡阳而脱阴；症宜干葛，而误用花粉，必引邪而入里。"同治渴症，因病机不同，所用药物亦各有殊，若使用不当，非但不能却病，反有病重之危矣。

4. 药有宜忌，用之当审 《药镜》中有关药物的使用禁忌，蒋氏也多有整理，这为临床选药提供诸多参考。例如论述半夏时提及："勿施于肺热阴虚，咯衄诸血；忌用于胃气虚弱，脾阴不周……俗嫌半夏性燥，易以贝母，殊不思贝母入肺，半夏乃走脾胃，何可代也？"详述半夏用药禁忌，指出该药不能代替贝母之缘由。此外，还谈道"火痰黑、老痰胶，须加芩连瓜蒌海粉；寒痰清、湿痰白，须加姜附苍术陈皮；风痰猝中昏迷，要入皂荚天南星；痰核延生肿突，要入竹沥白芥子"，叙述不同痰症应配以相宜药物而治，是谓审症求因。

又如蒋氏在前胡条下谓："柴胡入少阳厥阴，前胡入太阳太阴。假如伤寒初起，当用前胡以散表邪。若误用柴胡，则苦寒之性，必引邪入少阳矣。惟是邪在半表半里，当用柴胡以清肌热，而或误用前胡，则汗多表虚亡阳，可立而待也。"蒋氏借助归经理论和六经之说，论伤寒初起当用前胡散表邪，误用柴胡可致邪入少阳；邪在半表半里当用柴胡清热，误用前胡可致过汗亡阳。谆谆告诫，意在警示后学审慎察因，对证用药，知其宜忌，切勿妄投。

第五节　卢之颐与《本草乘雅半偈》

一、作者生平简介

卢之颐（约1598—1664），字子繇，又字子由，号晋公，自称芦中人，钱塘（今浙江杭州）人。卢之颐天资聪颖，幼承家学，医道精湛。其父卢复，字不远，号芷园，为明代名医，精于医理，兼通儒佛，与缪仲淳、王绍隆、陈象先、沈启翁等医学名家交好，又与慧融等佛门大师来往密切。受此影响，卢之颐交游广阔，通晓医、儒、佛三家文化，常以儒理、佛理入手阐释药理、医理。卢氏一生勤于著述，医学著作主要有《本草乘雅半偈》《伤寒钤疏钞》（一作《仲景伤寒论疏钞金钤》）《学古诊则》《痎疟论疏》《摩索金匮》（已佚）等，其中《本草乘雅半偈》是其在本草领域的代表作。

二、代表著述研讨

（一）成书渊源

卢复曾著《本草纲目博议》一书，惜其未成而殁。卢之颐禀父遗愿，选取《本经》及后世本草著作之常用药加以诠释，续编本草，自序"凡历十八春秋，而此书始成"，是时为明崇祯十六年（1643）。该书每药分核、参、衍、断四项，四数为"乘"，诠释名物为"雅"，故名《本草乘雅》。次年（1644）付诸剞劂，然未成遭乱，挈家而逃。至清顺治三年（1646），卢氏生还而归，查其板帙，零落殆尽，后经追忆，只重写核、参二项，故易名《本草乘雅半偈》。偈为佛经唱颂之词，常以四句为一偈。因该书最终只得各药核、参、衍、断四项之半，故易为"半偈"。是书完成约在顺治四年（1647），后雕版问世，共计 12 帙，释药 355 种，并末附《芷园素社痎疟论疏》，因版心有"月枢阁"三字，故世称"月枢阁"本，此时卢氏右目失明。顺治十四年（1657），卢氏左目亦失明，由其女婿陈曾篁代笔，"补阙"药物 46 种，替换《痎疟论疏》，于顺治十五年（1658）第二次刊行。可见该书的编写经历了漫长、复杂的过程，约分三个阶段：从开始编写（1626）到书稿初成（1643）历时 18 年；从成书到首次雕版、版毁到追忆、再次雕版问世（1647），又历时 4 年；从雕版问世至最后增补完成（1658），再经 11 年，故前后共计 33 年。

（二）版本情况

《本草乘雅》虽于崇祯十六年（1643）完成，次年雕版，但因战乱而未能刊行。《本草乘雅半偈》首次刊行于顺治四年（1647），于顺治十五年（1658）经增补后再次刊行。再次刊行并未大规模新雕，而是以月枢阁原板为基础，进行增补、修订，是为"增补本"。增补本除增刻最后一帙外，还对原版进行了 4 处调整：一是改变帙次；二是将丹雄鸡由第 5 帙调整至第 11 帙，原丹雄鸡增补了䗪虫；三是各药独自排序改为各帙统一排序；四是对原板讹误做了少量订正与补充。

除以上两个刻版外，本书尚有多种抄本流行。其中最主要的抄本有二：一是四库全书抄本，二是曹炳章抄本。四库全书抄本所据当为初印本，除未抄录《痎疟论疏》外，还删除了所有眉批，并将"帙"改为"卷"，全书共计 10 卷。曹炳章抄本所据为增补本，对部分误字进行了修改，具有一定参考价值。

（三）主要内容

据杭世骏"名医卢之颐传略"所载，《本草乘雅半偈》为 12 卷，《四库全书》编者所见仅 10 卷本，《全国中医图书联合目录》著录为 11 卷。其实原书并未明确分卷，仅分《本经》上、中、下三品，其余诸家本草著作，按时代先后类列，分为第 1 帙、第 2 帙等。各家计算方法不一，故卷次略异。

全书取《本经》药物 222 种，又于历代名医所纂，自陶弘景《别录》至李时珍《纲目》诸书内，采取 143 种，以合三百六十五之数（经核查，无论首印还是增补后，此数与实际所释药物数量均不一致）。在各药之前，首注出处品级，次行列药名、气味、良毒、功效、主治，是为正文。注文低一格，每药分"核""参"两项加以诠释。首列"核曰"，即结合实际情况与《本草图说》对照，以阐述药名、释名、产地、形态、采收、贮存、炮制、畏恶等内容。次列"参曰"，即通过对《本经》的研究，提出卢氏本人对该药功效、形态等有关内容的理论推演。两项之中，常夹引"先人云"（指其父卢复之语）及缪仲淳、王绍隆、李时珍等诸家言论，而卢氏本人发挥集中在"参"项。是书在阐述药理的本草著作中独具特色，《四库全书提要》评价其录药虽"拘牵附会"，然对其议论和选药颇为赞赏，尝谓"考据赅洽，辩论亦颇明晰。于诸家药品，甄录颇严。虽辞稍枝蔓，而于本草，究为有功"。

（四）学术特色

1. 征引广博 《本草乘雅半偈·宋之绳序》云："子繇之书，俯仰观察，本之六经，佐以子史，旁及稗官百家，无所不贯。"卢氏涉猎广泛，三教九流，经史子集，无所不通，故其论药，凡有相关，皆引载于书。

如第 7 帙"茗"条，卢氏所引之书有《陆羽茶传》《茶解》《煮茶泉品》《茶疏》《岕山茶记》《茶说》《东坡试茶录》《茶笺》《茶录》《茗笈》《煮泉小品》《茶谱》《芷园日记》《鹤林玉露》《茶寮记》《煎茶七类》《岕山记》《熏逌跋陆羽点茶图》等近二十本茶书，载有相关内容 140 余条，一万余字，并按溯源、得地、乘时、揉制、藏茗、品泉、候火、定汤、点瀹、辨器、申忌、防滥、戒淆、相宜、衡鉴、玄赏十六项加以类编，条目清晰，涵盖甚广，可谓茶事类纂。又如第 4 帙"竹叶"条，卢氏载有不同种类之竹，如钟笼竹、棘竹、篁竹、弓竹、苏麻竹、篣篨竹、般肠竹、服伤竹、箸竹、百叶竹、盖竹、简簹竹、鸡胫竹、籚竹、箭竹、篃竹、慧筱竹、细竹等，共计 110 余种，征引文献达 60 余部，如《异物志》《吴都赋》《岭表录》《吴郡赋》《尔雅》《竹谱》《吴越春秋》《齐民要术》《杜台卿淮赋》《汉书》《广志》《老学庵笔记》《南方草木状》《字林》《临海异物志》《竺法真罗山疏》等，可见卢氏所参之广、所采之博、所述之详，这在历代本草书中实属罕见。

2. 释名重字 卢氏云："本草立名，圣贤各有深意。以德、以性、以色、以味、以体、以用，为品不同，要使后人顾名思义，即一端而得其大全。"故其以训诂之长，于"参"项之中，释其药名。如枸杞，卢氏释云："枸从苟，诚也，省作句。观断绝寸茎，根须俱髡，以入土中，旬日即发，枝干分劈镂刻，亦不之死，仁机扇动，一诚之致也。命名之义，或取诸此。"白蔹，卢氏认为："蔹从欠，音醮，平声；与敛从攵，音廉，上声者迥别。有以蔹训聚敛之敛谬矣。盖蔹，欲也，遂也，金也，洁也，坚洁遂欲，以功用证名也。"

部分药名，与其性状、形态、气味等直接相关，故释名简洁。如续断，"断者续之，因名续断"；蔓荆实，"垂布如蔓，故名蔓；柔枝耐寒，故名荆"；细辛，"细指形言，辛指味言"；地肤子，"蔓延敷布，弱不胜举，因名地肤"；景天，"性喜高显，因名景天"。卢氏通过名物训诂方式，来阐释药物的主治功用，使人闻其名而知其用。如萆薢，"萆，覆蔽也；薢，解脱也。风寒湿相合成周痹，覆蔽经脉骨节之外，致腰脊骨节强痛，及恶疮不瘳热气，力可使之解脱"；杜仲，"杜，牝。仲，次，合阴，合耦，合象太阴之始生。自上而下，从外而内者也。皮络如绵，皮理如革，合至阳沦肤始尽，至阴容平始平也。平则转出为降，降则中实；中实，遂成入令矣。入则精志益，筋骨强，藏精而起亟矣。何患老之将至，余沥之有；又何患藏阴之形未充，致奉生者少，转为痿厥，及木用不及之有。既容且平，又何患长夏之土化未攘，与秋金骤敛，中含润湿之有"。

3. 释药重理 本书重在以物理、象理、义理、事理、佛理、易理等阐释药理，释其功用，以求贯通。

卢氏释文特点有三：

一是注重实践，以求真义。卢之颐治学严谨，不但博采先贤所述，认真考据分析，细致详察，而且对于审辨不清的，曾"间取数十种，躬莳斋圃"，从实践出发，以"求其甲孚癸终之候"。如三白草，历代诸家说法不一，卢氏据其观察所得，予以阐释："颐家植此草于庭前者，二十余载，每见三月生苗，叶如薯叶而对生，小暑后，茎端发叶，纯白如粉，背面一如，初小渐大，大则叶根先青，延至叶尖，则尽青矣；如是发叶者三，不再叶而三莠，花穗亦白，根须亦白，为三白也。"又言："月令小暑后，逢三庚，则三伏，所以避火刑，以全容平之金德。三白草，不三伏白而三显白，转以火金相袭之际，化炎歊为清肃，此即点火成金，不烦另觅种子者是也。"此从躬身观察乃得，所言自有道理。

二是取象比类，推理缜密。卢氏读牛膝曾经年不得其解。后"偶忆风马牛不相及句，比类推之。牛喜风顺，马喜风逆，故知经隧从头走足，其逆流而上，与不得顺流而下者，当百倍其力，故一名百倍。更观实若鼠负，根直下行，宛如甲拆。盖牛为土畜，在卦曰坤，从土解孚，以行脾用"，继而对牛膝功用加以阐解，颇得要义。

三是援引佛易，贯通药理。卢氏"幼耽禅学，于谷闻、憨山大师，得其南车；于离言和尚，得其点醒"，书名之"偈"字，即是佛经之唱诵词，可见颇受佛家文化影响。书中多处内容经卢氏以佛理为喻，对医理药理予以阐释，自有独到之处。如释朴消、硝石，为明水火之别、胜劣之异，引《楞严经》之说："火腾水降，交发立坚，湿为巨海，干为洲潬，以是义故。彼大海中，火光常起，彼洲潬种，江河常注，交妄发生，递相为种，用是思维。彼水硝者，火势劣水，故火体似脏，而水用独著。彼火硝者，水劣火势，故水体似脏，而火用独著。观其主治，则思过半矣。"卢氏以易释药，常从象、数入手说理。如云牡蛎，谓其感水气而结，因"假水融结，俨如人骨，象形巽入，骨气以精"，故久服牡蛎可强骨节也。又如莲实，"即坎中之满，能填离中之虚"，故有补中之效。

卢氏释药，特点鲜明，见解独到。阐释本草时，既能广博参引，又能精辟论述，推演药理尤为严密，故清代医家曹禾评曰"辨论精博，甄录谨严，为注释药性家之祖"。然书中牵强附会之处亦多，缺乏一定的客观性，故《四库全书总目提要》批评其"辞稍枝蔓"，此点当须明了。

第六节　凌奂与《本草害利》

一、作者生平简介

凌奂（1822—1893），字晓五，吴兴（今浙江湖州）人，清代名医，道号壶隐，晚号折肱老人，为明代御医凌云十一世孙。其早岁习举子业，因幼年体弱多病，遂留心医学，上溯轩岐仲圣经论，下逮诸家注解，靡不收采，常能心领神会。又复师舅氏"浙西三大家"之吴古年，尽得其传。凌氏尝谓"若辈志图上进，力矫凡庸，必多读书而加以临证，阅历既深，甘苦自悉"，并以程伊川先生"医不读书，纵成仓扁，终为技术之流，非士君子也"自勉。其学识愈多，医术愈精，不久即名动湖城，被誉为"凌仙人"。著有《本草害利》，以及《凌临灵方》《医学薪传》《饲鹤亭集方》《外科方外奇方》等医籍。

二、代表著述研讨

（一）成书渊源

《本草害利》成书于清同治元年（1862）。凌奂自幼学医，师从吴古年，深感"凡药有利必有害"，为避免后世医者"用药不审，草菅人命"，以其师吴古年所著而未刊行的《本草分队》为基础，集诸家本草药论，补入药害，逐一加注，删繁就简，撰著成书，更名《本草害利》，意在"求时下同道，知药利必有害，断不可粗知大略，辨证不明，信手下笔，枉折人命"。

（二）版本情况

《本草害利》现存古本种类较多，主要版本为同治元年（1862）刻本。

（三）主要内容

《本草害利》不分卷，条目药物列有 250 余种，涉及 350 余味。药物按其归经予以归类，分心、肝、脾、肺、肾五脏及胃、膀胱、胆、大肠、小肠、三焦六腑十一类，即 11 "分队"。各部下又按药性及作用强弱分补、泄、凉、温之猛将、次将。书中论述各药，必言其害、利与修治，且先陈其害（不良反应），次言其利（功用配伍），后述修制（采摘炮制及用药品种鉴别）。这种突出不良反应、强调功用配伍，辨证地认识药物利弊，于历代本草著作中独此一家。不仅内容丰富，而且切合临床。

（四）学术特色

1. 首论药害，独树一帜　本书在分论药物时着重突出药害内容，将害列于首位，此为创举，同时也是本书最大特色。对此凌奂在自序中也有说明："欲求时下同道，知药有利必有害，断不可粗知大略，辨证不明，信手下笔，枉折人命。"其良苦用心，显而易见。纵观全书，凌奂重视药害的思想，贯穿全文。

其一，论述药物错误使用之害。如丹参下云："虽能补血，长于行血。设经早期，或无血经阻，及血少不能养胎，而胎不安，与产后血已畅者，皆不可犯；犯之，则成崩漏之患。凡温热病，邪在气分，而误用之，则反引邪入营，不可不慎之。"说明凌氏重视行血药伤血之害。又如龙骨下云："其性收涩而收敛，凡泄利肠澼，及女子漏下、崩中、溺血等症，皆血热积滞而为患，法当通利疏泄，不可便用止涩之剂，恐积滞瘀血在内，反能为害。为久病虚脱者，不在所忌。"说明凌氏已注意到在治疗血热出血时，不宜率投收涩之剂，应细审其因，详查其候，于使用禁忌中多加留意。

其二，药物自身性味之害。凌奂在介绍某些苦寒之品，也有其见解。胡黄连条下论述："性味苦寒之极，设使阴血不足，真精耗竭，而脾阴胃气俱弱，切勿妄投。须与健脾胃等药同用，乃可无弊，慎之。"而对辛散走窜药，凌氏也未忽视，如吴茱萸条下有："……呕吐咳逆上气，非风寒外邪，及冷痰宿水所致者不宜用。腹痛属血虚有火者不宜用……一切阴虚之症，及五脏六腑有热无寒之人，法所咸忌。损气动火，昏目发疮，非寒滞有湿者勿用。即有寒湿者，亦宜酌量少用"，更在芎䓖条下言："其性辛散，走泄真气，上行头目，下行血海。凡病气升痰喘，虚火上炎……作渴烦躁，及气弱人均不宜用，单服久服，令人暴亡，亦泄其真气使然也。"其在蓬莪术条下总结辛散药害说："一切辛走之药，法当所禁，虚人服之，积未去而真气已竭，兼以参术，或庶几耳。"

在"凡药有利即有害"的用药思想指导下，凌氏还认为，即使是味甘性平之品，服用不当，亦能产生药害。如甘草条下云："甘，令人中满。有湿之人，若误用之，令成肿胀。"大枣条下有："虽能补中而益气，然味过于甘，甘令人满，脾必病也。故中满勿服。"其思想深得《内经》旨意。正如《素问·宣明五气》篇云："辛走气，气病无多食辛；咸走血，血病无多食咸；苦走骨，骨病无多食苦；甘走肉，肉病无多食甘；酸走筋，筋病无多食酸。"其以《内经》思想为基础，指导临床用药的理论是值得我们借鉴思考的。

2. 次论药利，言简意赅　凌氏在叙述药利时常择其要而言之，是为该书特色之二。本书主体内容继承自《本草分队》，认为用药如调兵遣将，须知人善任，以御外敌。如木香条下云："辛苦温三焦气分之药，泄肺气，疏肝气，和脾气，开诸郁，温中而治心疼。"延胡索条下有："能行血中气滞，气中血滞，调经脉，利产后暴血上冲，折伤积血，疗疝舒筋，理通身诸痛，止肠痛心疼，为活血利气之药也。"柴胡条下记："为少阳表药，故治疟发表，和里退热，主清阳上行；解郁调经，宣畅气血，主阳气下陷"等。

此外，为便于初学者背诵记忆药性，凌氏还特别讲究用词构句的工整性，如佛手柑"理上焦肺气而平呕，健中州脾运而进食"等。其中尤以温脾第一猛将附子的概括最为精辟："禀雄壮之质，有斩关之能；引补气药，以追散失之元阳；引补血药，以养不足之真阴；引发散药，以驱在表之风寒；引温运药，以逐在里之冷湿。退阴益阳，祛寒湿之要药也。"寥寥数语，将附子禀质全盘托出，对仗工整，言简意赅。

3.运用对比，分别异同 该书特色之三是凌氏在鉴别同类药物功效时，常使用两相对比法，将同类药物功效异同明显地区分开来，引人注意。如山楂下云："善去肉食腥羊膻油腻之积，与麦芽之消谷积者不同。"枳壳下云："枳实性急，枳壳性缓，俱可磨汁用，而力更迅。"黄芩下有："柴胡退热不及黄芩，柴胡苦以发之，散火之标，黄芩寒以胜热，折火之本。"前胡下云："前胡主降，柴胡上升，性有不同。前胡治风痰，与半夏治湿痰，贝母治燥痰者各别。"通过此类鉴别，使学者对诸药的性效主治差异一目了然，确有辨证用药的指导意义。

4.兼夹配伍，以助实用 在《本草害利》中，凌氏对大多数药均有言及其主治病证的有效药对，为临证选药治疗提供重要参考。如肉桂下有："宣通百药，善堕胞胎，得人参、甘草、麦冬良。"菊花后云："补益金水，善制风木，去胸中之热，祛头目之风，白术、枸杞、地骨皮、桑白皮为使。"龙胆草下有："柴胡为主，龙胆为使，目疾要药。若目疾初起，宜发散，忌用寒凉；治小儿客忤惊痫，忌地黄。赤小豆、贯众为使。"注明其配伍宜忌。诸如此类的药物配伍观点，不仅是凌氏的经验之谈，也内含中医学的理论依据，具有很好的参考价值。

5.讲究炮制，注重药效 在《本草害利》中，凌氏介绍药物修治时，还特别注重在诊断病情的基础上，因证使用炮制药物，以最大限度地提高疗效。如黄连条下云："心火生用，肝火胆汁炒；上焦火酒炒，中焦火姜炒，下焦火盐水炒，或童便炒；食积火土炒；湿热在气分，吴茱萸汤炒；在血分醋炒。"有些药物如炮制不同，药效也随之改变，如山栀仁条下云："生用吐胃中邪热，当以伤寒类方参看，炒黑止血，姜汁炒止烦呕，内热用仁，表热用皮。"凌氏在分析炮制时，不单论制法，也加入了炮制理论。如延胡索下云："生用破血，炒用调血，酒炒行血，醋炒止血。"在干姜条下云："炒黑则能引补血药入阴分，血得补则阴生热退，此阳生阴长之义。且黑为水色，故血不妄行也。"此外，凌氏在服用方法上也别有讲究，如在栝楼条下云："阴人服楼，阳人服栝，并去壳皮革膜及油。土瓜蒌，功用相仿，惟实热壅滞者宜之。稍挟虚切勿妄投。"对于错误炮制，凌氏也例举其害。如辰砂："若火炼，则有毒，服饵则杀人。"元（玄）参有："勿犯铜器，饵之噎人喉，丧人目。"

6.药食同源，注重食疗 食疗在中医临床中有着不可或缺之地位。根据病情辅以食疗，往往能起到更好的疗效。凌氏在《本草害利》中，颇为注重食物的药性和食用禁忌。如薏苡仁条下有："此除湿燥脾之药，凡病患大便燥结，小水短少，因寒转筋，脾虚无湿者忌。孕妇禁用。"莱菔子条下有："生则噎气，熟则泄气，多食渗人血，白须发。"又竹条下有："竹能损胃气，故虚人食笋，甚不相宜。"鸡条下有："性热动风，凡热病初愈，痈疽未溃，素有风痰人，咸忌之。年久老鸡，脑有大毒，食之能发疔……鸡子多食令人气闷。"

凌氏《本草害利》一书，是历史上第一部着重讨论药物禁忌的专题本草。所述内容简明扼要，颇切临床实用，具有强烈的辨证精神和极高的实用价值。同时也不乏缺陷，如未论及用药剂量等。此外，临床用药多以复方形式出现，药物一旦经过组方配伍，其性味、主治、功用、禁忌等皆有所变，直接影响疗效。故单论一药之害利，未免有失偏颇。整体而言，该书是一部不可多得的本草专著，其中提出的药害见解为我们提供了认识本草的新视角。

第七节　莫文泉与《神农本经校注》

一、作者生平简介

莫文泉（1836—1907），字枚士，号苕川迁叟，以字行，归安（今浙江湖州）人，清代文字学家、医学家。莫氏少治训诂之学，以研经为事，善论述，后举于乡，然两试礼部不第。咸丰十一年（1861），因战乱避居海上，见"时疫盛行，流民踵丧，尽无以救，始知医之急于人也"，遂潜心医术，拜师吴江名医王宝书，并"尽得其辨脉处方，参互错综之法"。莫氏论医，常结合文字训诂，阐释医籍中病名、证名、方、药、医理等内容。著有《神农本经校注》3卷、《研经言》4卷、《经方释例》3卷，现存；另著《伤寒杂病论校注》26卷、《本草纂要》3卷、《脉经校注》4卷、《证原》72卷、《历代古方说明》4卷，以上诸书随莫氏辗转变迁而佚。

二、代表著述研讨

（一）成书渊源

莫氏著书之由，已在《神农本经校注》序中交代，其言"梁《七录》始载有《神农本草经》三卷……第以其词浑雅，其义深远，自非浅学所能晓，加以舛讹脱衍不一而足，至于药物名实之是非，本非墨守旧说所可尽读之……"概而言之，约有三端：一是因《本经》字词古朴浑雅，含义深远，须要善治经者对其进行阐释；二是书中内容存在错误、脱漏、增衍之处，需进行考校；三是书中一些药物存在名实不符、古今异物现象，尚待考证修订。因此为解决以上问题，作者对《本经》予以校注，以供习者参阅。

（二）版本情况

今存有《神农本经校注》月河莫氏家刻本。该本序言落款为"光绪庚子（1900）孟冬苕川迁叟自叙"；书封有"四明曹炳章"收藏之印；行款每半页 10 行，每行 20 字，单鱼尾；书口有"神农本经"；版心印有"月河莫氏"。郭君双等人通过版本调查发现：今浙江图书馆、上海中医药大学等多处所藏及《中国本草全书》影印本皆为月河莫氏家刻本。

（三）主要内容

《神农本经校注》3 卷，共载 365 种《神农本草经》药物。卷前为"神农本经释例"及《本经》13 条总论。释例中对药名含义、气味主治、病名药例等，均作统一解释。正文部分，莫氏综合明清两代名家辑本、校本，辑列条文，对《本经》正文予以勘定，并案语其下，重在注释名称字义。凡有争议的 41 种药物，莫氏专立附条，对其形态、鉴别、释名、应用特点等进行专题论述，附以个人见解。莫氏长于训诂，将药名文字的形、声、义训释紧密结合，又辅以方言与民俗两相结合的训诂方法，使该书成为一部研究《本经》而独具特色的专著，对本草文字学及地域特征研究有重要意义。

（四）学术特色

1. 卷前释例，简要明了　莫氏在卷前附有《神农本经释例》一篇，总结其对《本经》的研究心得。药名解释方面，莫氏常本小学引申字义。如"凡药名称鸡者，灵动之也，亦状其腹大。鸡，奚声。《说文》'奚，大腹也'。故役人腹大者，曰女奚、曰奚奴。小儿病腹大曰丁奚。而'鸡'字，亦或省作'奚'。《本经》乌头一名奚毒，谓其可以毒鸡也。引申之为羽族腹大者之称。如呼雉属为野鸡、山鸡、竹鸡、麦鸡、英鸡，呼蜚蠊之属为灶鸡、莎鸡、樗鸡，皆是。甚至蛙为水鸡，芝栭之属为木鸡，则但腹大而非羽族者，亦冒其称，故皆治腹内病居多"，该论言之有据，说理明白，可为信也。关于药物气味方面，莫氏认为甘多兼有淡味，酸味多兼涩味，而平性多兼凉性，对气味做了简要归并。有关主治病位描述，莫氏将其划分为表、里、半表半里三类，谓："凡言主治称身体者，全乎表也。称五脏者，半表半里也。称六腑及肠胃者，全乎里也。其兼称者，其兼治者也。知此始可与言《本经》药性。"这对药物归类有一定的参考价值。又如药物取用标准，取野生而不取种生，因野者疗效显著之故。此外为贴近医学临证需要，莫氏将主治疾病的记述约简为130种病名，并将所宜药物归类于9类病名之下，即伤寒、中风、伤寒中风、温疟、伤寒温疟、温疾伤寒、伤中、邪气、风寒湿痹，这种归纳、分类的尝试，虽不系统、不精确，但仍有其积极的现实意义。

2. 案语附说，审别正义　针对《本经》药物主治，莫氏常以案语形式阐发主治病症的病因病机，并论述其鉴别要点，别其异同。如"术"条，《本经》载："味苦，温。主风寒湿痹，死肌，痉，疸。止汗除热，消食作煎饵。"莫氏案："今白术、苍术异用。白术善守，宜泄利；苍术善行，宜恶气。要皆治风湿所致，故《经》不分。'死肌'二字，申'湿痹'。'痉'当为'痓'，痓亦风寒湿所为，且因发汗过多，正与止汗同义。疸者，热食所为，与除热消食同义。此'消食'谓助运化，非能消宿食之积。凡《经》言消食，大宜分别。"其言今之术有两种，皆能治风湿所致诸症，然其主治有偏，并阐述"痉"与"疸"的病因病机，同时说明古今"消食"二字之义有别。此番论述既体现莫氏研习《本经》的心得体会，也给继学者以启发，对深入研习《本经》有一定的指导作用。莫枚士在古今有争议的药物条下，专附论说，提出己见，以辨是非，识其物类。如"橘柚"条，历代以来众说纷纭，皆将橘柚分作两物。但莫氏指出"橘柚、柑橙，古皆称柚。后人别其味甘者为柑，气澄者为橙，而其色乔皇者为橘，实则皆柚属也"，并引《列子》《韵会》《说文》《禹贡》《纲目》诸书，以证《本经》所载"橘柚"乃橘、柑、橙、柚四物之统称，而四者之中柚最大，故统三者而一其称。

3. 校勘正文，力复原貌　莫氏为恢复《本经》原貌，收集明清以来历代名家的《本经》校本、辑本、注释本，并对其中内容进行校勘正误。其校勘用语主要分布在《本经》正文相关字词之后。如竹叶条，注云："气"下当有"血"字；假苏条，注云："冥"，小也，以其叶细，子如葶苈，故名；白僵蚕条，注云：卢本无"阴"字，今从徐本补；细辛条，注云：徐本无"上气"二字，顾尚之校本亦无；石斛条，注云：《纲目》又有"禁生"一名；蛇床子条，注云：《纲目》有"好颜色"三字。纵观全书，莫氏之底本当与卢本、顾本相近，但也选用其他专著或同类书籍校勘异文，具有字数简练、校勘全面特点。此外，莫氏在校勘时已注意到《本经》原文存在衍脱情况，引用文献中有《本经》与《别录》文相混已久，并有多条《纲目》以《别录》文为《本经》文，或《本经》文为《别录》文的错误，但苦无《证类本草》而难于认定，无奈以"《纲目》出《证类》"代之，或借用顾本校语"依明万历本""元大德本已如此"之语。可见莫氏为复《本经》原貌，于一众书籍中详勘细校的拳拳之心。

4. 运用训诂，颇有发明　清代乾嘉学派的形成，进一步推动了我国文字学的发展，尤其是段玉裁对《说文》的注释与研究，引领一批文人、医家转向医经训诂学的研究。除形、声、义训释外，莫氏还注重结合民俗、方言，对药物名称予以训诂、探讨。如"石南"条，莫氏案"'南'与'男'通""妇人食之切切思男""有友人服此数年，六十外生子"。又如《本经》药名，莫氏多采用当地俗名进行解释，以突出本草的地域特征。如沙参，"今安吉人呼为山萝卜，亦呼明党参"；当归，"湖俗呼为荷苞牡丹"；营实，"今湖俗称野墙薇者即此"；射干，"湖俗称此为蝴蝶花"；马刀，"湖俗以东海夫人当之"；蜣螂，"湖俗谓之铁甲将军"，等等。

又如"麻蕡"条，莫氏通过方言训诂形式，发展声训研究。麻蕡，古代多指麻子。作为药用部位，《本经》中的麻蕡指桑科植物大麻的嫩果穗或含有嫩果的雌花穗。莫枚士在"麻蕡说"中，就大麻开花时的形态予以描述：陶隐居以蕡为勃，认为《本经》之"蕡"，指以初未成之蕊与已结成之实，皆可采以入药也。莫氏对《本经》"麻花上勃勃者"，"花"字疑本作"荂"，提出自己的观点，认为勃、蕡二字是声转通假，蕊通勃。莫氏通过蕊、荂、勃、蕡四字之训诂，使人能够完整认识到"麻蕡"将要结子的状态。这充分体现其在《本经》释名过程中，充分利用方言及文字形义训诂的方法认识"麻蕡"植物属性的特点。

该书问世后，虽仅有家刻本流传，然具备的研究价值却是重大的，《续修四库全书》评价"若考论之长，在清季著书中，可谓佼佼矣"。在《本经》等相关研究的书籍中，此书因其独具特色，也成为一部不容忽视的重要著作。虽然莫氏因历史的局限性，不能正确的辑出《本经》原文，其中个别修改有些牵强，也存在训释重复说解之嫌，但整体来看，该书仍是学习《本经》的一部重要参考之作。

第八节　仲学辂与《本草崇原集说》

一、作者生平简介

仲学辂（1836—约1900），字养贞，号昂庭（卯庭），钱塘（今浙江杭州）人，清末本草学家。《杭县志稿》载仲学辂学问渊博，咸丰十一年（1861）正科，同治元年（1862）浙江乡试恩科举人中式第145名，同治四年（1865）乙丑补行，光绪元年（1875）正月，选授淳安教谕。其晚年弃官习医，师从钱塘名医张隐庵。仲氏广博多识，本草功底深厚，临证又善于变通，故其医名显著于世。光绪六年（1880）仲氏奉旨进京，为慈禧诊治顽疾。归梓后，承袭侣山堂遗风，在钱塘开设杭垣医局，不仅疗病诊疾，且聚众论医讲学，研经二十余年。代表著作有《本草崇原集说》一书。

二、代表著述研讨

（一）成书渊源

《本草崇原集说》成于1909年。仲学辂推崇张隐庵、高世栻"探五运六气之原，明阴阳消长之理"的学术思想，故以张志聪《本草崇原》为纲，汲取《神农本草经读》《神农本草经解》《神农本草经百种录》《侣山堂类辩》等书精辟著录，并附录己说，纂集成书。书成后仲氏病故，后经章炳森、王绍庸搜辑参订。

（二）版本情况

《本草崇原集说》现存版本较少，一为清宣统二年（1910）仲氏藏本，此本系仲氏逝世后由其子仲以忠开雕的首刻本，刻印清晰，错误较少，内容全面；一为民国十六年（1927）上海锦文堂书局的石印本。

（三）主要内容

《本草崇原集说》共分3卷，载药近300种。每药之后节录有张隐庵《本草崇原》有关论述，间或附录陈修园《神农本草经读》、徐大椿《神农本草经百种录》、叶天士《本草经解要》、高士宗《医学真传》及《侣山堂类辩》等书的注释和阐发，是一部资料比较丰富的《本经》节录集注本。仲氏对于上述各书的评论，着重于阐发五运六气、阴阳消长之理，同时，对一些药物也自行作了论注。

（四）学术特色

1. 探明药气之源　仲氏以张志聪《本草崇原》为纲，推崇以运气学说阐明药性，对《内经》《伤寒论》体系也多有阐发。如《本草崇原》载蜈蚣、蚯蚓："蜈蚣色赤性温，双钳两尾，头尾咸红，生于南方，禀火毒之性，故《本经》主治，皆是以火毒而攻阴毒之用也。蚯蚓冬藏夏出，屈而后伸，上食稿壤，下饮黄泉，气味咸寒，宿应轸水，禀水土之气化。主治尸疰虫蛊。盖以泉水下之水气上升，地中土之土气上达，则阴类皆从之而消灭矣！蜈蚣属火，名曰天龙；蚯蚓属水，名曰地龙。皆治鬼疰、蛊毒、蛇虫毒者，天地相交则水火相济。故禀性虽异，而主治却相同。"即从"名"与"性"出发，引古人格物之理，以其习性推理药性，并进一步指导临床应用。《素问·天元纪大论》云："五运阴阳者，天地之道也，万物之纲纪，变化之父母，生杀之本始，神明之府也。"万物之动，出于气化，气化之变，始于阴阳。掌握药物气化之思维逻辑，则"数之可十，推之可百，数之可千，推之可万"。此即"崇原"之谓也。

再有《本草崇原》论柴胡："柴胡、升麻皆达太阳之气，从中土以上生，柴胡从中土而达太阳之标阳，升麻兼启太阳之寒水，细辛更启寒水之气于泉下，而内合少阴，三者大致相同，功用自别。"此皆以运气叙述药性，再论其治病机理，环环相扣，追本溯源。仲氏于牛膝条下点明《本经》发端之由："《本经》各药，气味主治，俱从运气之所以然者发端，却不执定某药入某脏某腑。"并对天地运气与人体脏腑二者关系进行探讨，谓："脏腑系有形之物，运气无形，无形生化有形，合著运气，实与天地之运气相感通，天地有三阴三阳，人身亦有。"故曰：《崇原》坐实运气，而主治之经脉脏腑，自然融洽分明。"可谓深得其妙。

2. 阐明阴阳运气之理　仲氏在本书中继承张志聪对《内经》运气理论以及阴阳学说的发挥，以运气学说论述药性，以阴阳消长论治病机。如介绍女贞子时："三阳为男，三阴为女。女贞禀三阴之气，岁寒操守，因以为名。味苦性寒，得少阴肾水之气也；凌冬不凋，得少阴君火之气也；作蜡坚白，得太阴肺金之气也；结实而圆，得太阴脾土之气也；四季常青，得厥阴肝木之气也。女贞属三阴，而禀五脏五行之气，故主补中安五脏也。水之精为精，火之精为神，禀少阴水火之气，故养精神。"此番阐述，以六气论本草，言其通于五脏六气，相辅相成，为读者架构了一个神奇的中医世界。

又如论述巴戟天："巴戟生于巴蜀，气味辛甘，禀太阴金土之气化，其性微温，经冬不凋，又禀太阳，标阳之气化。主治大风邪气者，得太阴之金气，金能制风也，治阴痿不起，强筋骨者，得太阳之标阳，阳能益阴也。安五脏，补中者，得太阴之土气，土气盛则安五脏而补中……"此段以阴阳消长言之，揭示阴阳互生之理，正如景岳《景岳全书·新方八略引》中所说"善补阳者，必于阴中求阳，则阳得阴助而生化无穷；善补阴者，必于阳中求阴，则阴得阳升而泉源不竭"。

阴阳运气学说为我们提供了独特的遣方用药之法，以阴阳六气指导本草，且反以本草理解阴阳六气，二者相互交融，使中医药理论丰富饱满，清晰地勾勒出传统中医的底层逻辑和基本思想，同时又能指导临床用药之实际，对提升临床水平起到基础性作用。

3. 广采名医精粹 仲氏在本书中还广纳前世医家研究精粹，广泛汲取医著精华。譬如在柴胡条文中，先引《本经》所述性味、功效，又旁征《崇原》《经读》《经解》之说，证其所以去寒热邪气，以柴胡"春生白蒻……直上云霄，其根苦平，禀太阴坤土之气，而达于太阳之药也。"而又"从阴出阳，故能推陈莝而致新谷，土气调和"，故能治肠胃结气。引《经解》脏腑经络之说，谓其"禀天中正之气……得地炎上之火味……独入少阴胆经"，又以"脏腑共十二经，凡十一脏，皆取决于胆。柴胡轻清，生达胆气，胆气条达，则十一脏从之宣化"，故"心腹肠胃中，凡有结气皆能散之也"。再论"少阳经行半表半里……柴胡和解少阳，故主寒热邪气"。由言《伤寒论》"无太阳证不中与，本太阳病不解，转入少阳者，与小柴胡汤"点出柴胡"非少阳之主药"，驳斥前人病太阳则不用柴胡，恐其引邪入门之谬误，着实精彩。诸书相参，互通有无，犹如面见诸贤，身在当时，亲授训诲，诸家探论，共究其源。

此外，橘皮条下引《日华子》"橘瓤上筋膜，治口渴吐酒，煎汤饮甚效，以其能行胸中之饮而行于皮肤也"，介绍橘皮单方之功效；淫羊藿下引叶天士《本草经解》"淫羊藿浸酒，治偏风不遂，水涸腰痛"，简洁实用，富有临床价值。

正如仲氏于当归条曰："《崇原》释药性，皆见道之言，最宜熟玩，若当归一切主治，有非他药所胜任者，亦必从源头说起，才得分明。"

又曰："《经读》参诸家之说，取其浅而易知也。但经义有浅亦有深。深如《崇原》，先明禀气，即始见终；浅如《经读》，分疏心肝，因此识彼，要旨足以正蒙。"只有广诸家之说，深入浅出，各取精华，才能知药善用，不失偏颇。

4. 以象思维认识药性 传统中医思维方式十分注重整体观，常以整体观念认识事物。古之医者善于通过观察药物的生长特性、形态特征等，取象比类，参悟药性，联系临床，指导治疗。如书中所论柏子仁："仁色黄白，其气芳香，最多脂液。万木皆向阳，柏独西顾，故字从白。白者，西方也……予官陕西，登高望柏千万株，皆一一西指。"认为侧柏西指，内合五行西方之白，故知其"得秋金之令，燥湿平肝，柏之性，不假灌溉而能寿"，体现了传统象思维在认识药物时的独特作用，这也是中医特殊于其他医学的魅力所在。取象比类，推演其性，纵然新药性效不明，而后人亦能开拓创新，窥探一二。又有车前子："车前，雷之精也，震为雷，为长男。诗言采采芣苢，亦欲妊娠而生男也。"此论虽有迷信色彩之嫌，却不无道理，其引《易经》震卦之象，而为药性之参考，又有"坤之德性，象牝马柔顺而健行，车前似之"，故知该药"震坤合德"，而能利土气以行水也。

总之，本书所集、注释，广纳诸家，择善而从；按语、评述，参合临证，皆自心得。仲氏于其中探原衡今，类辨同异，析疑纠谬，增补阙略，故该书实为清代本草之佳本也。

第九节　周岩与《本草思辨录》

一、作者生平简介

周岩（1832—约1905），字伯度，号鹿起山人。清末医家，山阴（今浙江绍兴）人。少年习儒，咸丰六年（1856）为顺天府贡官刑部主事，因患寒痢为庸医所误，遂有志于医。周氏大量阅读经典医籍，重视临床，精研医药，疗效显著，故渐有名气。其后历任山西祁县、安徽舒城、江苏盱眙县令，后返乡研读经典。当时西医东渐，扬西抑中风气大行，业医者自弃其学。而周氏以为，中医之弊不在守旧而在弃旧，谓"西医解剖形质"，而中医却能"窥见气化"，若能笃守而精研之，则新义斯出。故其晚年专志攻医，潜心研究轩岐仲景经论，辨证处方，主崇仲景之旨，著有《本草思辨录》。另有《六气感证要义》一书存世。

二、代表著述研讨

（一）成书渊源

周氏崇尚仲景学说，以《伤寒论》《金匮要略》为"力行之书"，认为想要达"引伸触长""施用无穷"之境界"谈何易"，而有感于古来注仲圣书者，独于方解，但不深求本草之学，认为"方之不效，由于不识证者半，由于不识药者半。识证矣而药不当，非特不效，抑且贻害……读仲圣书而不先辨本草，犹航断港绝潢而望至于海也"，强调"辨本草"为"医学之始基"。故以《内经》《本经》《伤寒论》《金匮要略》等经典为依据，结合自身临证所得，参考大家之说，于光绪三十年（1904）撰成此书。

（二）版本情况

《本草思辨录》首版为光绪三十年（1904）山阴周氏微尚室刊本，后失传，1936 年被收入《珍本医书集成》本。

（三）主要内容

《本草思辨录》凡 4 卷，载药 128 味，系一部辨析药物应用的本草著作。卷首绪论，抨击当时医界忽略经典，扬西抑中风气大行，业医者自弃其学的境况，力倡深入研究中医经典著作。而后按照《本草纲目》

药类编次，分卷辨析 128 种常用药，卷一载石膏、赤石脂等 18 种；卷二载木香、郁金等 46 种；卷三载生姜、干姜等 17 种；卷四载沉香、乌药等 47 种。周氏以《本经》《伤寒》《金匮》为依据，综合李时珍、刘若金、邹润安、徐大椿、陈念祖等医药大家对本草的认识，并结合自己的临床实践，以方、药互证之法，深入剖析，辨明药性，故见解每多独到。因此，本书对经方、本草的学习大有助益。

（四）学术特色

1. 剖析方药，提要钩玄　周氏结合《伤寒论》《金匮要略》内容，依据《内经》等理论，对相关药物、方剂之功用进行剖析，观点独到，有理有据。其论药首先从形色性味入手，提纲挈领，点明其要，再予对比论述，缜密严谨。

如周氏在麻黄条下论述细辛："色黑入肾，赤入心，一茎直上，气味辛烈，故其破少阴之寒凝，锐而能专。"其次周氏分析仲圣应用细辛的不同方剂，谓："小青龙汤治水饮，厚朴麻黄汤治咳逆，桂甘姜枣麻辛附子汤治气分，皆所易晓。独麻黄附子细辛汤，治少阴病用细辛。"详言"此义尘封久矣"之道："细辛无发表出汗之能（《本经》麻黄发表出汗，细辛无之），而于风寒之在上在下附于骨节九窍者，则专力以去之，绝不旁骛。故防己黄芪汤，曰下有陈寒者加细辛，可见细辛散少阴经气之寒，厥有专长，非麻黄可及。然则麻黄附子甘草汤无细辛，而此何以有细辛，彼无里证而此何尝有里证，仲圣用麻黄必曰取微汗，此岂堪取大汗，则当于始得之与得之二三日，及麻黄煎法之不同，详究其义矣。"其中还提到少阴得病时日及麻黄煎法之差异，不可不谓思维缜密严谨。解析仲圣所云"脉微细，但欲寐"之脉时，依据《内经》"逆冬气则少阴不藏，肾气独沉"之说，总结"肾气沉则脉无不沉"，谓仲圣所言沉者，"以其沉之甚耳"，引经据典，令人信服。

再如其以归脾汤为例，详述木香之效，其谓："木香非血药，而有时血亦蒙其利者，则于归脾汤见之。"周氏不独谓木香性用，而是在了解归脾汤证为"脾气虚寒，不能摄血"的整体上进行分析，言归脾汤方

"用心肝脾三脏之药，不为不多，独有统率全方者三物，远志醒心之阳，枣仁敛肝之阴，足为血之前导，然导之至脾而脾之闭拒如故，则亦徘徊门外耳。木香者，能于脾中行阳，阳一动而熏然以和，血乃归于其经，是木香者启脾之钥也。其能温气以荫血者如是。"对木香予以极高评价，谓其能行脾中之阳。周氏之论述，方药结合，既可使读者明晰药物性用，又可使其得方中真意，明仲圣组方之妙矣。

2. 论述方药，总结规律　周氏论述方药，剖析组方规律，多联系仲圣之说，进而归纳其用药、组方和配伍规律。如周氏总结大黄"用于脾胃病极合"之理。其谓大黄之效"一言可以蔽之者"，曰"荡实涤热而已"。并对大黄用于热实兼有、但热不实等证颇有见地："热与实兼者，如大小承气汤下燥屎，大陷胸汤丸治结胸，抵当汤丸下瘀血，大黄附子汤治胁下偏痛；其但热不实者，如苓甘五味加姜辛半杏大黄汤治面热如醉，茵陈蒿汤治谷疸，泻心汤治心气不足，此二者之显有区别者。推是以求，则如鳖甲煎丸治癥瘕，大黄䗪虫丸治虚劳羸瘦，大黄牡丹汤治肠痈，大黄黄连泻心汤治气痞，非热实而同于热实，亦惟假荡涤之性功，扩神奇之妙用。"其对用大黄治疗结胸、瘀血等证的总结，阐述精要，以简驭繁，令人叹为观止。

再论药物配伍的总结凝练，以麻黄为例。周氏谓与麻黄相助为伍之物"最要者有六：曰杏仁，曰桂枝，曰芍药，曰石膏，曰葛根，曰细辛……杏仁者，所以为麻黄之臂助也"。如何得助？其曰："麻黄开肌腠，杏仁通肺络；麻黄性刚，杏仁性柔，麻黄外扩，杏仁内抑；二者合而邪乃尽除。"并举隅"如麻黄汤治风寒，麻黄杏仁薏苡甘草汤治风湿之类"，使读者在方药之中、临证之时，切身体会配伍之妙。又谓麻黄桂枝相伍之理："麻黄泄荣卫之邪，桂枝调荣卫之气。桂枝得麻黄，不至羁汗；麻黄得桂枝，即能节汗。"其于小青龙汤中阐述麻黄芍药配伍之益，"加芍药者，所以驯麻黄之性而使水饮得下走也"。其余论述尽皆如此，盖周氏确乎得个中三昧矣！

3. 对比辨药，同中求异　某些药物均能用于治疗某病，或均有某功用，然如何辨析其适用情形？周氏结合临床所得与前人相关经验，进行对比，令后人获益匪浅。譬如周氏谓细辛与麻黄"同能彻上彻下"，二者均能贯通上下，然"麻黄中空轻扬，用以下行，非借他药之力不可"，麻黄下行之力稍逊，而细辛虽无发表出汗之能，却"专力以去在上在下附于骨节九窍之风寒"。其谓"细辛散少阴经气之寒，厥有专长，非麻黄可及"，详说细辛散寒之力甚于麻黄之由。

又如牡丹皮与大黄、桃仁、芒硝，皆能治下焦血分之病。周氏细探仲圣之方，寻觅其在用舍之间隐含之深意。其得曰："大黄、桃仁、芒硝，是治客热传入之血结，病之骤得者。丹皮是治阴虚生热之血结，病之渐致者。大黄、芒硝、牡丹皮并涤血热，而大黄下夺而厉，芒硝咸降而濡，牡丹皮去瘀生新而养阴，堪入于补剂。桃仁独不凉血，而破由气入血之闭滞。"将四物功用异同叙述详尽。以上所析，虽仅寥寥数语，却切中肯綮。

4. 革故鼎新，直抒己见 周氏重视前人的理论和经验，但并非盲从，而是去粗取精、去伪存真，根据自身体验，对各个方药展开叙述。周氏论述麻黄，先对邹氏疏麻黄之说高度赞扬："麻黄之实，中黑外赤，其茎宛似脉络骨节，中央赤，外黄白。……不为盛寒所凝耳。"谓邹氏"论麻黄性用，致为精审，远胜诸家"，但也并非全然赞同。周氏论述药物功用自有独到的一番逻辑，其以《灵枢》"肾合三焦膀胱"为理论依据，谓："三焦膀胱者，腠理毫毛其应。麻黄虽入肾而中空轻扬，故为太阳伤寒泄表发汗之要药。肺之合皮毛，入太阳即入肺，入肺入心即入营卫。"同时以事实为依据，对诸家之说进行评价，"麻黄茎并不白，邹氏谓其入肺而有意装饰之，未免蛇足"，又"叶天士、陈修园咸谓肝主疏泄，以麻黄发汗为疏泄、为入肝，不知肝能下泄，不能外泄，其亦武断之至矣"。从细微之处着手，分析有理有据，令人信服。

周氏还大胆提出某些药物新的功用。其在人参条下解说仲圣小柴胡汤时，认为人参在该方中主要起补、和两大功用，认为小柴胡汤中柴芩专解邪，"参乃所以和之"。并对仲圣用参以和寒热表里上下进行总结："用参于和，有和其本腑本脏之阴阳者，少阳少阴是也。若干姜黄连黄芩人参汤，则以证有寒热而和之；木防己汤，则以药兼寒热而和之；桂枝人参汤，所以联表里之不和；生姜泻心汤，所以联上下之不和；大建中汤，又以椒姜之温燥而化之使和。"并谓"和之道不一，而不善用之，则有不如甘草驱使之易者矣"，告诫后人用和法之时应当审慎别之。

5. 重视经典，守正创新 当今中医的发展强调"守正创新"，提倡中医首先应当重视传承，而后在此基础上进行创新发展。周氏提到，德贞氏《全体通考·自序》中所说："以中医为守旧，为妄作。实乃坐井观天之见。善守旧者，其旧皆不可变之天道，惟笃守而精研之，新义斯出。"大胆对当时的中医进行批判，这也对中医发展起到激励作用。周氏谓"今日之中医，非守旧乃弃旧耳。弃旧故妄作，非德贞氏之所谓妄作"，大胆点出中医发展的拦路虎在于"弃旧"而"妄作"，呼吁我们重视经典，但同时并非一味尊崇，如云"芍药，《别录》酸、微寒，隐庵辈多议其非。今取嚼之，却带微涩，涩者酸辛之变味。况同一物而气质有厚薄，安知古之不异于今？"从中也可感受到他以发展的观点看问题。

6. 中西对比，各有长短 周氏对当时扬西抑中风气提出批评："西医挟形质之说，蔑视我中医。而中医之厌苦其难者，得彼说则大喜，相与扬西而抑中。不思古圣垂示气化，实由洞明形质；而西医解剖形质，何从窥见气化。故西医之在中国，能疗内证大证为遐迩传颂者，不少概见。乃求医者并不竞慕乎西，而业医者反欲自弃其学。"业医者厌苦中医之难，本领不济以致"自弃其学"，而周氏则能坚守本心，并且试图用现代医学词汇来解释中医，这点从"西医谓心内有左右四房，皆有管窍，为生血回血之用，正与《内经》说合"可见一斑。

周氏提到西医之弊，感慨"夫以西人之智而惟斤斤守解剖之学也！解剖至此，形于何遁，然但见其所可见而不见其所不见"。而中医肯定不见之气，认为此是不二定理"气之帅血，犹君之帅臣，夫之帅妇，此理岂尚有可议"，然德贞氏不信，目无所见，故有疑哉，"盖剖胸则止见胸，剖腹则止见腹，局守形质之弊，必至于此"。西医唯守解剖之学，专心于"其所可见"，研究人体尚不全面。但又讲到"泰西一切艺术，竭其智能，孜孜不已，无废于半途。其医于内证虽未见擅场，苟参以中国经训，探本穷源，亦必有登峰造极之诣"。

周氏谈中医"窥见气化"，疗效已明其理，而理亦难全。"要知仲圣为天下后世立法，不能为庸医诡遇也。谓有汗是伤风，从未见桂枝汤治愈一人。伤风岂定是有汗？桂枝汤不能治伤风，近世医者多有此论，而不知其故由本领不济乎！"中医更需后学孜孜不倦，时时向往，常常探寻，永无止境。

第十节　曹炳章与《增订伪药条辨》《规定药品考正》

一、作者生平简介

曹炳章（1878—1956），又名彬章、琳笙，字赤电，鄞县（今浙江宁波）人，近代著名中医药学家。曹氏幼承庭训，沉静好学。十四岁时随父辈迁居绍兴，并进入中药铺做学徒，工作之余，娴药习医，手不释卷。学徒期满后，师从绍兴名医方晓安，通读《伤寒》《内经》《本草》诸书，后又拜师"绍派伤寒"大家何廉臣，何师尽传平生所学。由此学业益精，医道日笃，渐悟岐黄妙义。1902年，曹氏挂牌行医，不久声誉日隆，名震绍兴，病家争相延请。其人自奉俭朴，稍有积蓄，便广搜天下医书，至1914年所藏中医药书籍达5800余种，后遭火灾，尽付一炬。但他并未灰心，继续收购，晚年时所藏书籍又达3800余种，成为当时著名的医药藏书家。曹氏一生耕耘，著述丰富，是一位名副其实的中医文献大家，经其编著、校注、增补、重订的著作达400多种，堪称"著作等身"。其主编的《中国医学大成》，被称为"医学之渊府"，对中医文献研究起到"考竟源流，辨彰学术"的作用，功绩卓越。《增订伪药条辨》与《规定药品考正》是曹氏药物学方面的主要著作。

二、代表著述研讨

（一）《增订伪药条辨》

1. 成书渊源 《增订伪药条辨》为《伪药条辨》增辑而成。原书作者闽县（今福建福州）郑奋扬认为，古之医者能亲自采药，辨其种类，识其优劣，故其诊脉处方，莫不应手霍然。然近世之"医与药判为两途，药与病漓为二致，用药之权，反操自药肆"，对药物之采收时节、出产土地、新陈真伪、炮炙修制，未加重视。郑氏深感彼时药商以假乱真、以次充好的不良风气，为患极大，所以就当时的实践经验，作一记录和考证，于1901年整理成书，名曰《伪药条辨》，促人注意。后郑氏在阅读完曹炳章撰述的《规定药品之商榷》，自觉《伪药条辨》的内容"仅就耳目所及而条辨之"，远不及"曹君之博雅"，故而在《伪药条辨》成书十七年后，郑氏不揣浅陋，将书稿交请曹炳章进行审阅。曹氏倡导药品改良，见《伪药条辨》与自己的《规定药品之商榷》无独有偶，遂将其分门别类，保留郑氏原文，并加以自己的论述，附于各药之后，通过实地调查和对勘，增订而成《增订伪药条辨》，于民国十七年（1928）刊印。

2. 版本情况 《增订伪药条辨》最早的刊印本，为民国十七年（1928）由绍兴和剂药局刊行发行，在国内广为流传。其书现馆藏于浙江图书馆、浙江省中医药研究院图书馆、绍兴图书馆和嘉善县图书馆等。

3. 主要内容 全书共4卷，列药一百余味，按药物品种分山草、芳草、隰草、毒草、木、石、虫介、兽等八部，详细介绍每一种药物的形态、性状、气味等内容，为鉴别药物之真伪优劣提供经验。曹氏特别重视产地对药品功效的影响，强调"惜门类不分，而药品产地丛多，质性不齐，未免遗漏。炳章爰将各药别其门类，分订4卷，间有实验识见鉴别条下"，在每种药下均介绍不同产地的真伪优劣，明晰何者为道地正品，何者为他处赝次，为行医时遴选药物提供参考，可谓用心良苦。

4. 学术特色

（1）讲究道地优劣：曹氏基于自身丰富的实践经验和所见所闻，在每药之下详述其产地、性状、气味，以此区分药材的道地优劣，为临床药物遴选提供参考。如黄芪产地有山西、安徽、陕西、甘肃、四川等地，而山西产者较他处所产为好。其中"山西太原府里陵地方出者，名上芪……其货直长糯软而无细枝，细皮皱纹，切断有菊花纹，兼有金井玉栏杆之纹，色黄白，味甜鲜洁，带有绿豆气，为最道地"，而"大同府五台山出，粗皮细硬，枝短味淡……略次"。其余有"亳州出者……亦次；陕西出者……更次；蛟城出者……极次；四川出者……为最下品。服之致腹满，最能害人。凡外症疮疡用黄芪，如阳痈托毒化脓及虚体痘疮凹陷，皆用生，阴疽补托转阳用炙。皆须太原产之上芪，立能见效。若以侧路杂芪充用，则为害甚烈，不可不辨矣"。又麦冬一药，以杭州笕桥所产为胜，其"色白有神，体软性糯，细长，皮光洁，心细味甜，为最佳"。其余如"安徽宁国、七宝，浙江余姚出者，名花园子。肥短体重，心粗，色白带黄，略次"，又有"四川出者，色呆白，短实，质重性硬，亦次。湖南衡州来阳县等处亦出，名来阳子，中匀，形似川子，亦不道地"，可见他处所产麦冬的确不及杭州笕桥所产。

（2）注重真伪鉴别：曹氏对药物的真伪鉴别相当重视，虽字数寥寥，却扼中要点，一语道破。如马鞭草与仙鹤草的辨别，其云："因仙鹤草开黄花，故曰金顶龙芽；紫顶龙芽开紫花，即马鞭草也"，将所开花色作为区分仙鹤草和马鞭草的关键点，可谓是一语中的。由跋（南星之小者）绝类半夏，二者易相混淆，然曹氏指出南星无论大小皆极扁，不若半夏之圆，从性状上予以区分。又有将蒲黄面伪作草蒲黄，误害病人者，曰："蒲黄乃蒲草之花蕊，色淡黄，是花茸、花蕊相合，名草蒲黄为佳。又有一种苏州来者，曰蒲黄面，色老黄，屑细滑若粉，入罐煎之，如糊胶一般，服之令人作呕，且不能入喉。吾绍初到时，人人以此为道地，各大药铺争先置备，后因病人不能服，向医生责问，始识受蒲黄面之害，乃通告各药铺禁其沿用，今仍用草蒲黄。"又如以小象贝伪作川贝、白前伪充白薇、郁金误为姜黄等，曹氏均切要地进行说明。

（3）详述药物炮制：书中还记载了一些药物的炮制方法和炮制品，这对相关药物的炮制考证研究具有一定的参考价值。如内制陈皮条，曹氏引载《百草镜》制青盐陈皮法，对其炮制过程进行详细阐述，"方用陈皮二斤，河水浸一日，竹刀轻刮去渣白，贮竹筐内，沸汤淋三四次，用冷水洗净，不苦为度。晒之半干可得净皮一斤。初次用甘草、乌梅肉各四两，煎浓汁拌，日晒夜露，俟酥捻碎如豆大，再用川贝母去心四两，青盐三两，研为细末，拌匀，再晒露，候干取贮。或名参贝陈皮，亦同此法"。又如阿胶的制作流程，包括材料选取、炮制时间、质量要求等均有涉及，其曰："按定每年春季，选择纯黑无病健驴，饲以狮耳山之草，饮以狼溪河之水，至冬宰杀取皮，浸狼溪河内四五日，刮毛涤垢，再浸漂数日，取阿井水，用桑柴火熬三昼夜，去滓滤清，再用银锅金铲，加参、芪、归、芎、橘、桂、甘草等药汁，再熬至成胶，其色光洁，味甘咸，气清香。此即真阿胶也。"

（4）推崇野生之品：书中多处内容表明，与家种品相比，作者更推崇天生地长的野生品，认为天生地产者为道地正品，临床取效更好。如曹氏在《绪言》中说"离本土则质同效异"，举例"其他如山草类之芩、连、知、贝，本多野生者佳"，《例言》也明确指出"诸药有天生地产之正所，则为道地正品，若土人迁地移栽地土不宜之处，即是不良"等。如人参，"有人工培植者，有天然野生者……总之人参野生，历年愈久，性愈温和，其精力亦足，因其吸天空清静之气足，受地脉英灵之质厚，故效力胜也……其秧种者，将山地垦成塾土，纯用粪料培养之，受气不足，故质不坚，入水煎之参渣即烂，嗅之亦无香味"，直言栽培参的药性效力远不及天然野生者。在评述黄连时，曹氏认为黄连质量的好坏取决于生长环境，谓："黄连，背阴草根也。苗似茶丛，经冬不凋。生于深山穷谷，幽僻无日照之处，必得凝寒之气者为上。八九月出新，种类甚多，随地皆产。且有野生、种植之别。惟四川野生者多佳品，为治疗上之要药。"

（二）《规定药品考正》

1. 成书渊源 是书为曹炳章鉴于当时药界在中药采购、炮制、贮藏等存在的问题及一些药商为图暴利，以次充好、以假冒真等种种弊端，本着"革除乱真伪品，改进不良炮制"之宗旨，以其平日经历所得，应行改进各种药物，考正规定，据实真言，不避嫌怨，不计利害，将1916年中途辍刊之《规定药品商榷》重新删订，著为《规定药品考正》，以期"医者对病用药，自然着手成春，效如桴鼓"。

2. 版本情况 目前该书所存版本仅为1955年抄本，馆藏于浙江省中医药研究院图书馆。

3. 主要内容 全书共上下2卷，分为6章。一为《假托乱真之去伪》，甄选12味常见的伪品中药予以考证阐述，目的是"存其真、去其伪也"。二为《名物传讹之考正》，列举易混淆的29种"名称之传讹，或产地之传讹"中药，进行"考正而期统一"。三为《仿造伪品之革除》，选取15种常用且具重要作用的中药及一些蜡丸、痧药等予以详细说明和辨伪。四为《埋没良材之推行》，遴选13种确有成效而文献记载不详之品，从产地、形态、性味、效能、用量、发明、辨伪等方面进行论述。五为《采取修治之改正》就10种药物的炮制方法，提出新的改良意见。六为《采取贮藏之注意》，就不同药品的采摘时间，以及芳香品、滋润品、油质品、燥蛀品、颜色品、粉制品、丸品、散品、胶品、膏品等十类药品的贮藏方法进行简要阐述。

是书皆本曹氏积学所得，他通过对一些药物的考证规范，纠正了当时药界存在的一些弊端，实乃对中药的发展起到积极的促进作用，故后人誉其"不仅为神农之功臣，亦且为唐宋元明以来药学家之诤友"。

4. 学术特色

（1）强调真伪鉴别：曹氏由药入医，研医习药，十分重视药物在临床诊疗中的作用。他认为"医生于药，譬犹臂之于手，相互为用，不可分离"，若"医自为医，药自为药，行医者只辨性味处方，不明药之真伪；售药者徒知形式装潢，不谙货之正侧"，以假乱真之风盛行，则无异于谋财害命也。故本"革除乱真伪品"之志，曹氏对部分药物之真伪进行考证。如石莲子之真伪者，曹氏从其性状、气味、功效进行比较，谓："真者卵圆形，前端略尖而圆，外壳灰黑而坚，内肉白色味甘，心绿而苦，凡泻痢日久，脾肾俱虚者甚效。伪者形虽类似，壳亦灰黑，惟有横平晕纹，入水浮而不沉，内肉苦而无心，为伪品害人，应革除禁用。"又如阿胶一药，曹氏提出真伪鉴别之法："辨验之法，凡用鲜驴皮煎者，胶自坚莹；用干驴皮煎者，胶必浊暗而不光亮；牛皮煎者，黄色透明如琥珀，故曰黄明胶。据著者试验，以真阿胶少许化烊，其汁黄黑色不甚黏，有麻油香气，味兼咸者为真。若烊化汁黑而黏，气腥味淡，非阿井水煎，或本地驴皮胶及他杂皮煎者，非阿胶也。世人有欲黑如漆、明如镜之说，亦非真诠。作伪者多取杂器之旧牛皮等，所煎则黑而焦脆，用油磨擦光亮以惑人，非真品也。"并云有一种以破碎陈旧牛皮及破旧鞋皮煎熬成的小青胶，曹氏明确指出，此物"有毒，不可入药用，亟当禁除。因害人重大，故前后反复辨之。"

（2）注重名物考证：除伪品外，尚存具其专能而有名称、产地之传讹者，曹氏亦予以考证。如广郁金与黑郁金，曹氏对于唐容川"郁金一物……川中所种者，皆系外白内黄"之说提出异议，其言："外白内黄即姜黄子，（唐氏）不知姜黄子外皮有节，内肉深黄，味大苦；郁金川产者，外皮无节而有皱纹，内肉淡黄有心，而味微苦。"又说："近人所谓川郁金为莪术中拣出，莪术子虽然色尚相符，但形实不同。今日所用川郁金者，实则产自温州，皮色黯黑而有皱纹，两端尖有须，扁形为多；莪术子卵圆形，两端平圆，皮有节纹。唐氏所谓色黑，与川中野郁金相似而混之也一语，此说殊为不确。"并进一步指出郁金川、广之名的讹误，可能源自陈仁山《药物出产辨》"郁金产四川为正，道地好气味，色金黄。有产两广者，名土金，色淡白无味"，以讹传讹，致使出现将川产黄郁金命名广郁金的现象。又如鸡舌香与丁香的名物传讹，曹氏通过古今文献考证与实验比较研究，认为雷敩、李时珍之辨最为准确，"所谓雄者为丁香，粒小而味浓香，即今公丁香是也；雌者为鸡舌香，粒大而味淡香，又称母丁香也。古以雌雄辨，今以公母名，顾名思义，原有男女之判，洵不误也。"

（3）重视药物修制：凡药自采取之后，必须经过炮制，或捣碎，或切片，或炙炒，或研末等方式，不一而足，然应"就其物质性能、治疗作用以定其切合实验效用为标准"，指明药物的炮制方法对其临床疗效具有重要影响，主张"苟有不良者，应宜改良之"，针对过去不良的炮制方法，提出改进意见。如象贝含有淀粉丰富，极易腐败，难于久储，故旧法将象贝中的贝浆撞出，然后掺入石灰，使之与贝浆融合，再洗去灰汁晒干，此法虽令象贝易于干燥，久藏不蛀，但其汁液消散，且润滑之性变为燥烈，医疗效用则完全走失。对此曹氏提出采用原质晒干之法，若逢阴雨天气可文火烘焙，此法优点在于"润肺化痰清热之天然固有原素可以保存，效用较胜于川贝，而价格较廉于川贝十余倍之多"，既可推广效用，又可减轻患者负担，一举数得。又如羚羊角质地坚硬，刀切不入，一般制以镑片入药，此法先将羚羊角浸七八日，再用滚水泡透，化坚为软，镑之片张阔大，形式雅观。然经水浸泡，汁液尽出，性味功效已消失大半，故宜改用燥镑之法，不落水而镑，则其性味功能不失，真伪亦可鉴别，燥镑片虽碎小，但主治功效则较浸镑片优胜多倍。

（4）注重采收贮藏：药物之生长、成熟、收采，各有一定之时期，倘时期得宜，则气味充足，汁液丰满。"假如植物之皮、叶、根、核、花蕊、子仁之类，而必采摘有时"，曹氏举例，"若杜仲、黄柏、秦皮等，其用在皮，理当取之于夏，因夏时浆发于皮，力全而功倍，春则浆未升，秋冬则浆已降，浆收皮槁，效用已失。"其余药用在根、根皮、果实、花等以及芳香草药，采取亦各有其时，不可不察。

此外，药物采取之后，还须即时晒燥，并藏诸缸瓮中，令其气足效宏。否则作把堆藏，经年累月，任其风吹湿蒸，不但失去气味效能，而且反增霉菌之气而助病菌滋长，这点不可不注意。然药物气味性质各有不同，效用亦有其异，因而自有别分，所以曹氏主张"贮藏各品，须各应其物，各顺其性而保管之"，他将贮藏药物依其特点和贮藏方法不同，分为芳香品、滋润品、油质品、燥蛀品、颜色品、粉制品、丸品、散品、胶品、膏品十类。如芳香品保藏要旨以保存芳香气味，不使走泄为主；油质品宜瓶罐装盛密封，以免走失油气而损功效；粉制品中粉制甚多，且具香气，又兼滋润，均宜干燥，藏于瓶瓮，盖密贮藏，以全气味功用等。可见曹氏对药物采收、贮藏之重视，故其言"贮藏责任之重大，实关病者生死，岂可不注意及之乎？"

曹氏秉承医药本为一家，二者相辅相成、不可分割思想，就药界行业存在的沿习积弊，提出"革除乱真伪品，改进不良炮制"之主张，对药物的来源、名称、修制、采收、贮藏等方面进行考证详述，议论深广，价值颇高，对今天的药物研究颇有启迪。

第四章 《本草图经》中浙产特色药材

在众多中医医学流派中，本草学派是其中一支无明确师承关系但颇具特色的医学流派。通过梳理中国本草著作主要发展体系，我们不难发现《本草图经》作为北宋官方组织的大规模药物普查成果，也是历史上继唐代《新修本草》散佚之后首部完整保存下来的本草图谱（《本草图经》虽已亡佚，但其主要内容保存在《证类本草》中），它在我国本草学发展过程中起着承上启下的关键作用，是我国本草学史上的一个重要里程碑，后人对本草、药物的认识多源于此。书中关于浙产药材的记载更是浙派本草医家在本草传承中的具体体现，也是本草学术的主体内容，尤其是"越州贝母""越州术""睦州麦门冬""温州蓬莪茂""温州石斛""台州乌药"等浙产道地药材，现已发展为闻名遐迩的"浙八味""新浙八味"，奠定了浙江本草学派在全国本草学术领域中的重要地位。

第一节 苏颂与《本草图经》

一、作者生平简介

苏颂（1020—1101），字子容，泉州同安（今福建厦门）人，北宋杰出的政治家、科学家、医药学家。苏氏一族在泉州一带属名门望族，其父苏绅是宋仁宗时期有名的文学之士，死后葬于丹阳，苏颂为父守墓而移居丹阳，故亦称丹阳人。颂幼承庭训，机敏过人，曾肇言其"性警敏，甫能言，应对不类常儿"；少年时便勤奋好学，"沈酣《六经》，蹂躏百氏"，深通经史百家、天文、历算及医药等。庆历二年（1042），自其考中进士以来，历仕仁宗、英宗、神宗、哲宗、徽宗五朝，前后共有近六十载政治生涯。他曾两次赴任浙江，第一次在熙宁四年（1071）九月，差知婺州（今浙江金华），其间他兴办教育，改造学校，造福婺州绅民；第二次因"吴越饥，选知杭州"，于熙宁九年（1076）到杭州后，亲自发放救济粮米，将政府恤民之情送至千家万户，并平反冤案，兴修水利，首创自来水等。

苏氏一生，功绩显赫，涉足广泛，《宋史》评价"自书契以来，经史、九流、百家之说，至于图纬、律吕、星官、算法、山经、本草、无所不通"。他博学多才，勤于著述，撰写著作十一部，传世者六部，分别为《本草图经》《新仪象法要》《苏侍郎集》《苏魏公文集》《魏公谈训》《魏公提跋》。

二、代表著述研讨

（一）成书渊源

纵览苏颂之一生功业成就，最大贡献之处当在医药学与天文学领域。医药学方面，宋仁宗五年（1053），苏颂调到京师，任馆阁校勘，开始协助掌禹锡、林亿等人校正古医书八部。据《补注神农本草》奏敕云，此八部书为《神农本草》（即《嘉祐本草》）《素问》《灵枢》《太素》《甲乙经》之类，以及《千金》《广济》《外台秘要》等方。在馆阁九年的中医古籍校勘整理工作，为苏颂此后编修《本草图经》积累了渊博的医药学知识，打下了坚实基础。

苏颂在编撰《嘉祐本草》时，深感本草著作无图之弊，其谓"五方物产，风气异宜，名类既多，赝伪难别。以蛇床当蘼芜，以荠苨乱人参，古人犹且患之。况今医师所用，皆出于市贾，市贾所得，盖自山野之人，随时采获，无复究其所从来，以此为疗，欲其中病，不亦远乎？"他指出古代本草原有药图，后渐失传，"昔唐永徽中，删定本草之外，复有图经相辅而行，图以载其形色，经以释其同异。而明皇御制，又有《天宝单方药图》，皆所以叙物真滥，使人易知，原诊处方，有所依据。二书失传且久，散落殆尽，虽鸿都秘府亦无其本"。有鉴于此，苏颂向宋仁宗提议举全国之力，编写新的图文并茂之本草著作，使后人用药有所依据。他于《补注神农本草产总序》中言："欲望下应系产药去处，令识别人，仔细详认根、茎、苗、叶、花、实、形色大小，并虫、鱼、鸟、兽、玉石等，堪入药用者，逐件画图，并一一开说，著花结实、收采时月，以及所用功效；其蕃夷所产，即令询问榷场市舶商客，亦依此供析，并取逐味一二两，或一二枚封角，因入京人差赍送，当所投纳，以凭照证画成本草图，并别撰图经，与今本草并行，使后人用药，有所依据。"

同时经掌禹锡谏言奏请，宋仁宗下诏由苏颂主持编撰《本草图经》，在全国开展一次大规模的药物普查，由各地官府向京师呈送近千幅药图及相应的实物标本，并撰写药物说明，然后由苏颂一人执笔。苏氏撰写《本草图经》时，一改《新修本草》将药图与图经分开之法，他将二者科学地结合起来，使读者能够图文对照，易于鉴别和理解。《本草图经》的完成是在唐代第一次药物普查成果在已丧失殆尽情况下所做的第二次全国药物普查，它是集宋以前药物学知识之大成，是中医药发展史上上承《神农本草经》、下启《本草纲目》的一部药学巨著，也是我国本草学史上的一个重要里程碑。

英国科技史专家李约瑟博士评价："苏颂是中国古代和中世纪最伟大的博物学家和科学家之一，他是一位突出的重视科学规律的学者，作为大诗人苏东坡诗友的苏颂，还是一位才华横溢的药物学家。他在1061年撰写了《本草图经》，这是附有木刻标本说明图的药物史上的杰作之一。在欧洲把野外可能采集到的动物、植物，加以如此精确地木刻并印刷出来，这是直到十五世纪才出现的大事。"

（二）版本情况

苏颂于嘉祐六年（1061）三月赴任颍州，当年九月基本完成《本草图经》的撰写。同年十月由掌禹锡将书稿送至校正医书局修写。次年十二月一日进呈宋仁宗，奉敕镂版刊行，此为初刻本，称为"嘉祐大字本"。因所刻数量较少，故流传不广。绍圣三年（1096），《本草图经》由国子监再次刊印，仍用大字，称"绍圣大字本"，主要供于太医局与地方医学学校学习之用。后因"绍圣大字本"造价昂贵，不便出售，改用小字雕版印刷，而称"绍圣小字本"。然其数量亦少，仅外地节镇各送十部，州郡各五部，出售者尤少。"嘉祐大字本""绍圣大字本""绍圣小字本"均为宋代刊刻本，宋代以后未见刊刻印行。顾秀杰据元代脱脱等人所撰《宋史·艺文志》和马端临《文献通考》之记载，认为元代时期宋刊刻的《本草图经》仍在流传。

除《本草图经》宋刊本自身有流传外，其内容因多次被后世本草著作所引用而保存至今。宋代文彦博是第一个改编《本草图经》之人，他认为此书药物繁多，绘图亦众，披阅较难，不易掌握，遂删繁就简，择其切要，完成《切要本草图》一书，然未见刊刻。四川陈承是第二个改编《本草图经》的人，他将《嘉祐本草》与《本草图经》合而订之，并附以古今论说与己之见解，名为《重广补注神农本草并图经》。然此书亦无流传，只存其"别说"载于《经史证类备急本草》中。第三个改编《本草图经》的是宋代四川名医唐慎微，他受《本草图经》影响最深，其著作《经史证类备急本草》由《嘉祐本草》、《本草图经》与药图，以及唐慎微增补内容三部分组成，于绍圣五年（1098）定稿完成。唐慎微效仿苏颂之法，广采诸家，旁征博引，不仅进一步丰富了本草学的内容，更使《本草图经》之图文内容得以流传至今。此外寇宗奭、朱丹溪也对《本草图经》的有关内容予以评述和发挥。明代刘文泰主撰官修《本草品汇精要》，他将《本草图经》内容分列于各药之下，冠以"《图经》曰"三字，为后世研究《本草图经》保存了一定的佐证资料。本草史上成就最高的《本草纲目》也继承了《本草图经》的优秀成果，直接引用其药物 74 种（金石部 3 种、谷部 2 种、菜部 4 种、果部 5 种、木部 1 种、虫部 2 种、介部 1 种、禽部 1 种、兽部 1 种、草部 54 种），又搜集《本草图经》"本经外类"药物 20 种；其余一千多种药物之文字说明亦分别采录，并以"颂曰""苏颂""图经"等注明出处；此外保留了《本草图经》近百幅药图。李时珍对该书颇为赞赏，言其"考证详明，颇有发明"。

《本草图经》原本虽已遗失，但其主要内容被收录于《证类本草》《本草纲目》等书，因此可凭借以上二书及其他相关书籍进行辑复工作，从而还原《本草图经》原貌。目前，《本草图经》辑复本有两种，一是尚志钧先生辑复的《本草图经》，另一种是胡乃长、王致谱辑复的《图经本草》。尚志钧辑复的《本草图经》是以人民卫生出版社 1957 年影印的《重修政和经史证类备用本草》为底本，以同年该出版社影印《本草纲目》为核校本，先是在 1983 年 10 月由皖南医学院内部印制，后于 1994 年由安徽科学技术出版社出版。而胡乃长、王致谱辑复，经蔡景峰审定的《图经本草》是以南宋刘甲刊本《经史证类大观本草》与金代张存惠晦明轩刊本《重修政和经史证类备用本草》进行互校，再参校其他各本，于 1988 年 8 月由福建科学技术出版社出版。上述两部著作的出版，基本上恢复了《本草图经》原貌，使本已佚失的《本草图经》重新问世，为当代《本草图经》的相关研究提供可靠的文献资料，带来极大便利。

（三）主要内容

《本草图经》原书 20 卷，目录 1 卷，合计 21 卷。全书主要按药物自然属性分类，将药物依次分玉石、草、木、兽禽、虫鱼、果、菜、米、本经外草类、本经外木蔓类十类；同时继承前人三品分类法，在玉石、草、木、虫鱼部又以三品进行第二层次分类。《本草图经》原书虽佚，但《证类本草》保存该书大部分内容。从《证类本草》所引"图经曰"药条算之，共计药物 780 种。尚志钧先生以《证类本草》为底本，《本草纲目》为核校本，辑校出 814 种药物。其中玉石部 108 种、草部

251 种、木部 118 种、兽禽部 49 种、虫鱼部 84 种、果部 36 种、菜部 41 种、米部 26 种、《本经》外草类 76 种、《本经》外木蔓类 25 种。全书附图 933 幅，引用文献 200 余部，每药下均详述产地、性状、鉴别、采收时节、炮制方法、功用主治，以及古籍医方和民间验方的主治病证、使用方法等内容。统而言之，该书是一部涉及经、史、子、集等诸多内容，集历代医学典籍精华的图文并茂、医药结合的本草学巨著。

（四）学术特色

1. 分类编写，纲举目张 《本草图经》全书药物按自然属性分类与三品分类相结合方式，将其分为玉石（上品、中品、下品）、草部（上品上、上品下、中品上、中品下、下品上、下品下）、木部（上品、中品、下品）、兽禽部、虫鱼部（上卷、下卷）、果部、菜部、米部、本经外草类、本经外木蔓类，共计 10 类 20 卷，分类清晰合理，编排井然有序，启迪来者，益于后学。其中，本经外草类卷、本经外木蔓类卷收录之药为地方民间草药，是"今医所用而旧经不载"，其中所载药物多属新增，故曰"本经外"；同时由于此部分之分类无前人经验可参，故苏氏另名"外草类"和"外木蔓类"2 卷，予以归纳。

2. 异域来药，博以录之 北宋中期，社会安定，经济繁荣，航海事业快速发展，商业贸易和各国交往愈发频繁，许多外来药物经朝贡贸易方式在中华大地上扎根。《本草图经》中的药物调查范围不仅局限于汉族，少数民族及外国外商等所产之药亦在调查范围内，且这些异域来药较前代本草更为丰富，如《本草图经》奏敕中言："其番夷所产药，即令询问摧场市舶商客，亦依次供析。"因此，《本草图经》中记载了大量的少数民族药物和外来药物。

少数民族药物，如地不容生戎州，郁金生西戎，阿魏出西蕃及昆仑，肉苁蓉产西羌及河西山谷等；外来药物，如青黛从胡国来，莳萝出佛誓国，"卢会"出波斯国，天竺桂出西胡国，没药生波斯国等。这些药物俱是苏颂经过详细考订后采收录用的，在药物品种、药材产地等方面都较前代本草有所丰富和发展。

3. 每药必图，以作甄别 《本草图经》一大重要特色是图文并茂，它结束了中国本草学界有文无图的鉴定历史，使本次药物普查及著作撰写具有深远而悠久的历史意义和价值。尚志钧先生辑佚的《本草图经》中，载药814种，附图933幅，多为一药一图，少数一药数图。经统计，637种附图药物中，603种药物图文俱备，34味药物有图无文，并于近似药物的条文后仅注"文具某某药物条下"。一药多图者，如柴胡、前胡、独活、远志、知母等，每药具5幅药图，乌头、天门冬等每药有6幅药图，黄精一药多至10图等。

《本草图经》所载药图是我国现存最早的版刻药物图谱，内容丰富，形态逼真，清晰明了，能较真实地反映各种药物的形态特征，便于读者掌握、鉴别。同时，药图中还多标有产地信息。如薯蓣4幅药图，分别标明"眉州薯蓣""滁州薯蓣""永康军薯蓣""明州薯蓣"；再如续断3幅药图，分别是"越州续断""晋州续断""绛州续断"。在各药图中注明产地的特点，为从业者提供了道地药材应用的区域范围，同时也提示医药人员注意药材的同名异物现象，为考证药物品种提供重要的参考依据。

4. 文字说明，细致翔实 《本草图经》中的药物说明文较前代本草著作更为翔实、细致、准确，层次清晰，条理分明，更具科学性。苏氏对药物产地、来源、异名、性状、鉴别、采收、炮制、主治功用和用法、古今名方验方以及医案等，均一一论述，详细说明。

药物形态上，不论是植物，还是动物、矿物，《本草图经》都有相关记载。植物方面，载药最多，描述也最为细致，一般按苗、茎、叶、花、果实、根之次序进行形态描写，同时通过类比手法，对其苗叶、花色、果实等形态加以说明。这些描述皆是各地呈送上来的原始记录，对药物鉴别具有重要的实用价值。动物药方面，包括鸟类、贝类、鱼类、两栖类、软体动物、节肢动物、爬行纲动物、昆虫纲动物等，均做了前所未有的文字描述，甚至对生活习性亦有钻研。在矿物药方面，对其形态、颜色、硬度、光泽、开采情况、冶金技术等方面也记录较详。

5. 重视产地，强调道地 苏颂对药物产地尤为重视，不仅在药图中予以标明，还在说明文中做了首要介绍。他先言《本经》《别录》所载产地，后叙宋代出产该药之地方名，并通过比较，指出何处所产"为佳""为胜""为良"，或"不及某某地方"等，以此作为药材质量评价的一个重要依据。同时在附方中，道地药材常与说明文中记载的道地产区一致，以强调道地药材的重要性。如苏氏论干姜，曰"生犍为山谷及荆州、扬州，今处处有之，以汉、温、池州者为良""近世方有主脾胃虚冷，不下食，积久羸弱成瘵者，以温州白干姜一物，浆水煮，令透心润湿，取出焙干，捣筛，陈廪米煮粥饮，丸如梧子，一服三五十枚，汤使任用，其效如神"等。

经王苏萍统计，《本草图经》所载道地药材约 68 种，这些道地药材是宋代及之前的医药学家在长期实践过程中发现、发展并记录下来的，它对发展中医药事业具有重要的推动作用。千百年来，道地药材作为评价中药材质量优劣的标准之一，一直贯穿于中医药发展的始终。清代医家徐灵胎在《药性变迁论》中指出："当时初用之始，必有所产之地，此乃本生之土，故气厚而力全。以后移种他方，则地气移而力薄矣。"道地药材所具有的优异疗效往往是他处同种药材所不具备的，它在中医临床实践中发挥了不可忽视的重要作用。《本草图经》一书对宋以前药物的产地变迁、品种考证、真伪优劣鉴别等，都进行翔实论述，对后世研究和发展道地药材具有重要的参考价值。

6. 医药结合，注重运用 《本草图经》虽然是一部本草学专著，但苏颂在编撰时为使药物能在临床中更好地运用，在描述完药物产地、性状、功能后，多对其主治病证加以说明，以明其功用。根据药物主治病证之种类不同，分内外妇儿诸科，如内科有伤寒、霍乱、下痢脓血、咳嗽、痰饮、失眠、黄疸、狐惑、鼓胀、疟疾、虚劳等；外科有疮疡肿痛、蛇咬蝎蜇、瘰疬、伤骨损筋、瘿瘤等；妇科有妇人血块、妇人头风、胎动不安、难产、赤白带下、妊娠小腹胀满、胎死腹中等；儿科有疳积、小儿惊风、鼻衄、疱疹、虫证等；以及耳鼻喉科的青盲、目不明、迎风流泪、耳聋、口齿疾等，并附服药宜忌内容。可见苏氏在编撰时颇为重视药物在临床上的病症治疗。

此外，在介绍完单味药物的主治功用后，多附载有关医方或医案，此举开创了我国本草史上以药带方、医药并举之先例，为后世本草所沿用。一些常用药物，附带的医方医案，涉及内外妇儿等科，以及男科、骨伤科、牙科等，这极大地提高了本书的可读性。经苏颖考证，《本草图经》载方 763 首，其中古方 397 首，民间验方 366 首，所治疾病种类殊多，足见苏颂注重传承、博采众方的学术思想。此外，苏氏所录之方多为单方或 1～3 味小方，具有小而精的特点，切实地反映出民间百姓以实用为原则的用药特点。该书医药结合，内容丰富，是医药史上不可多得的一部本草专著。

7. 旁征广集，引经据典 苏氏自幼好学，深通经史百家之说，又从事过医书校正工作，故其在《本草图经》撰写过程中引用文献极多，涉及宋及宋以前经史子集各部典籍，既有医家之书，又有其余诸家书籍，总计 200 余部。所引文献主要用于药物真伪鉴别及相关考证，或选取相关有效方剂予以转录说明。引用的医家本草类书籍有《神农本草经》《吴普本草》《李当之药录》《神农本草经集注》《名医别录》《药对》《新修本草》《本草拾遗》《蜀本草》等；医学经典文献主要有《黄帝内经》《脉经》《针灸甲乙经》《伤寒杂病论》《肘后方》《千金要方》《外台秘要》等。而其余典籍主要有《诗经》《尚书》《周易》《庄子》《史记》《汉书》《抱朴子》《尔雅》《广雅》《三都赋》《蜀都赋》等。另外还有一些已亡佚的文献，如《集验方》《小品方》《传信方》《续传信方》《天宝单方药图》《治百病方》《独行方》《海上集验方》等，这些文献名称及其相关内容的记录为后人留下大量弥足珍贵的文献资料，其历史价值不可估量。

（五）主要贡献

1. 医药学贡献

（1）全面继承前人医药成就：《本草图经》全面地继承了前人的医药成就。在医经、经方、本草等方面，苏颂均予以汲取记载。如《本草图经》泽泻条下有《黄帝内经》以汗解热内容，黄芩条引用《伤寒杂病论》中有关方剂和治疗的记述，酸枣条引《神农本草经》治心烦不眠之单方等。其中，引述最多的还是本草类书籍，内容包括植物名称、性状、性味、采收时月、炮制、主治等。

（2）保存已佚文献：某些医药书籍随时代变迁早已遗失，然因《本草图经》的相关记载得以保存部分，此间所引医方便是硕果仅存之瑰宝。如生地条引崔元亮《海上方》治一切心痛方，葛根条引《正元广利方》治金创、中风、痉等方，人参条引李绛《兵部手集方》治反胃呕吐无常等方，紫草条引《独行方》治豌豆疮等方。这些宋以前的古籍医方、民间验方全赖《本草图经》的收录得以保留，因此它具有重要的文献学价值，为后世整理、研究中医药文献留下了宝贵资料。

（3）图文并茂，以资考订：与解说注释相比，本草图谱显得更为直观可靠、易于理解。而《本草图经》将文字与药图相结合，"图以载其形色，经以释其异同"，使本草学有图有文，图文并茂，相辅而行。全书所绘近千幅药图多为写实图，是经过当时有经验的专业药物人员仔细辨认、多方采访，最后校勘确定，并依据药物产地、形态、性状等特征描绘而成，形态逼真，准确性高。同时文字部分"有一物而杂出诸郡者，有同名而形类全别者"，均做了详细而可靠的解释、说明，以供甄别异同，不致令人混淆，确能清晰易辨。其与图经相辅而行的方式，对于辨析药物名实、考订药物基原、鉴别药物的真伪优劣等具有重要的实用价值。如草部、木部、菜部等所绘各图，至今仍可作为考察宋代药用植物科、属、种的可靠依据，而说明文部分是附图的具体补充，这对宋代药物品种的考证提供有力参考。

（4）发展道地药材：苏颂强调不同地域的环境、气候、时令等因素对药物疗效会产生一定影响，他重视道地药材在治疗中的应用。苏氏在《本草图经》中明确指出一些药物在何地所产质量最佳，并在实地观察中发现，药物经过长期引种栽培、选择适宜环境，对于后世药物培育、品种改良等有启示作用，这对道地药材的研究和发展提供重要依据。

（5）指导临床应用：《本草图经》所录之方多为古方、验方，在药物组成上具有小而精的特点，并且这些方剂主治病证各不相同，可见苏颂编撰《本草图经》时以临床实用为原则，经过认真筛选后予以选录。《本草图经》所录方剂涉及内科之心痛、眩晕、中风、咳嗽、呕吐、腹痛、历节风、水肿、淋证、百合病、失眠、消渴、黄疸、虚劳等；外科之各类痛疮等；妇科之痛经、闭经、崩漏、安胎、产后无乳、产后血晕等；儿科之发黄、积滞、虫证等；五官科之目疾、喉痹、口臭、口腔溃疡等；皮肤科之疔疮肿毒、痔疮等；此外还有保健及美容等方药。这些方剂的收录为后世医者在临床诊治时提供一些诊疗思路和治疗手段，使该书更具实用性和可读性。

（6）后世沿用，影响深远：《本草图经》成书后，被后世诸家不断研究、运用，如文彦博、陈承、唐慎微、寇宗奭、朱丹溪、李时珍等。其中，宋代四川名医唐慎微对《本草图经》的流传做出重要贡献，他将《嘉祐本草》《本草图经》与药图以及自己增补的内容共同组成《证类本草》一书，于绍圣五年（1098）定稿完成。它保留了《本草图经》原貌，使该书得以完好流传。在《证类本草》刊行后的几十年里，本书受到各方重视，曾多次被政府修订并颁行全国。大观二年（1108），医官艾晟修订后改称《大观经史证类备急本草》；政和六年（1116），医官曹忠和等人重新校刊，名为《政和经史证类备用本草》；绍兴二十九年（1159），医官王继先等人再次校订增补，名为《绍兴校定经史证类备急本草》。明代李时珍在编撰《本草纲目》（1578）时直接引用《本草图经》74 种药物，并加注为"图经""苏颂""颂曰"等字，以示区别。

《本草图经》一书是在《神农本草经》《本草经集注》《新修本草》与《证类本草》《本草纲目》之间架起的一座重要桥梁，对后世本草与图谱的研究奠定了坚实基础并产生深远影响。该书内容丰富、特色鲜明，至今仍在世界医药文献史中占有重要地位，日本学者宫下三郎由衷赞叹："北宋苏颂《本草图经》达到了世界（药学）的最高水平"。

2. 文献学贡献　《本草图经》引述文献多达 200 余种，这是宋代以前的任何一部本草著作都不曾有过的。且这些引用的文献中，许多是已经失传的，更使其成为一座珍贵的文献宝库。除引述医经、本草、医方外，还引用一批神仙服食之书以及经史子集四部书籍，如《羊公服黄精法》《安期生芍药服炼法》《中岳山人吕子华麦石膏秘方》等；经部古籍有《周易》《易统验玄图》《易稽览图》《方言》等21部；史部有《山海经》《史记》《汉书》《吴越春秋》《南越志》《南齐书》《交州记》《旧唐书》等22部；子部有《孟子》《荀子》《庄子》等40部；集部有《蓝赋》《三都赋》《蜀都赋》《吴都赋》等17部，这些大量的文献引述，可以用来辑佚、校勘现存古籍。由于苏颂所引书籍都是宋以前的珍本，其文献价值自然较高。这些大量的文献引证，为我们保存了许多珍贵的文献史料。

3. 矿冶与化学贡献 《本草图经》中记载了大量矿物药，并详细记述这些矿物药的产地、加工、制取、鉴定方法，对矿产、冶炼、以及化学方面具有一定贡献，这是其他本草著作少有的。

在矿物开采方面，苏颂详细记录一些药物的开采情况。如丹砂条下，云："丹砂生符陵，今出辰州、宜州、阶州者最胜，谓之辰砂……谓之朱砂床，砂生石上，其块大者如鸡子，小者如石榴子，状若芙蓉头、箭镞；连床者紫暗若铁色，而光明莹澈，碎之，崭岩作一墙壁，又似云母可析者，真辰砂也……凡砂之绝好者，为光明砂，其次谓之颗块，其次谓之鹿薮，其下谓之末砂。"

冶金方面，苏颂提供了许多有益的技术与经验。如生铁、熟铁和钢的区别，"初炼去矿，用以铸泻器物者，为生铁；再三销拍，可作镰者，为镰铁，亦谓之熟铁""以生柔相杂和，用以作刀锋刃者为钢铁"。又如汞的冶炼工艺，记载："出于丹砂者，乃是山石中采粗次朱砂，作炉，置砂于中，下承以水，上覆以盆，器外加火煅养，则烟飞于上，水银溜于下，其色小白浊。"

《本草图经》对绿矾的化学鉴定方法十分科学："绿矾石五两，形色似朴硝而绿色，取此一物，置于铁板上，聚炭封之，囊袋吹令火炽，其矾即沸，流出，色赤如融金汁者是其也。看沸走汁尽，去水待冷。取出挪为末，色似黄丹，收之。"说明我国在北宋时已能利用化学反应来鉴定绿矾，可视为我国分析化学之滥觞。

另外对有机化学方面的贡献，主要包括染料的记述、动植物香料及其制香以及药酒的浸制。这些资料的记载使得《本草图经》更加熠熠生辉。

第二节　浙产特色药材与本草考证

一、浙产特色药材

浙江省地处东海之滨，属亚热带季风气候，中药资源颇为丰富，逐渐形成了一批具有地方特色的特产药材。所谓浙产特色药材是指《本草图经》中正文部分涉及浙江省，有明确行政区划，产地清楚（如"温州""越州""明州"等），附图上冠有明确地点的药材，即有图可考、有文可据的浙产药材。其中有一部分是道地药材，如"以天台者为胜"的天台乌药等。

今浙江省行政区域在北宋时隶属两浙路，下属 11 州，分别是杭州、明州、温州、越州、台州、婺州、秀州、睦州、处州、湖州、衢州。据初步筛选分析，《本草图经》中涉及今浙江省的州军冠名的药材共计 38 种，其中植物药 37 种，矿物药 1 种。现按产地（州、军等）对其进行分类："睦州"药材 3 种，即睦州麦门冬、睦州剌虎、睦州草龙胆；"明州"药材 8 种，即明州薯蓣、明州天名精、明州艾叶、明州蜀漆、明州蓖麻、明州楮实、明州黄药、明州天花粉；"温州"药材 5 种，即温州天门冬、温州石斛、温州生姜、温州狗脊、温州蓬莪茂；"越州"药材 10 种，即越州术、越州续断、越州五味子、越州白前、越州虎杖、越州牵牛子、越州吴茱萸、越州秦椒、越州蛇黄、越州贝母；"台州、天台、天台山"药材 12 种，即台州含春藤、台州祁婆藤、台州清风藤、台州石南藤、台州天寿根、台州乌药、台州紫葛、天台百棱藤、天台山百药祖、天台山催风使、天台山黄寮郎、天台山千里急等。

据统计，《本草图经》中除浙产特色药材外，还有涉及浙江省的广布类药材共计 436 种，具体见表 1，约占全书总药材数的一半。其中包括全国广布类（如"南北有之""处处有之""江湖"等术语）和区域分布类（如"南方""南海""江浙""闽浙""江淮""江南""江东""吴越""吴国""杭州""明州""台州""会稽山"等），该部分药物可作为重要药材进行发掘研究。

表 1 《本草图经》中涉及浙江省的广布类药材

序号	药物	序号	药物	序号	药物	序号	药物	序号	药物
1	云母	20	伏龙肝	39	防风	58	干姜	77	菜耳
2	芒消	21	百草霜	40	络石	59	藁本	78	茅根
3	紫石英	22	赤箭	41	黄连	60	葛根	79	百合
4	铁	23	黄精	42	沙参	61	葛粉	80	酸浆
5	生铁	24	地黄	43	王不留行	62	前胡	81	淫羊藿
6	钢铁	25	菖蒲	44	蓝实	63	栝楼	82	牡丹
7	铁精	26	泽泻	45	青黛	64	大青	83	马兰
8	铁浆	27	菊花	46	景天	65	玄参	84	地榆
9	铁落	28	牛膝	47	蒲黄	66	苦参	85	百部
10	铁粉	29	细辛	48	香蒲	67	石龙芮	86	王瓜
11	铁华粉	30	柴胡	49	茵陈蒿	68	菝葜	87	荠苨
12	秤锤	31	菴萮子	50	决明子	69	通草	88	积雪草
13	马衔	32	薏苡人	51	芎藭	70	通脱木	89	莎草
14	车辖	33	车前子	52	蘼芜	71	瞿麦	90	恶实
15	食盐	34	蒺藜子	53	杜若	72	败酱	91	小蓟根
16	珊瑚	35	茺蔚子	54	蛇床子	73	白芷	92	大蓟根
17	石蛇	36	土青木香	55	茜根	74	杜蘅	93	水萍
18	青琅玕	37	巴戟天	56	旋花	75	紫草	94	荭草
19	石灰	38	白蒿	57	芍药	76	紫菀	95	海藻

序号	药物	序号	药物	序号	药物	序号	药物	序号	药物
96	海带	121	土常山	146	苘实	171	桑寄生	196	海桐皮
97	昆布	122	青葙子	147	蒲公草	172	松罗	197	石南
98	垣衣	123	牙子	148	商陆	173	五加皮	198	楠材
99	陟厘	124	白蔹	149	鹤虱	174	蘖木	199	榄子
100	井中苔	125	白及	150	骨碎补	175	辛夷	200	郁李人
101	昨叶荷草	126	蛇含	151	马兜铃	176	木兰	201	栾华
102	凫葵	127	草蒿	152	仙茅	177	榆皮	202	杉材
103	鳢肠	128	连翘	153	谷精草	178	槐实	203	白杨
104	京三棱	129	羊蹄	154	天南星	179	槐花	204	水杨叶
105	零陵香	130	陆英	155	薤头	180	枸杞	205	紫荆
106	红蓝花	131	萹蓄	156	威灵仙	181	溲疏	206	皂荚
107	土大黄	132	夏枯草	157	何首乌	182	仙人杖	207	楝实
108	桔梗	133	蚤休	158	五倍子	183	厚朴	208	柳华
109	甘遂	134	鼠尾草	159	金樱子	184	竹	209	桐
110	芫花	135	马鞭草	160	续随子	185	枳实	210	梓白皮
111	泽漆	136	苎根	161	萱草	186	枳壳	211	楸木
112	大戟	137	菰根	162	金星草	187	茗、苦㯓	212	枳椇
113	旋复花	138	刘寄奴	163	地锦草	188	栀子	213	木天蓼
114	羊踯躅	139	葎草	164	松脂	189	合欢	214	小天蓼
115	茵芋	140	豨莶	165	墨	190	卫矛	215	橡实
116	射干	141	鬼臼	166	柏实	191	紫葳	216	槲若
117	鸢尾	142	芦根	167	杜仲	192	芜荑	217	木鳖子
118	半夏	143	甘蔗根	168	枫香	193	食茱萸	218	南烛
119	由跋	144	萹蓄	169	蔓荆实	194	桑根白皮	219	棕榈
120	莨菪子	145	酢浆草	170	女贞实	195	桑花	220	椿木

第四章 《本草图经》中浙产特色药材

序号	药物	序号	药物	序号	药物	序号	药物	序号	药物
221	檞木	246	獭	271	秦龟	296	鳗鲡鱼	321	地胆
222	牛黄	247	狐	272	龟甲	297	鲛鱼皮	322	马刀
223	底野迦	248	猯	273	鲤鱼	298	青鱼	323	蚌蛤
224	牛角䚡	249	獾	274	蠡鱼	299	紫贝	324	蛤蜊
225	牛乳	250	貉	275	鲐鱼	300	虾蟆	325	蚬壳
226	酥	251	腽肭脐	276	鲍鱼	301	蛙	326	蚶
227	酪	252	麂	277	鲫鱼	302	蝮蛇胆	327	蝛蟝
228	醍醐	253	六畜毛蹄甲	278	猬皮	303	蛇蜕	328	蛏
229	败鼓皮	254	诸鸡	279	石龙子	304	蛤蚧	329	淡菜
230	犀角	255	鹇鹆	280	露蜂房	305	鲮鲤甲	330	贝子
231	羖羊角	256	雉	281	樗鸡	306	蜘蛛	331	珂
232	白马茎	257	雀	282	蚱蝉	307	蜻蛉	332	甲香
233	牡狗阴茎	258	燕矢	283	蝉花	308	石蚕	333	海马
234	鹿茸	259	伏翼	284	白僵蚕	309	蜈蚣	334	蓬蘽
235	麋脂	260	雄鹊	285	木虻	310	马陆	335	覆盆子
236	獐骨	261	乌鸦	286	蜚虻	311	蠮螉	336	大枣
237	虎骨	262	鸬鹚	287	蛴螬	312	雀瓮	337	鸡头实
238	狸骨	263	蜜	288	蛞蝓	313	鼠妇	338	藕实
239	兔	264	蜜蜡	289	蜗牛	314	衣鱼	339	芰实
240	笔头灰	265	蜂	290	水蛭	315	白颈蚯蚓	340	栗
241	鼺鼠	266	牡蛎	291	鳖	316	蝼蛄	341	榛子
242	豚卵	267	桑螵蛸	292	鮀鱼甲	317	蜣螂	342	樱桃
243	野猪黄	268	海蛤	293	乌贼鱼	318	斑猫	343	橘柚
244	鼹鼠	269	文蛤	294	蟹	319	芫青	344	乳柑子
245	牡鼠	270	魁蛤	295	原蚕蛾	320	葛上亭长	345	橙子

序号	药物	序号	药物	序号	药物	序号	药物	序号	药物
346	梅实	365	瓜蒂	384	木蓼	403	蒜	422	腐婢
347	杨梅	366	甜瓜	385	葱实	404	茄子	423	藊豆
348	枇杷叶	367	越瓜	386	胡葱	405	马齿苋	424	稻米
349	柿	368	胡瓜	387	楼葱	406	胡麻	425	粳米
350	椑柿	369	冬葵子	388	韭	407	青蘘	426	陈廪米
351	木瓜	370	红蜀葵	389	薤	408	胡麻油	427	稷米
352	甘蔗	371	黄蜀葵	390	白蘘荷	409	麻蕡、麻子	428	罂子粟
353	沙糖	372	落葵	391	苏	410	生大豆	429	狼杷草
354	石蜜	373	菟葵	392	水苏	411	大豆黄卷	430	水英
355	芋	374	苋实	393	假苏	412	豉	431	紫堇
356	乌芋	375	芜菁	394	香薷	413	赤小豆	432	剪刀草
357	杏核人	376	莱菔	395	石香菜	414	小麦	433	菩萨草
358	桃核人	377	龙葵	396	薄荷	415	大麦	434	仙人掌草
359	李核人	378	菘菜	397	胡薄荷	416	穬麦	435	老鸦眼睛草
360	梨	379	芥	398	石薄荷	417	荞麦	436	天仙藤
361	林檎	380	白芥	399	繁缕	418	粱米		
362	柰	381	蓼实	400	鸡肠草	419	黄粱米		
363	安石榴	382	马蓼	401	蕺菜	420	白粱米		
364	白瓜子	383	水蓼	402	葫	421	粟米		

在 436 种广布类药材中，玉石部计 21 种，草部 142 种，木部 58 种，兽禽部 41 种，虫鱼部 71 种，果部 30 种，菜部 42 种，米部 23 种，本经外草类 7 种，本经外木蔓类 1 种。以上广布类药材是在北宋《本草图经》中记载的浙江有产，但未包括实际有产而无浙江的文字记录药材，如石韦、海金沙、石决明等。从《本草图经》浙江所产药材的物种占比来看，北宋时浙江地区便已是药材资源大省，尤以草类、虫鱼类、木类为多。

二、浙产特色药材本草考证

通过对《本草图经》中浙产特色药材的梳理，发现其中部分药物存在古今异名、品种混乱、知名而不知物等现象。为分清药物品种，核实古今用药品种的延续与变迁，使古为今用，达到正本清源、重续药史、保证用药安全有效之目的，有必要对此部分药物进行基原考证，同时为浙江省特色药材的开发与合理利用提供本草学依据，为新药的研发开辟道路。

目前，彭华胜团队与张水利团队对《本草图经》中浙产特色药材进行了相关考证。据统计，可考证到科属种的药物共30幅，共涉及22科29属32种植物，这部分考证出的药物不仅是对古代药学遗产的发掘，也是对古人药物生产和临床用药经验的正确继承，同时对当代中医药学的发展有着积极的现实意义。另外，可考证到属的有1幅，即明州天花粉；矿物药1幅，即越州蛇黄；剩余6幅因文字与附图内容蕴含的信息较少，留以待考，分别是"睦州龙胆""越州贝母""台州天寿根""天台山百药祖""天台山催风使""天台百棱藤"。

（一）"睦州"药图考

1. 睦州麦门冬　为今百合科植物麦冬 *Ophiopogon japonicus*（L. f.）Ker-Gawl.。考证如下：①"睦州麦门冬"图示为须根系，块根膨大累如串状，基生叶，呈条形。②其文曰"叶青似莎草，长及尺余，四季不凋，根黄白色有须，根作连珠形，似穬麦颗，故名麦门冬。四月，开淡红花，如红蓼花；实碧而圆如珠"可知其为常绿草本，须根系植物，黄白色块根膨大如

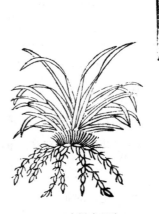

睦州麦门冬

珠状，其叶细长，花红色，总状花序，花期为 4 月，果实椭圆青绿色或者浅蓝色。③产地分布上，"睦州"为今浙江省杭州淳安、建德一带，该地区生产麦冬历史悠久。根据"睦州麦门冬"图文示述，以及产地分布，发现均与百合科植物麦冬相符，结合浙江省道地药材"笕麦冬"来源于麦冬 *O. japonicus* 的块根，故推测"睦州麦门冬"为今百合科植物麦冬 *Ophiopogon japonicus*（L. f.）Ker-Gawl.。

2. 睦州刺虎　为茜草科植物虎刺 *Damnacanthus indicus*（L.）Gaertn. F.。考证如下：①"睦州刺虎"图示为灌木，具刺（叶腋间双刺），单叶对生，叶柄短或无，花顶生或腋生。②其文曰"味甘；其叶凌冬不凋；理一切痛风疾"，可知刺虎为常绿植物，味甘，可治肿痛风疾，与《全国中草药汇编》所载虎刺味甘、苦，具祛风利湿、活血止痛功效相符。③产地分布上，《浙江植物志》载虎刺 *D.indicus* 分布于浙江各地，较浙江虎刺 *D. shanii* K. Yao et Deng、短刺虎刺 *D. subspinosus*

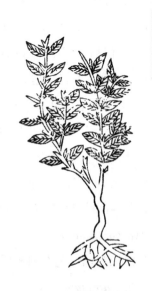

睦州刺虎

Hand.-Mazz. 为广。因此，推测"睦州刺虎"为今茜草科植物虎刺 *Damnacanthus indicus*（L.）Gaertn. F.。

（二）"明州"药图考

1. 明州薯蓣　为薯蓣科植物薯蓣 *Dioscorea polystachya* Turczaninow。考证如下：①"明州薯蓣"图示为缠绕性草质藤本，地下部分肥大，具须根，叶片三角状心形，基生弧形脉，叶腋具珠芽。②其文曰"春生苗，蔓延篱援；茎紫，叶青有三尖角，似牵牛，更厚而光泽；夏开细白花，大类枣花；秋生实于叶间，状如铃……刮之白色者为上……刮去黄皮……洗去涎……当年可食，极肥美"，可知其为多年生草本，地下部分肥大，表皮黄色，断面白色，富有黏液，食之肥美；紫色茎缠绕生长；叶青色三角状，侧边有裂片，表面有光泽；花细小而白，果如铃。据其图文示述当为薯蓣科薯蓣属 Dioscorea 植物。③产地分布上，薯蓣属 Dioscorea 植物在浙江省广为分布的有薯蓣 D.opposite 和尖叶薯蓣 D.japonica，但后者叶披针心形，与"叶青有三尖角"不符。薯蓣叶形为三角状心形，侧边有裂片，方耳形，符合"三尖角，似牵牛"，其果也具翅似铃。此外，梁宇考证明州薯蓣亦为薯蓣科植物薯蓣。综上，推测"明州薯蓣"为今薯蓣科植物薯蓣 Dioscorea polystachya Turczaninow。

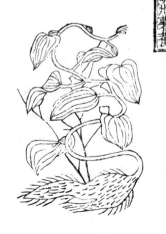

明州薯蓣

2. 明州天名精　为菊科植物天名精 Carpesium abrotanoides L.。考证如下：①"明州天名精"图示为直立茎，具基生和茎生叶，叶椭圆形，叶柄短，叶缘具齿，网状叶脉。②其文曰"夏秋抽条，颇如薄荷，花紫白色，叶如菘菜而小，故南人谓之地

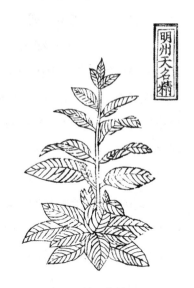

明州天名精

菘"，可知其茎叶生长如薄荷，花紫白色。据图文示述，似为菊科天名精属 Carpesium 植物。③产地分布上，浙江分布的天名精属植物唯有天名精，叶片几乎无柄。综上，故推测"明州天名精"为今菊科植物天名精 Carpesium abrotanoides L.。

3. 明州艾叶　为菊科植物艾 Artemisia argyi Lévl. et Vant.。考证如下：①"明州艾叶"图示为草本植物，茎直立，单叶互生或近对生，叶

本草学派

片椭圆形，叶片深裂或浅裂，叶缘有锯齿。②其文曰"初春布地生苗，茎类蒿，而叶背白，以苗短者为佳"，可知其茎直立而有纵棱，叶背面白色，符合菊科蒿属植物特点。③产地分布上，《浙江植物志》载蒿属植物有艾蒿 *A. argyi.* 与野艾蒿 *A. lavandulifolia* DC.，且二者均作"艾"入药，但野艾蒿深裂叶片呈线状披针形的特征与附图所示不符，故根据图文示述以及产地分布，推测"明州艾叶"为今菊科植物艾 *Artemisia argyi* Lévl. et Vant.。

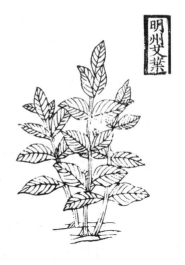

明州艾叶

4. 明州蜀漆 为虎耳草科植物常山 *Dichroa febrifuga* Lour.。考证如下：①"明州蜀漆"图示为木本植物，粗壮弯曲根茎，茎直立，单叶对生，长椭圆形，网状脉。②其文曰"叶似茗而狭长，两两相当；茎圆有节；三月生红花，青萼；五月结实，青圆；三子为房，苗高者不过三四尺；根似荆，黄色"，可知其苗高 90～120 厘米，根黄色，茎圆形，节明显，叶对生，长椭圆形，花红色，萼片青色，果青色而圆，3 心皮，花期为 3 月，

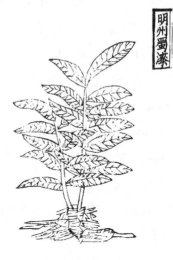

明州蜀漆

果期为 5 月。③《本草图经》曰"蜀漆……常山苗也"，为其地上部分。而常山在《新修本草》中名为"恒山"，据考为虎耳草科植物常山 *D. febrifuga*。对比二书"常山"之文，两者花色有异，一者为红，一者为白。即便如此，但据"明州蜀漆"之图示特征，仍可推测"明州蜀漆"为虎耳草科植物常山 *Dichroa febrifuga* Lour.。

5. 明州蓖麻 为大戟科植物蓖麻 *Ricinus communis* L.。考证如下：①"明州蓖麻"图示为单叶互生，叶片掌状深裂，叶柄较长从叶片背面出，盾状着生，果序顶生或者与叶片对生，果实圆形，外有刺状突起。②其文曰"夏生苗，叶似葎草而厚大；茎赤有节如甘蔗，高丈许；秋生细花，随便结实，壳上有刺，实类巴豆，青黄斑褐，形如牛蜱，故名"，可知其植株高3米多，茎红有节且明显，叶掌状，果实有刺，种

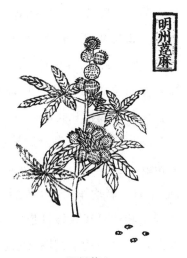

明州蓖麻

子椭圆状，青黄有褐色斑纹，苗期为夏月，花、果期在秋月。据图文示述植物特征，皆与大戟科植物蓖麻相符。③产地分布上，浙江省大戟科蓖麻属植物惟有蓖麻一种。故综合推测"明州蓖麻"为今大戟科植物蓖麻 *Ricinus communis* L.。

6. 明州楮实 为桑科植物构树 *Broussonetia papyrifera*（Linnaeus）L'Heritier ex Ventenat。考证如下：①"明州楮实"图示为乔木，树皮有环纹，单叶互生，叶柄长，叶片三裂或者五裂，果实球形。②其文曰"其叶似葡萄叶作瓣而有子者为佳。其实初夏生，如弹丸，青绿色，至六七月渐深红色，乃成熟"，可知其叶片掌状深裂，果圆球形，未成熟时青绿色，成熟为深红色，果期为4～7月。根据图文示述，当为桑科

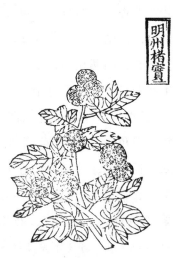

明州楮实

植物构树。③产地分布上，构树在浙江省广泛分布。综上，推测"明州楮实"为今桑科植物构树 *Broussonetia papyrifera*（Linnaeus）L'Heritier ex Ventenat。

本草学派

7. 明州黄药 为蓼科植物戟叶蓼 *Persicaria thunbergii*（Sieb. et Zucc.）H. Gross。考证如下："明州黄药"附图所示为蔓生草本，根须状，单叶互生，叶三角状戟形，检索《浙江植物志》与戟叶蓼类似。而黄药条下的"秦州红药"经谢宗万考证为蓼科植物毛脉蓼 *Polygonum cillinerve*（Nakai）Ohwi [*P. multiflorum* Thunb. var. *cillinerve*（Nakai）Steward]，故"明州黄药"同为蓼科的可能性更大。综上，推测"明州黄药"可能为蓼科植物戟叶蓼 *Persicaria thunbergii*（Sie. et Zucc.）H. Gross。

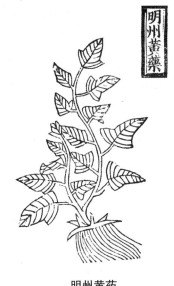

明州黄药

（三）"温州"药图考

1. 温州天门冬 为百合科植物天门冬 *Asparagus cochinchinensis*（Lour.）Merr. 或羊齿天门冬 *Asparagus filicinus* D. Don。考证如下：①"温州天门冬"图示为须根系草本植物，块根纺锤状聚集，茎直立，幼茎具鳞叶，叶状枝簇生，叶狭长，全株处于早春苗期。②其文曰"春生藤蔓，大如钗股，高至丈余；叶如茴香，极尖细而疏滑，有逆刺，亦有涩而无刺者，其叶如丝杉而细散，皆名天门冬。夏生白花，亦有黄色者；秋结黑子，在其根枝傍。

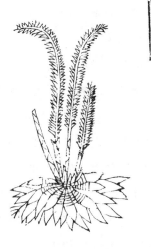

温州天门冬

入伏后无花，暗结子。其根白，或黄紫色，大如手指，长二三寸，大者为胜，颇与百部根相类，然圆实而长，一二十枚同撮。二月、三月、七

第四章　《本草图经》中浙产特色药材

月、八月采根"，可知其为多年生草质藤本，块根肉质状如百部根，叶尖细疏滑有刺，也有叶细小而散无刺，夏季生白、黄花，秋季结黑果。③产地分布上，据《浙江植物志》记载，天门冬属植物5种，其中3种为引进栽培品，剩余羊齿天门冬和天门冬。因此，根据图文示述特征，结合产地分布考证，"温州天门冬"应为今百合科植物天门冬 *Asparagus cochinchinensis*（Lour.）Merr. 或羊齿天门冬 *Asparagus filicinus* D. Don。

2. 温州石斛　为兰科植物细茎石斛 *Dendrobium moniliforme*（L.）Sw. 或铁皮石斛 *Dendrobium officinale* Kimura et Migo。考证如下：①"温州石斛"图示为须根系草本植物，茎直立，有节且节间较长，茎秆较纤细，单叶互生，长圆形，先端内凹。②其文曰"五月生苗，茎似竹节，节节间出碎叶；七月开花，十月结实；其根细长，黄色，七月、八月采茎"，可知其根细长而黄，茎节明显，苗期5月，花期为7月，果期为10月。③产

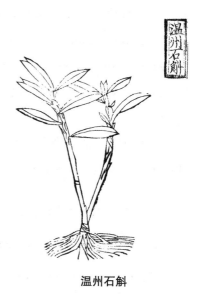

温州石斛

地分布上，据其文所述特征当为兰科植物，结合新编《浙江植物志》载石斛属植物有铁皮石斛、细茎石斛、梵净山石斛三种。然梵净山石斛分布较窄（仅武义、遂昌），不如铁皮石斛、细茎石斛分布广。《雁荡山志》谓"石斛产岩壁，性凉，治火毒，滋胃阴。山间人以巨绠束腰际，悬崖采之，为状绝险，往往有失事者"，可见温州雁荡山所产野生石斛对生长环境的要求相当苛刻，采集难度极大。据相关资料显示，温州地区历史上所产石斛主要有两种，即细茎石斛和铁皮石斛。编者结合实地考察和历代本草文献记载，推测"温州石斛"为兰科植物细茎石斛 *Dendrobium moniliforme*（L.）Sw. 或铁皮石斛 *Dendrobium officinale* Kimura et Migo。

3. 温州生姜　为姜科植物姜 *Zingiber officinale* Roscoe。考证如

下：①"温州生姜"图示为多年生草本植物，地下根茎肥厚，直立茎，单叶互生，叶长披针形，叶鞘抱茎，茎顶端嫩叶未完全展开。②其文曰"苗高二三尺；叶似箭竹叶而长，两两相对；苗青；根黄；无花实"，可知其幼株青色，高60～90厘米，根茎黄色，叶对生或近似对生，叶片箭状长披针形，无花无果。③产地分布上，《浙江植物志》载姜科姜属植物有两种，即姜 *Zingiber officinale* Roscoe 与蘘荷 *Z.mioga*（Thunb.）Rose.，然唯姜之根状茎肥硕，故推测"温州生姜"为今姜科植物姜 *Zingiber officinale* Roscoe。

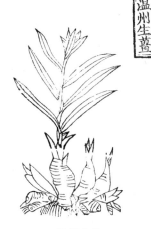

温州生姜

4.温州狗脊 为蚌壳蕨科植物金毛狗 *Cibotium barometz*（L.）J. Sm.。考证如下：①"温州狗脊"图示地下根茎粗壮横走，周生密毛，茎直立，叶簇生，叶片多三回羽状分裂。②其文曰"根黑色，长三四寸，两指许大；苗尖细碎青色，高一尺以来，无花；其茎叶似贯众而细；其根长而多歧，似狗脊骨，故以名之。其肉青绿"，可知其根状茎黑而

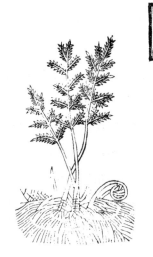

温州狗脊

粗壮，断面青绿，羽状复叶，先端渐尖为深羽裂似贯众，为蕨类植物，无花。③产地分布上，《中华本草》载地方所用狗脊入药有四，浙江产者有三，即狗脊 *Woodwardia japonica*（L. f.）Sm.、东方狗脊 *W. orientalis* Sw.、金毛狗 *Cibotium barometz*（L.）J. Sm.。然前两种在省内作"贯众"入药，而金毛狗 *Cibotium barometz*（L.）J. Sm. 不仅在省内分布广泛，且是现今《中华人民共和国药典》（2020年）（简称《中国药典》）所载狗

脊之基原，加之《本草图经》云"今方亦用金毛者"，故推测"温州狗脊"为今蚌壳蕨科植物金毛狗 *Cibotium barometz*（L.）J. Sm.。

5. 温州蓬莪茂 为姜科植物温郁金 *Curcuma wenyujin* Y. H. Chen et C. Ling。①"温州蓬莪茂"图示为多年生草本植物，根状茎肥厚，茎直立，叶柄具鞘，叶片长圆形。②其文曰"三月生苗，有出野中；其茎如钱大，高二三尺；叶青白色，长一二尺，大五寸以来，颇类蘘荷；五月有花作穗，黄色，头微紫；根如生姜，而茂在根下，似鸡、鸭卵，大小不常"，可知其根状茎肥大而类圆形，茎宽2～3厘米，高60～100

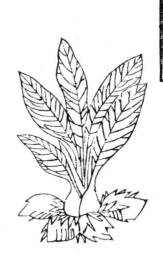

温州蓬莪茂

厘米，叶青白色，长30～60厘米，形如蘘荷；花黄色，穗状花序，花序顶端紫色，苗期为3月，花期为5月。据图文示述，应为姜科姜黄属 *Curcuma* 植物。③产地分布上，据《浙江药用植物志》载姜黄属植物有郁金 *C. aromatica* Salisb 和温郁金 *C. wenyujin*，结合温郁金作为温州道地药材，种植历史悠久。因此，推测"温州蓬莪茂"为今姜科植物温郁金 *Curcuma wenyujin* Y. H. Chen et C. Ling。

（四）"越州"药图考

1. 越州术 为菊科植物白术 *Atractylodes macrocephala* Koidz.。考证如下："越州术"图示为多年生草本植物，地下部分肥大，茎直立，叶羽状互生，上部叶片为3～5分裂，而下部为7～9裂。②其文曰"今白术生杭、越、舒、宣州高山岗上，叶叶相对，上有毛，方茎，茎端生花，淡紫碧红数色，根作桠生，二月、三月、八月、九月采根，暴干。以大块紫花者为胜，又名乞力伽。凡古方云术者，乃白术也，非谓今之术矣"，可知越州所生之术当为白术，茎四方，有分枝，叶对生并具毛，花序顶生，花淡紫色、碧红色。
③产地分布上，浙江所产菊科苍术属
植物有苍术与白术二种，然苍术叶片
不裂或浅裂，这与附图所示羽状全裂，
叶片多为3～5分裂的特点不符。故
根据图文示述和产地分布，结合历代
医家推崇浙江所产之白术，推测"越
州术"为菊科植物白术 *Atractylodes
macrocephala* Koidz.。

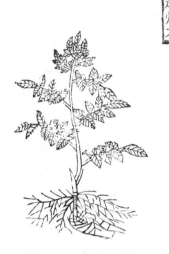

越州术

2. 越州续断 为菊科植物蓟*Cirsium
japonicum* Fisch. ex DC.。考证如下：
①"越州续断"图示为草本植物，地
下部分块根数十枚，膨大纺锤状，茎
直立有刺，单叶互生，叶片宽大，羽
状深裂，叶片基部耳状抱茎，花序顶
生。②其文曰"谨按《范汪方》云：
续断即是马蓟，与小蓟菜相似，但大
于小蓟耳。叶似旁翁菜而小厚，两边
有刺，刺人。其花紫色，与今越州者
相类"，可知越州续断同小蓟相似，但
较大，叶上有刺，花紫色。据图文
示述，当为菊科蓟属 *Cirsium*. 植物的
大蓟 *C. japonicum* 与野蓟 *C. maackii*

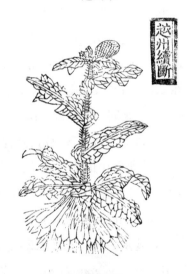

越州续断

Maxim.。③产地分布上，野蓟仅分布于临安，不如大蓟分布较广。综
上推测"越州续断"为今菊科植物蓟 *Cirsium japonicum* Fisch. ex DC.。

3. 越州五味子 为木兰科植物华中五味子 *Schisandra sphenanthera*
Rehd. et Wils.。考证如下：①"越州五味子"图示特点为缠绕性木质藤
本，枝条密布皮孔，单叶互生，叶片卵形或椭圆形，叶缘有锯齿，果序
穗状生于叶腋，符合木兰科五味子属 *Schisandra* 的特征。②其文曰"春

初生苗，引赤蔓于高木，其长六七尺；叶尖圆似杏叶；三四月开黄白花，类小莲花。七月成实，如豌豆许大，生青熟红紫"，表明其为藤本植物，藤茎可长达2米，小枝红褐色，叶卵状，先端较尖，花黄白色，较小如莲，果实类球状，未成熟青色，成熟后红紫色，苗期春月，花期为3～4月，果期为7月。③产地分布上，《浙江植物志》记载五味子属植物有四种，二色五味子 *S. bicolor* Cheng 仅产临安，分布狭窄，资源量较小，作为基原的可能性较小；粉背五味子 *S. henryi* Clarke 有翅膜特征，附图及文字未提及；而华中五味子 *S. sphenanthera* 和绿叶五味子 *S. viridis* A. C. Smith 区别在于前者种皮光滑，后者种皮具皱纹，《本草崇原》载五味子，言"今河东陕西州郡尤多，杭越间亦有，故有南北之分，南产者，色红核圆。北产者，色红皆黑，核形似猪肾"，故核圆种皮光滑的华中五味子更为符合，且现版《中国药典》中的南五味子来源即华中五味子。故推测"越州五味子"为今木兰科植物华中五味子 *Schisandra sphenanthera* Rehd. et Wils.。

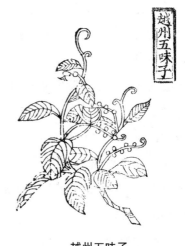

越州五味子

4. 越州白前 为百合科植物油点草 *Tricyrtis macropoda* Miq.。考证如下：①"越州白前"图示为直立草本，须根系，单叶互生，叶卵形，基出平行脉，叶上有斑，与百合科植物油点草相符。②其文曰"苗似细辛而大，色白，易折"当指"越州白前"；"亦有叶似柳"描述为萝藦科植物柳叶白前；"或似芫花苗"应是萝藦科植物芫

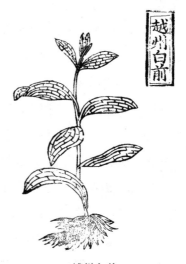

越州白前

本草学派

花叶白前。此外"今用蔓生者，味苦，非真也"还提及伪品概念。依据图文示述，推测"越州白前"为今百合科植物油点草 *Tricyrtis macropoda* Miq.。

5. 越州虎杖 为蓼科植物虎杖 *Reynoutria japonica* Houtt.。考证如下：①"越州虎杖"图示地下部分根茎肥大横走，茎干直立有分枝，圆柱形，茎上密布斑点，单叶互生，叶宽卵形，有环绕的膜质托叶鞘，这些特征与蓼科植物相符。②其文曰"三月生苗，茎如竹笋状，上有赤斑点，初生便分枝丫；叶似小杏叶；七月开花，九月结实。南中出者，无花。根皮黑色，破开即黄，似柳根"，可知其根部表皮

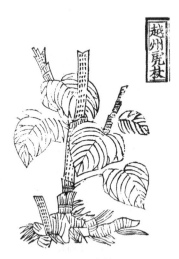

越州虎杖

黑色，断面黄色，茎直立中空，多有分枝，表面具红色斑点，叶片卵形，苗期 3 月，花期 7 月，果期 9 月。根据图文示述特征，均与蓼科植物虎杖 *Reynoutria japonica* Houtt. 相符。故推测"越州虎杖"为蓼科植物虎杖 *Reynoutria japonica* Houtt.。

6. 越州牵牛子 为旋花科植物裂叶牵牛 *Pharbitis nil*（L.）Choisy。考证如下：①"越州牵牛子"图示为攀援缠绕性草本植物，单叶互生，叶片卵圆形，3 浅裂，叶基部心型，叶腋处生花，花合瓣，花冠漏斗状，花萼披针线型。②其文曰"二月种子，三月生苗，作藤蔓绕篱墙，高者或三二丈；其叶青，有三尖角；七月生花，微红带碧色，似鼓子花而大；八月结实，外有白皮里作球。每球内有子四五枚，

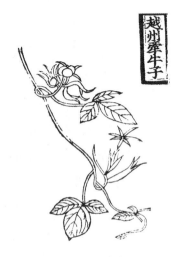

越州牵牛子

如荞麦大，有三棱，有黑白二种"，可知其为缠绕性藤本植物，叶青色，3裂，花喇叭状，紫红色或蓝紫色，果类球形，表皮白色，内有种子4～5枚，黑、白二色，三棱状。苗期为3月，花期为7月，果期为8～9月。③产地分布上，根据图文示述为旋花科牵牛属植物无疑，浙江分布有牵牛与圆叶牵牛二种，然圆叶牵牛叶片不裂，与附图及文字的叶片3裂特征不符，故推测"越州牵牛子"为今旋花科植物裂叶牵牛 *Pharbitis nil*（L.）Choisy。

7. 越州吴茱萸　为芸香科植物吴茱萸 *Euodia rutaecarpa*（Juss.）Benth.。考证如下：①"越州吴茱萸"图示茎直立，有分支及皮孔，叶交互对生，奇数羽状复叶，小叶5～7枚，长椭圆形，聚伞圆锥果序顶生。②其文曰"木高丈余，皮青绿色，叶似椿而阔厚，紫色；三月开花，红紫色；七月、八月结实，似椒子，嫩时微黄，至成熟则深紫"，可知其为木本植物，表皮青绿，复叶羽状，长椭圆形，花红紫色，果实为蓇

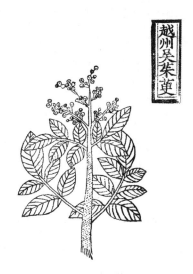

越州吴茱萸

葖果，未熟时微黄色，成熟时深紫色，花期为3月，果期为7～8月。据图文示述特征，当为芸香科吴茱萸属 *Euodia* 植物。③产地分布上，浙江省芸香科吴茱萸属植物有三叉苦 *E. lepta*（Spreng.）Merr.、臭辣树 *E. fargesii* Dode 和吴茱萸 *E. rutaecarpa*，然三叉苦为"掌状三出复叶，花序腋生"，臭辣树不作药用。综上，"越州吴茱萸"为今芸香科植物吴茱萸 *Euodia rutaecarpa*（Juss.）Benth.。

8. 越州秦椒　为芸香科植物朵椒 *Zanthoxylum molle* Rehder。考证如下：①"越州秦椒"图示为木本植物，茎上有分枝，枝条上有斑点或皮孔，叶互生，奇数羽状复叶，小叶5～7枚，对生，叶长椭圆形，边缘具锯齿，顶生果序。②其文曰"初秋生花，秋末结实，九月、十月

采。陶隐居云：似椒而大，色黄黑，或呼大椒。苏恭云：叶及茎、子都似蜀椒，但实细味短"，可知其叶为奇数羽状复叶，果为蓇葖果，果实入药，花期初秋时节，果期为9～10月。③产地分布上，据图文示述特征与芸香科花椒属 *Zanthoxylumzg* 植物一致。彭华胜团队考证"越州秦椒"为野花椒 *Zanthoxylum simulans* Hance 或 花 椒 *Zanthoxylum bungeanum* Maxim.，然野花椒叶卵圆形，花椒为引种栽培品种，剩余与图文示述特征一致者，唯朵椒 *Zanthoxylum* molle

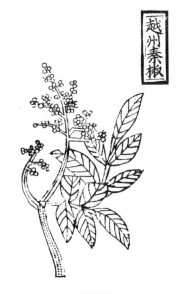

越州秦椒

Rehder，其叶形、叶数与附图一致，分布也较广，且叶、根、果壳、种子均可入药，功效同野花椒。综上，推测"越州秦椒"为芸香科植物朵椒 *Zanthoxylum molle* Rehder。

（五）"台州、天台、天台山"药图考

1. 台州紫葛 为葡萄科植物刺葡萄 *Vitis davidii*（Roman. Du Caill.）Foëx.。考证如下：①"台州紫葛"图示为藤本植物，地下根系发达，全株带刺，无花叶。②其文曰"春生冬枯，似葡萄而紫色，长丈许，大者径二三寸；叶似蘡薁，根皮俱紫色"，可知其为攀援藤本植物，茎皮及根皮紫色，茎圆柱形，茎宽可达6～10厘米，长达3米有余，叶卵形，深裂或浅裂。依图文示述，及刘晓龙等考

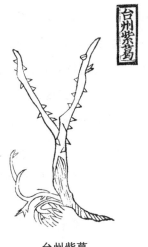

台州紫葛

证《图经》紫葛条下"江宁府紫葛"为葡萄科葎叶蛇葡萄 *Ampelopsis humulifolia* Bunge，故推测"台州紫葛"亦为葡萄科植物。③产地分布上，浙江省分布的葡萄科葡萄属植物共13种，但枝上有刺者，唯刺葡萄一种。故推测"台州紫葛"为今葡萄科植物刺葡萄 *Vitis davidii*（Roman. Du Caill.）Foëx.。

2. 台州乌药　为樟科植物乌药 *Lindera aggregata*（Sims）Kosterm.。考证如下：①"台州乌药"图示为木本植物，灌木，根膨大，纺锤状或呈结节，茎上多分枝，叶卵圆形，先端渐尖至尾尖。②其文曰"木似茶槚，高五七尺；叶微圆而尖，作三桠，面青背白，五月开细花，黄白色；六月结实。如山芍药而有极粗大者，又似钓樟根……天台者白而虚软，并八月采。根以作车毂形如连珠状者佳。或

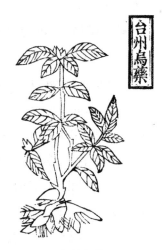

台州乌药

云：天台出者，香白可爱……"，可知其为灌木，高1.5～2.5米，根纺锤状或结节状膨大如连珠，断面白色，放射状纹理，具香气，叶椭圆形，上表面青绿色，下表面白色，花黄白色，花期为5月，果期为6月。③产地分布上，"天台乌药"为浙江道地药材，是"新浙八味"之一，块根入药名为乌药。故根据图文示述以及产地分布，推测"台州乌药"为今樟科植物乌药 *Lindera aggregata*（Sims）Kosterm.。

3. 天台山黄寮郎　为芸香科植物两面针 *Zanthoxylum nitidum*（Roxb.）DC.。考证如下：①"天台山黄寮郎"图示为木本植物，地下根部粗壮，茎似藤，有刺状凸起，叶互生，一回奇数羽状复叶，小叶5～9枚，长椭圆形，全缘，先端短尾状，小叶柄无或近无。②其文曰"苗叶冬夏常青。彼土人采其根入药。治风有效"，可知其为常绿植物，以根入药，具祛风止痛功效。依图文示述特征，与芸香科植物两面针相符。③产地分布上，《浙江植物志》载两面针分布于浙江平阳及浙东南沿海

岛屿，而天台山隶属台州，位于浙东南沿海地区，故产地分布上亦符合。此外，吴玉芳等考证"天台山黄寮郎"为芸香科植物两面针。综上，推测"天台山黄寮郎"为今芸香科植物两面针 *Zanthoxylum nitidum*（Roxb.）DC.。

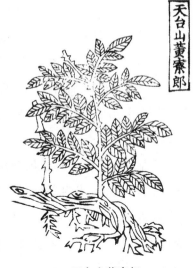

天台山黄寮郎

4. 天台山千里急 为紫金牛科植物紫金牛 *Ardisia japonica*（Thunberg）Blume。考证如下：①"天台山千里急"图示为藤本植物，地下具纤细根，叶片常聚集在枝端，长椭圆形，网状脉，果序腋生，果实球形，果柄明显。②其文曰"春生苗，秋有花"，可知其苗期为春月，花期为秋月。根据图文示述特征，与紫金牛科植物紫金牛相符。③产地分布上，紫金牛在浙江省山区、半山区广泛分布。故综合附图特征、文字叙述及产地分布，推测"天台山千里急"为今紫金牛科植物紫金牛 *Ardisia japonica*（Thunberg）Blume。

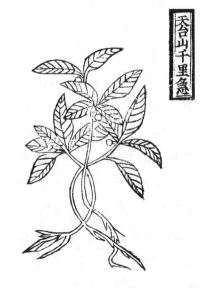

天台山千里急

5. 台州祁婆藤 为清风藤科植物清风藤 *Sabia japonica* Maxim.。考证如下：①"台州祁婆藤"图示为木质藤本，茎上具刺状突起，茎的底部有一尖刺，叶互生，网状脉。②其文曰"其苗蔓延木上，四时常有"，可知其为攀援藤本，多年生植物。据图文示述特征检索《浙江植物志》，发现清风藤科清风藤属较为符合以上特征，且仅清风藤 *Sabia japonica* Maxim. 具叶脱落后残留叶柄成针刺状的"叶柄刺"，该属其余物种无此重要特征。③产地分布上，清风藤在浙江省广泛分布。④功效主治上，"彼土人采其叶入药，治风有效"，可知"台州祁婆藤"以叶入药，具祛风作用。查阅有关清风藤的历代本草书籍，无论是以叶、藤茎或茎等入药，皆不离祛风功用。金晓青等考证"台州祁婆藤"为清风藤科植物清风藤。综上，推测"台州祁婆藤"为今清风藤科植物清风藤 *Sabia japonica* Maxim.。

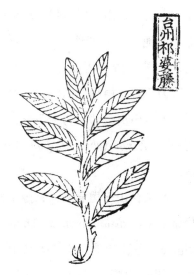

台州祁婆藤

6. 台州清风藤　为卫矛科植物扶芳藤 *Euonymus fortunei*（Turcz.）Hand.-Mazz.。考证如下：①"台州清风藤"图示为木质藤本，茎上多分枝，单叶对生，叶长椭圆形，网状脉。②其文曰"其苗蔓延木上，四时常有。彼土人采其叶入药，治风有效"，可知其为常绿藤本植物，以叶入药，具有祛风止痛、舒经活络功效。③吴其濬《植物名实图考》引《本草图经》清风藤，言"清风、扶芳，一音之转，

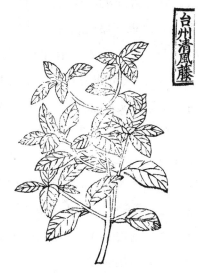

台州清风藤

土音大率如此"，观其附图，二者当为一物。此外，祁振声等考证《图经本草》中的"清风藤"与《本草拾遗》中的"扶芳藤"同物异名，皆为卫矛科植物扶芳藤 *Euonymus fortunei*（Turcz.）Hand.-Mazz.，能散瘀止血、舒经活络，可治疗风湿性关节痛、腰肌劳损等。综上所述，推测"台州清风藤"为今卫矛科植物扶芳藤 *Euonymus fortunei*（Turcz.）Hand.-Mazz.。

7. 台州含春藤 为五加科植物中华常春藤 *Hedera nepalensis* K. Koch var. *sinensis*（Tobl.）Rehd.。考 证 如下：①"台州含春藤"图示为藤本植物，茎上有突起，单叶互生，戟型叶。其文曰"其苗蔓延木上。冬夏常青。彼土人采其叶入药，治风有效"，可知其为攀援常绿藤本，以叶入药，具祛风除湿之效。根据图文示述，应为五加科常春藤属植物。③产地分布上，《浙江植物志》载五加科常春藤属有中华常春藤与常春藤两种，后者为引进栽培品种。故综上推测，"台州含春藤"为今五加科植物中华常春藤 *Hedera nepalensis* K. Koch var. *sinensis*（Tobl.）Rehd.。

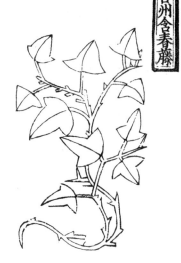

台州含春藤

8. 台州石南藤 为胡椒科植物山蒟 *Piper hancei* Maxim. 或风藤 *Piper kadsura*（Choisy）Ohwi。考 证 如下：①"台州石南藤"图示为缠绕性藤本植物，地下部分根状茎横走；单叶互生，长椭圆形，网状脉。②其文曰"其苗蔓延木上，四时不凋。彼土人采其叶入药，治腰痛"，可知其

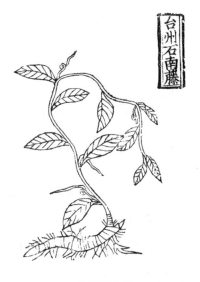

台州石南藤

为常绿藤本，叶入药治疗腰痛。③《本草图经》另有南藤一物，云"苗如马鞭，有节紫褐色，叶如杏叶而尖"，其特征与胡椒科植物类似。明代《本草纲目》将石南藤和南藤归为一物，载南藤"释名石南藤（《图经》），今江南、湖南诸大山有之，细藤圆腻，紫绿色，一节一叶。叶深绿色，似杏叶而微短厚。其茎贴树处有小紫瘤疣，叶有小孔。四时

不凋，茎叶皆臭而极辣"，可知其为常绿攀援藤本，生不定根，叶卵圆形并厚质，茎叶都带有臭气和辣味，这些特征符合胡椒科胡椒属石南藤 *Piper wallichii*（Miq.）Hand.–Mazz. 及其同属植物特征。然浙江无石南藤的物种分布，其同科属下有山蒟 *Piper hancei* Maxim. 和风藤 *Piper kadsura*（Choisy）Ohwi 二种，皆有祛风湿功效，二者植物形态无甚差异，考虑古人分类鉴定水平有限，有混用可能。综上，推测"台州石南藤"为胡椒科植物山蒟 *Piper hancei* Maxim. 或风藤 *Piper kadsura*（Choisy）Ohwi。

三、评述与展望

本草考证是本草学派的重要内容。通过对《本草图经》中经受住历史长期考验的 25 种药物如麦冬、薯预、艾叶等浙产特色药材的基原考证，有利于厘清药物品种，明晰古今药用品种的延续和变迁，做到正本清源，古为今用，重续药史，为后续浙派本草特色药材的产业开发，临床安全有效用药奠定重要基础。

具体来看，在《本草图经》的图文示述中载有详细的药物产地信息，这强调了药材的道地性，将产地作为评判药物疗效好坏的标准之一，凸显出北宋医药学家对药物质量的重视，如"乌药，以天台者为胜"等。另外通过对浙产特色药材的考证，将"浙八味"中"浙白术""笕麦冬""温郁金"三药追溯到北宋时期"越州白术""睦州麦冬""温州蓬莪茂"三幅药图，这为浙派本草道地药材的相关研究提供了本草图文史料。

另外，从《本草图经》附图中涉及浙江省各州的结果来看，台州（包括天台、天台山）出现 12 次，越州 9 次，明州 8 次，温州 5 次，睦州 3 次，以台州（包括天台、天台山）出现次数最多，说明彼时台州一带盛产药材，药材资源分布较多，且集中于本经外草类卷第十九卷与本经外木蔓类卷第二十卷，共计药物 10 味。此二卷所收药物因"今医所用而旧经不载"，故名曰"本经外类"；所谓"本经"，泛指《本草图经》

成书之前的本草书籍，非特指某一本草专著。因此部分药物多属新增，为地方习用药、民间药，如云"彼土人采其叶入药，治风有效"，具有鲜明的地方用药特色和时代特色，推测可能与沿海一带的当地群众常患风湿性疾病有关。我们需要对这部分药材继续深入考证，以增加药物品种来源，扩大新的药效用途，尤其是针对性好、特异性强的药物，可为本学派医家临床治疗相关疾病提供新的有效手段。

第五章　药论选释

　　本章共分两节。第一节药论综述内容选自本草学派代表医家著作中的总论名言，如陈藏器《本草拾遗》十剂说，贾所学《药品化义》君臣佐使论、药有真伪论、药论、药母订例，以及张志聪《本草崇原》药气论等；第二节各药分述内容节选自代表著作中具体药物的论述，如《本草拾遗》鸭跖草、伏鸡子根、土芋，《日华子诸家本草》芍药、前胡，以及《履巉岩本草》笑靥儿草、双头莲、苦益菜等。

　　需要说明的是，在本草学派数千年的发展历史中，本草学者之间没有明确的自上而下的师承关系，但是他们守正创新，毕生致力于本草学的发展，《本草拾遗》"解纷"、《本草纲目拾遗》"正误"等正是挑战先贤、审辨纠误的具体体现。也正是这种传承精华却不墨守成规的精神，为本草学派内容源源不断地注入新的血液，推动了本草学派的创新发展。因此，本章第二节各药分述部分所选药物，除作者首次收载，或为体现作者学术主张，或为传承历史悠久外，笔者团队还合力对这些药物的基原进行考证，以辨章学术，考镜源流，达到正本清源之目的，这不仅可以为中药的临床应用、新药研发保护提供文献依据，同时也是对本草学派一脉相承的守正创新思想以及"解纷""正误"精神的承传和发扬。

第一节　药论综述

一、《本草拾遗》

【原文】诸药有宣、通、补、泄、轻、重、涩、滑、燥、湿，此十种者，是药之大体，而《本经》都不言之，后人亦所未述，遂令调合汤丸，有昧于此者。至如宣可去壅，即姜、橘之属是也；通可去滞，即通草、防己之属是也；补可去弱，即人参、羊肉之属是也；泄可去闭，即葶苈、大黄之属是也；轻可去实，即麻黄、葛根之属是也；重可去怯，即磁石、铁粉之属是也；涩可去脱，即牡蛎、龙骨之属是也；滑可去著，即冬葵、榆皮之属是也；燥可去湿，即桑白皮、赤小豆之属是也；湿可去枯，即紫石英、白石英之属是也。只如此体，皆有所属，凡用药者，审而详之，则糜所遗失矣。

【阐释】本篇论述药物的"十剂"分类法。"十剂"之名，经尚志钧、凌一揆及丹波元坚等人考证，当首出于唐代陈藏器的《本草拾遗》而非徐之才《药对》。

药有十剂，陈氏谓："诸药有宣、通、补、泄、轻、重、涩、滑、燥、湿"十种，认为此十种分类是"药之大体"，并举例"至如宣可去壅，即姜、橘之属是也……湿可去枯，即紫石英、白石英之属是也"。"十剂"产生之初，是作为对药物按功效进行分类的一种新思想、新方法，它反映了中药的药性和功能，这一药物分类思想较《本经》时代的三品分类有了巨大进步，并启迪了后世诸多按功效进行药物分类的分类方法，同时标志着"十剂"理论已初具雏形。

宋代《圣济经》在此基础上扩大为"十剂"的方剂分类法，这在金、元、明、清时期得到充实发展和全面深化，其内涵也从最开始指导药物和方剂的分类构想，逐步成为十大类治法，并用于指导临床治疗和新方创制。尤其在方剂分类方面，它为现代方剂学分类奠定了基础，对后世方剂按功效分类产生很大影响。

二、《药品化义》

（一）君臣佐使论

【原文】药之为用，固取于精专，以见直入之功；亦贵乎群力，更见相须之妙。此君臣佐使之所自立也。如《神农本经》名例，上药一百二十种为君，主养命以应天；中药一百二十种为臣，主养性以应人；下药一百二十五种为佐使，主治病以应地。陶弘景曰：上品药性，势力和厚，不为速效，岁月尝服，必获大益，病既愈矣，命亦兼申，天道人育，故曰应天，一百二十种者，当谓寅卯辰巳之月，法万物生荣时也；中品药性，祛患为速，人怀性情，故曰应人，一百二十种，当谓午未申酉之月，法万物成熟时也；下品药性，专主攻击，倾损中和，疾愈即止，地体收杀，故曰应地，一百二十五种，当谓戌亥子丑之月，法万物枯藏时也。故从《神农本经》及陶氏《别录》，历代诸大家所增补，择其精要，熟读而深思之。然后每治一病，必求君臣佐使，以相宣摄合和宜。论其大法，则一君二臣三佐五使，又可一君三臣九佐使也。陶又曰：用药犹如立人之制，多君少臣，多臣少佐，则气力不周。然检仙经世俗诸方，亦不必皆尔。大抵欲求益气轻身、延年不老，养命之药则多君，取其气味冲和，而无偏胜；欲求以寒胜热、以热胜寒，渐能除病，养性之药则多臣，取其气味稍偏而易入；欲求功成顷刻，反掌成事，疗病之药则多佐使，取其专主攻击而足恃也。犹依本性所主，而复斟酌之。上品君中，复有贵贱；臣佐之中，亦复如之。所以门冬、远志，别有君臣，甘草国老，大黄将军，明其优劣，皆不同秩。陶为此说，以上、中、下三品，分君臣佐使也。而岐伯则曰：方制君臣者，主病之谓君，佐君之谓臣，应臣之谓使，所以明善恶之殊贯。故李东垣曰：凡药之所用，皆以气味为主，补泻在味，随时换气。主病为君。假令治风，防风为君；治寒，附子为君；治湿，防己为君；治上焦热，黄芩为君；中焦热，黄连为君。兼见何证，以佐使药分治之，此制方之要。本草上品为君之说，各从其宜耳。在张元素又曰：为君者最多，为臣者次之，佐使者又次之。药之于证，所主同者，则各等分。此又以药之多寡为君臣，亦非合论。乃知宗李说为是。药犹兵也，武王之八百国，不觉其多；昆阳、淝水之数千，亦不为少。发踪指示，存乎其人。奈何区区于名数，而议方之工拙也哉！

【阐释】凡药之用，既可一味单行，亦可多药相须、相使为用，形成了以"君、臣、佐、使"为核心的药物配伍原则。贾氏在本篇论述，自《本经》以来，而至陶弘景《别录》，"每治一病，必求君臣佐使，以相宣摄合和宜"，并引述其配伍之法多为"一君二臣三佐五使"与"一君三臣九佐使"的两种形式，且陶氏提出若"多君少臣，多臣少佐，则气力不周"的观点，一直为历代医家所认同、接纳。

但针对君药、臣药、佐使药的定义，各家并不一致：陶弘景承袭《本经》以上、中、下三品的分类来划分君臣佐使；岐伯、李东垣持"主病之谓君，佐君之谓臣，应臣之谓使"的观点，认为主病者为君药，治兼证者为佐使药，而臣药则助君药以治主病；金元医家张元素却以药之多寡判断君臣，认为量最多者为君药，极少者为佐使药。以上三种主流观点，贾氏认为岐伯、李东垣之说最为正确，也符合处方施药之实际。现今中医药界对君、臣、佐、使药的划分，与岐伯、李东垣、贾所学的观点一致。

（二）药有真伪论

【原文】草木昆虫，产各有地，失其地，则性味异，而优劣判矣。或一本而根梢有异，或一味而咀咬不同。岂可指鹿为马，徒取充笾；认鲁为鱼，漫夸具眼，致令奇方圣剂，介于效与不效之间，可不惜乎！如人参古推上党，今则更推清河。川西之当归，彰明之附子，雅州之黄连，济州之半夏，华州之细辛，杭州之麦冬，怀庆之地黄，苏州之薄荷，甘州之枸杞，於潜之白术，松江之天花粉、地骨皮，嘉定之荆芥，江右之抚芎，蕲州之白花蛇，阿井之阿胶；又如东壁土、冬月灰、半天河水、热汤、浆水之类，皆有一定而不易之理。今之医者，粗晓方书，不识药物，惟求诸市肆。市人又不辨究，皆买之商贩。采取之家，传习造作，真伪好恶，并皆莫测。螵蛸胶于桑枝，蜈蚣朱足令赤；以䖝床当蘼芜，以荠苨乱人参；松黄和蒲黄，樟脑杂龙脑；古圹灰云死龙骨，苜蓿根为土黄芪；麝香捣荔核搀，藿香采茄叶杂；煮半夏为玄胡索，盐松梢为肉苁蓉；草仁充草豆蔻，西枀（番白芷）代南木香；熬广胶入荞面作阿胶，煮鸡子及鱼枕为琥珀；枇杷蕊代款冬，驴脚胫作虎骨；松脂混麒麟竭，番硝和龙脑香。巧诈百般，甘受其侮。商贾贪什一之利，援有实无；医者昧玄黄之辨，以甲代乙；病家不察，贸贸从事，服之不惟无益，而且害之。谚云：卖药者两眼，用药者一眼，服药者无眼。信哉！余每见通都大邑，药肆之中，莫不百货骈集，名动一时。病者或百计凑补，奔走购药，以求愈病。而肆中与药不真，轻者重，而重者至死。医者与病者，反各疑于服药之未多。嗟乎！幽冥沉冤，谁之咎乎？医者宜日夜讲求真伪之理，则不为市人所欺，不负病人之望矣！

【阐释】自古以来，药材的真伪优劣问题一直是保障临床医生安全、有效用药的重要内容，它对疾病的治疗起到关键作用。贾氏在本论中痛批彼时商贾唯利是求，医者识昧玄黄，市人不辨究详察，出现真伪混淆、优劣不分的药材乱象，以致医者用药疗效不显，甚则出现病情加重、病人至死的情况。

他指出药材的优劣好坏取决于来源是否道地、入药部位是否有异、炮制是否得当等，其中最核心的便是药材是否道地，他列举杭州麦冬、於潜白术、雅州黄连等药加以说明。此外，贾氏还指出药肆之中存在贩药不真现象，如以䖝床当蘼芜，以荠苨乱人参，煮半夏为玄胡索等问题，层出不穷。因此贾所学认为医者不仅要在医理一道深研领悟，更于药材真伪一端日夜讲求，方能不被市人所欺，不负病人所望。这深刻警醒当代临床医生须多在药材方面加以注意。

（三）药论

【原文】医道降为贱工，其间颠倒错乱，诚不足怪。至于药料之真伪精粗，药性之补泻转变，亦当少为留意。譬之将兵者然，曰精骑三千，足敌君赢卒十万。三千非十万之敌，而强弱调度之不同，则胜败立见。其故何哉？曰审与不审已耳。其粗疏莫辨，可供拊掌，略举数端，而后知其非不欲审，盖不知审也。药而至乎不知审，则将何以用药哉？

【阐释】本论言及为医之道，须多留意药物之真伪精粗，以及药性的补泻转变。贾所学认为医者用药，譬如调兵遣将，虽精骑三千，亦足敌赢卒十万。胜败之道在于运筹帷幄之力与将兵强弱之别。简而言之，即在药物的审与不审。医家若能于药道细审详察，严加考辨，自然术精技熟，每药中的，而病可霍然矣。

（四）药母订例

【原文】书有字母，诗有等韵，乐有音律。圣人之虑其终，必先严其始。至于药理渊微，司命攸系，若无根据，何以详悉其义，而时措皆宜。但上古论药，或云本草，或云药性，捆载八十余种，大法虽具，犹未精悉。赖有汉、唐、宋、元历代医宗，渐次建法。然又散载诸书，未获总集，订为规范，坐令议药者，悉皆悬断遥拟，无怪乎其多舛错也。今辑诸贤确论，考成药母，为辨药指南。药品化生之义，发源于此。

药之命名，俱有意义，或以体，或以色，或以气，或以味，或以形，或以性，或以能，或以力，或以地，或以时。惟格物者，先能辨此，则药之义理，思过半矣。

每药一品，须分八款，更有次序。曰体，曰色，曰气，曰味，此四者，乃天地产物生成之法象，必先辨明，以备参订；曰形，曰性，曰能，曰力，此四者，藉医人格物推测之义理，而后区别，以印生成。按此八法，交相详辨。庶不为古今诸书所误，以淆惑药理。

【阐释】 贾氏有感"药理渊微，司命攸系，若无根据，何以详悉其义，而时措皆宜"，故援引上古大法，复参汉、唐、宋、元历代医宗诸贤确论，考成药母，订为规范，为辨药指南，药品化生之义。

贾氏认为药物命名，自有意义。只有善格物者，方能领悟药理。他将每药分为体、色、气、味、形、性、能、力八项，即为"药母八法"。前四项为自然生成法象，可"验其体，观其色，嗅其气，嚼其味"而得；后四项是医者通过对前四项格物推测而得的义理，印其生成。按此八项，交互详辨，则厚薄、清浊、缓急、躁静、平和、酷锐之性及走经、主治之义自可即得，而药理出焉。贾氏是药理理论的集大成者，他提出的"药母八法"是一个较为系统、较为完善的中药药理理论体系，至今仍具一定的指导意义。

三、《本草崇原》

【原文】《神农本草》谓之《本经》，计三百六十五种，以应周天之数。上品一百二十五种为君，无毒。主久服，养命延年，益气轻身，神仙不老。中品一百二十种为臣，或有毒，或无毒。主通调血气，却邪治病。下品一百二十种为佐使，或有毒，或无毒，或大毒。主除寒热邪气，破积聚癥瘕，中病即止。夫天地开辟，草木始生。农皇仰观天之六气，俯察地之五行。六气者，厥阴、少阴、太阴、少阳、阳明、太阳，三阴三阳是也。五行者，甲己运土，乙庚运金，丙辛运水，丁壬运木，戊癸运火，五运五行是也。本五运六气之理，辨草木金石虫鱼禽兽之性，而合人之五脏六腑十二经脉，有寒热升降补泻之治。天地万物，不外五行。其初产也，有东南西北中之五方。其生育也，有春夏秋冬长夏之五时。其形有青黄赤白黑之五色，其气有臊焦香腥腐之五臭，其质有酸苦甘辛咸之五味。著为药性，开物成务，传于后世，词古义深，难于窥测。后人纂集药性，不明《本经》，但言某药治某病，某病须某药，不探其原，只言其治，是药用也，非药性也。知其性而用之，则用之有本，神变无方。袭其用而用之，则用之无本，窒碍难通。余故诠释《本经》，阐明药性，端本五运六气之理，解释详备。俾上古之言，了如指掌。运气之理，炳如日星，为格物致知，三才合一之道。其后人之不经臆说，逐末忘本者，概置勿录。学者能于此会悟之，则神农观天察地穷理尽性之学，庶几近之。后世之书，有涉讹谬者，摒弃勿道，可也。

【阐释】张志聪在本论中提出全新的药气理论。他将五运"甲己运土，乙庚运金，丙辛运水，丁壬运木，戊癸运火"和六气"厥阴、少阴、太阴、少阳、阳明、太阳"理论引入药物之中，认为天地所产万物皆本五运六气，且对应五方、五时、五色、五臭、五味，合乎人体五脏六腑十二经脉，以及寒热升降补泻之治法。因此提出知性用药、格物致知的药气理论，只有"知其性而用之"，才能"用之有本，神变无方"。张氏的药气理论既是浙江本草学派的一大创新亮点，也是对以四气五味为核心的药性理论的补充、发明，其中虽多附会之词，内容亦有局限之处，但对于从自然整体角度了解药物，考察药物与外部环境之间的联系，提供了全新视角，有利于我们全面、充分地认识药物。

四、《本草从新》

【原文】凡酸属木，入肝；苦属火，入心；甘属土，入脾；辛属金，入肺；咸属水，入肾。此五味之义也。

凡青属木，入肝；赤属火，入心；黄属土，入脾；白属金，入肺；黑属水，入肾。此五色之义也。

凡酸者，能涩，能收；苦者，能泻，能燥，能坚；甘者，能补，能和，能缓；辛者，能散，能润，能横行；咸者，能下，能软坚；淡者，能利窍，能渗泄。此五味之用也。

凡寒热温凉，气也；酸苦甘辛咸淡，味也。气为阳，味为阴。气厚者为纯阳，薄为阳中之阴；味厚者为纯阴，薄为阴中之阳。气薄则发泄，厚则发热；味厚则泄，薄则通。辛甘发散为阳，酸苦涌泄为阴。咸味涌泄为阴，淡味渗泄为阳。轻清升浮为阳，重浊沉降为阴。清阳出上窍，浊阴出下窍。清阳发腠理，浊阴走五脏。清阳实四肢，浊阴归六腑。此阴阳之义也。

凡轻虚者浮而升，重实者沉而降；味薄者升而生，气薄者降而收；气厚者浮而长，味厚者沉而藏，味平者化而成；气厚味薄者浮而升，味厚气薄者沉而降；气味俱厚者能浮能沉，气味俱薄者可升可降；酸咸无升，辛甘无降；寒无浮，热无沉。此升降浮沉之义也。

凡质之轻者上入心肺，重者下入肝肾；中空者发表，内实者攻里；为枝者达四肢，为皮者达皮肤，为心为干者内行脏腑；枯燥者入气分，润泽者入血分。此上下内外，各以其类相从也。

凡色青，味酸，气臊，性属木者，皆入足厥阴肝、足少阳胆经；色赤，味苦，气焦，性属火者，皆入手少阴心、手太阳小肠经；色黄，味甘，气香，性属土者，皆入足太阴脾、足阳明胃经；色白，味辛，气腥，性属金者，皆入手太阴肺、手阳明大肠经；色黑，味咸，气腐，性属水者，皆入足少阴肾、足太阳膀胱经。十二经中，惟手厥阴心包络、手少阳三焦经无所主，其经通于足厥阴、少阳。厥阴主血，诸药入肝经血分者，并入心包络；少阳主气，诸药入胆经气分者，并入三焦。命门相火散行于胆、三焦、心包络，故入命门者，并入三焦。此诸药入诸经之部分也。

人之五脏，应五行，金木水火土，子母相生。经曰：虚则补其母，实则泻其子。又曰：子能令母实。如肾为肝母，心为肝子，故入肝者，并入肾与心；肝为心母，脾为心子，故入心者，并入肝与脾；心为脾母，肺为脾子，故入脾者，并入心与肺；脾为肺母，肾为肺子，故入肺者，并入脾与肾；肺为肾母，肝为肾子，故入肾者，并入肺与肝。此五行相生，子母相应之义也。

凡药各有形、性、气、质，其入诸经，有因形相类者，有因性相从者，有因气相求者，有因质相同者，自然之理，可以意得也。

有相须者，同类而不可离也；为使者，我之佐使也；恶者，夺我之能也；畏者，受彼之制也；反者，两不可合也；杀者，制彼之毒也。此异同之义也。

肝苦急，急食甘以缓之。肝欲散，急食辛以散之，以辛补之，以酸泻之。心苦缓，急食酸以收之。心欲软，急食咸以软之，用咸补之，以甘泻之。脾苦湿，急食苦以燥之。脾欲缓，急食甘补之，用苦泻之，以甘补之。肺苦气上逆，急食苦以泄之。肺欲收，急食酸以收之，用酸补之，以辛泻之。肾苦燥，急食辛以润之，开腠理，致津液，通气也。肾欲坚，急食苦以坚之，用苦补之，以咸泻之。此五脏补泻之义也。

酸伤筋，辛胜酸；苦伤气，咸胜苦；甘伤肉，酸胜甘；辛伤皮毛，苦胜辛；咸伤血，甘胜咸。此五行相克之义也。

辛走气，气病无多食辛；咸走血，血病无多食咸；苦走骨，骨病无多食苦；甘走肉，肉病无多食甘；酸走筋，筋病无多食酸。此五病之所禁也。

多食咸，则脉凝泣而变色；多食苦，则皮槁而毛拔；多食辛，则筋急而爪枯；多食酸，则肉胝䐢而唇揭；多食甘，则骨痛而发落。此五味之所伤也。

风淫于内，治以辛凉，佐以苦甘，以甘缓之，以辛散之；热淫于内，治以咸寒，佐以甘苦，以酸收之，以苦发之；湿淫于内，治以苦热，佐以酸淡，以苦燥之，以淡泄之；火淫于内，治以咸冷，佐以苦辛，以酸收之，以苦发之；燥淫于内，治以苦温，佐以甘辛，以苦下之；寒淫于内，治以甘热，佐以苦辛，以咸泻之，以辛润之，以苦坚之。此六淫主治，各有所宜也。

凡药须俟制焙毕，然后秤用，不得生秤。湿润药皆先增分两，燥乃秤之。

凡酒制升提，姜制温散，入盐走肾而软坚，用醋注肝而收敛，童便除劣性而降下，米泔去燥性而和中，乳润枯生血，蜜甘缓益元，陈壁土借土气以补中州。面煨曲制抑酷性，勿伤上膈；黑豆、甘草汤渍并解毒，致令平和；羊酥、猪脂涂烧，咸渗骨，容易脆断。去穰者免胀，去心者除烦。此制治各有所宜也。

用药有宜陈久者，有宜精新者。如南星、半夏、麻黄、大黄、木贼、棕榈、芜花、槐花、荆芥、枳实、枳壳、橘皮、香栾、佛手柑、山茱萸、吴茱萸、燕窝、蛤蚧、沙糖、壁土、秋石、金汁、石灰、米麦、酒、酱、醋、茶、姜、芥、艾、墨、蒸饼、诸曲、诸胶之类，皆以陈久者为佳，或取其烈性减，或取其火气脱也。余则俱宜精新，若陈腐而欠鲜明，则气味不全，服之必无效。唐耿沣诗云"朽药误新方"，正谓是矣。此药品有新陈之不同，用之贵各得其宜也。

【阐释】吴仪洛在此篇中从药物的形色气味等方面，全面地介绍了药物的五色、五味、四气、阴阳属性、气味厚薄、升降浮沉、归经、五脏补泻、七情配伍、五味所伤、五病所禁、六淫治法、炮制宜忌、药之陈久精新等，将《内经》《本经》《用药法象》《药性论》等书浩瀚繁冗的医理、药理进行"削尽陈繁留清瘦"的扬弃，去粗取精，由博返约，为从学者勾勒出中药药性的整体轮廓，既深入浅出，又切合临床，颇为实用，成为后学者初习本草药义之蓝本。

五、《串雅内外编》

【原文】负笈行医，周游四方，俗呼为走方。其术肇于扁鹊，华佗继之。故其所传诸法与国医少异，治外以针刺、蒸、灸胜；治内以顶、串、禁、截胜。取其速验，不计万全也。

手所持器以铁为之，形如环盂，虚其中，置铁丸，周转摇之，名曰虎刺。乃始于宋·李次口。次口，走医也。常行深山，有虎啮刺于口，求李拔之。次口置此器于虎口，为拔其刺。后其术大行，名闻江湖。祖其术者率持此以为识，即名虎刺云（《三才藻异》作虎撑）。

手所持药囊曰无且囊，云秦无且所用者。针曰铍针。有小袋曰罗星袋。有小尺曰分脉尺。有药点之镜曰语魅。有马口铁小筒，用以取牙，曰折脆。所作伪药皆曰何兼。市草药曰夹草。持竿布，卖膏药，曰货软。作道妆僧服曰游方。用针曰挑红。用刀曰放红。撮痧曰标印。艾火曰秉离。水调曰填冷。与人治病曰打桩。两人合治曰拢工。共分酬金曰破洞。赚人财帛曰捞爪。脱险曰出洞。如此之类不能悉载，略举一二焉。

走医有三字诀：一曰贱，药物不取贵也；二曰验，以下咽即能去病也；三曰便，山林僻邑仓卒即有。能守三字之要者，便是此中之杰出者矣。

走医有四验，以坚信流俗：一取牙；二点痣；三去翳；四捉虫。四者皆凭药力。手法有四要：用针要知补泻；推拿要识虚实；揉拉在缓而不痛；钳取在速而不乱。志欲傲，礼欲恭，语欲大，心欲小。持此勿失，遂距上流。

药上行者曰顶，下行者曰串，故顶药多吐，串药多泻。顶、串而外，则曰截。截，绝也，使其病截然而止。按此即古汗、吐、下三法也。然有顶中之串，串中之顶，妙用如神，则又不可以常格论也。

药有常用之品，有常弃之品，走医皆收之。病有常见之症，有罕见之症，走医皆习之。故有两难，曰：用药难，识症难。非通乎阴阳，察乎微妙，安能使沉疴顿起，名医拱手？谁谓小道不有可观者欤！然今之熙熙然唯利是求、言伪而辩者，开方则笔似悬槌，临症则目如枯炭，直谓之医奴可耳，此走医之罪人也。

药有异性，不必医皆知之，而走医不可不知。脉有奇经，不必医尽知之，而走医不可不知。用奇乘间，一时之快捷方式也；得心应手，平日之功用也。古人出则行道，入则读书。盖医学通乎性命，知医则知立命。而一切沴戾不能中之，可以祛病延年。否则己身之厄不能免，又焉能救人之危耶！

医本期于济世，能治则治之，不必存贪得之心。近率以医为行业，谓求富者莫如医之一途。于是，朋党角立，趋利若鹜，入主出奴，各成门户。在延医者每以病试医，在为医者又以药试病，彼此茫然，迄无成效。幸而偶中，则伪窃标榜。走医之术类聚既非，乡里论道罕见精微，惟各挟一长以遨游逐食，忌则相贼，合则相呼。如雀隼之交，欢屈莫定。有如此者，勿读吾书。

药有最验者曰丹头，即劫剂是也，病除后必不可再用。走医多挟此以博效，人每诧为神奇。病后再求余药，则授以丸药，谓可除余疾也，辄索高价。不知此即药肆中所弃之根渣，不论寒、热、温、和，辄取而锉制为丸，以贱售而贵取，所谓"捞爪"是也。有似此者，勿读吾书。

医者意也，用药不如用意，治有未效，必以意求。苟意入元微，自理有洞解，然后用药无不立验。今则每恃祖方为长技，用而偶验，则留根不除，俟再发而再获也。用而不验，则率用猛毒之药以攻之，所谓下杀手也。在实证或间有转机，而虚损之人不且立毙者乎？不知全在平日用心之讲求也。若终岁群居科诨，入市招摇，贪饕沉凶，不知潜心理道者，勿读吾书。

截法中有点金药、拦江网、八面锋。如鲫鱼霜、中分散、截骨、移毒皆点金药也。黄鹤丹、青囊丸皆拦江网也。兑金、鲤鲮皆八面锋也。俱不可不知。

走医于内科有变病法，如药脾丸中之用木瓜露以闭溺窍；掩月散中之用鲤脊鳞以遮瞳神；取贝母中之丹龙睛以弛髓脉：别刺猬中之连环骨以缩骨筋。外科则用白朱砂以种毒，蛇蕈灰以种疮，即九种十三根之类。更有合扁豆膏以留疟，曼陀酒以留癫，甚则醉兽散之可以病牛马，金针丸之可以困花木，种种不仁，愈降愈甚，良由操技不精，欲借此遂其周利之心耳。此书虽尽删其法，而不能尽绝其传也。故述其大概，使后来者知所免焉。

【阐释】走方医又称江湖郎中，历来不被重视。《串雅·原序》载："《周礼》分医为四：有食医、疾医、疡医、兽医。后乃有十三科，而未闻有'走方'之名也。"言走方医不入正统之流，且"人每贱薄之，谓其游食江湖，货药吮舐，迹类丐；挟技劫病，贪利恣睢，心又类盗"，难登大雅之堂。然赵学敏高度重视民间医药，充分肯定走方医的存在，并总结赵柏云等走方郎中的医疗经脸，编纂《串雅内外编》，为其正名申言，"不致为庸俗所诋毁"。

该论先述走方医的由来、渊源，以及治病重在"速验，不计万全"的特点。次言走方器具、术语等内容，如虎刺、无且囊、铍针、罗星袋、分脉尺等。次论走方医的治疗特色在于"贱、验、便"三字，即

"一曰贱，药物不取贵也；二曰验，以下咽即能去病也；三曰便，山林僻邑仓卒即有"；此外还有"取牙、点痣、去翳、捉虫"四验，以及"用针要知补泻；推拿要识虚实；揉拉在缓而不痛；钳取在速而不乱"四要。次论走医用药，分顶、串、截三大类，即古之汗、吐、下三法，然亦有"顶中之串，串中之顶"，不可以常格论。

其次言及作为一名称职、受群众称赞的走方医，当识药性，知药用，无论正经奇经，须尽知之，故走医有"用药难，识症难"二难。人谓走医乃小道，然其却能"通乎阴阳，察乎微妙""顶串诸术，操技最神，而奏效甚捷"，甚则使"沉疴顿起，名医拱手"，其医术"往往奇验，比之世为名医，自大之辈，似又胜之"，为我国各民族的生存和繁衍，做出卓越贡献。

最后论述医生职责在于济世救民，能治则治，毋存贪得之心，过分"捞爪"，若有治而未验者，自当潜心理道，用心讲求。如截法诸药、内科及外科变病之法，不可不知，不可不察。最后点明赵氏编纂此书，是为继前贤绝学，"使后来者知所免焉"。

第二节　各药分述

一、《本草拾遗》

（一）鸭跖草

【原文】鸭跖草，味苦，大寒，无毒。主寒热瘴疟，痰饮丁肿，肉癥涩滞，小儿丹毒，发热狂痫，大腹痞满，身面气肿，热痢，蛇犬咬，痈疽等毒。和赤小豆煮食，下水气湿痹，利小便。生江东、淮南平地，叶如竹，高一二尺，花深碧，有角如鸟嘴。北人呼为鸡舌草，亦名鼻斫草。吴人呼为跖，跖斫声相近也。一名碧竹子，花好为色。

【阐释】鸭跖草首载于《本草拾遗》，《日华子》亦载之，《嘉祐本草》中将其列为正品。陈藏器在本条药论中提供了许多信息。

一是鸭跖草之性味、毒性。文中所述鸭跖草"味苦"应非真实口尝滋味，而是基于口尝滋味（甘、淡），结合临床主治功能，进行五味归属总结出的。《素问·至真要大论》载"苦能燥能泻"，即凡清热泻火、下气祛湿之品皆可归于"苦"类，故言"味苦"。二是主治应用。综合来看，鸭跖草主治病症多属热毒之症。三是食疗方。鸭跖草与赤小豆同煮食，可祛湿除痹，通利小便，对水湿停滞病人来说是较好的食疗方。四是生境分布与形态特征，为鸭跖草的鉴别提供资料。五是记载了鸭跖草的地方名、别名，以及声训学方面知识。

（二）伏鸡子根

【原文】伏鸡子根，味苦，寒，无毒。主解百药毒，诸热烦闷，急黄，天行黄疸，疮疬，疟瘴，中恶，寒热头痛，马急黄及牛疫，并水磨服，生者尤佳。亦傅痈肿，与陈家白药同功。但霍乱诸冷不可服耳。生四明天台，叶圆薄似钱，蔓延，根作鸟形者良，一名承露仙。

【阐释】文中详细论述了伏鸡子根的产地、生境、植物形态、别名、药用部位、性味毒性、功效主治以及用法注意事项等信息，这可为中药资源的现代科学开发利用提供权威性的文献依据。"伏鸡子根"，指其植株名为"伏鸡子"，药用部位为椭圆状的黄褐色块根，且以形如鸟状者为佳；植株为蔓生藤本植物，其叶圆形或近圆形，质薄，似铜钱，可承露珠，故又名"承露仙"；"四明天台"即指该药分布于四明（今浙江宁波）与天台山一带的山区。

编者团队通过古今文献考证和植物学比较研究，结合药物名称、植物形态、产地分布、功效主治及实地考察等进行分析，确定了伏鸡子根为今防己科植物金线吊乌龟 *Stephania cepharantha* Hayata 的块根，"金线吊乌龟"之名始见于清代吴其浚之《植物名实图考》，而"伏鸡子"一名始载于《本草拾遗》，本研究的追本溯源，将金线吊乌龟物种的始载年代上溯至唐代。"伏鸡子"一名言简意赅、生动形象、通俗易懂，本研究正本清源，也正是对《本草拾遗》"解纷"精神的一种传承。

（三）土芋

【原文】土芋，味甘，寒，小毒。解诸药毒，生研水服，当吐出恶物尽便止。煮食之，甘美不饥，厚人肠胃，去热嗽。蔓如豆，根圆如卵，鸜鹆食后弥吐，人不可食。

【阐释】土芋一药，编者考证为今豆科土圞儿属植物土圞儿 *Apios fortunei* Maxim. 的块根。其源可追溯至南北朝梁代陶弘景所著之《本草经集注》，书中"赭魁"条下载"状如小芋子，肉白皮黄，近道亦有。"唐代苏敬《新修本草》增注云"赭魁，大者如斗，小者如升，叶似杜衡，蔓生草木上，有小毒。陶所说者，乃土卵尔，不堪药用。梁、汉人名为黄独，蒸食之，非赭魁也。"其中"土卵"为土芋之形名（根圆如卵），它既非"赭魁"，也非梁、汉人所言之"黄独"，因黄独生食味极苦，清水煮熟后仍较苦之故。

《本草拾遗》载土芋"味甘、性寒"与今豆科土圞儿"味甜、微苦，性冷"一致；且生用有明显豆腥味，口感不佳，具清热解毒、止咳祛痰之效，而煮熟后几无苦涩味，口感较好，可备救荒之需，这与文中"解诸药毒，生研水服，当吐出恶物尽便止。煮食之，甘美不饥，厚人肠胃，去热嗽……鸜鹆食后弥吐，人不可食。"之言相符。因此，《本草拾遗》所载土芋便是今豆科土圞儿属植物土圞儿 *Apios fortunei* Maxim. 的块根。通过对土芋物种的基原考证，厘清其发展脉络，做到质疑辨异，去伪存真，古为今用，对本草学的传承发展具有积极意义。

二、《日华子诸家本草》

（一）芍药

【原文】芍药。治风，补劳，主女人一切病，并产前后诸病，通月水，退热，除烦，益气，天行热疾，瘟瘴，惊狂，妇人血晕，及肠风，泻血，痔瘘，发背，疮疥，头痛，明目，目赤胬肉。赤色者多补气，白者治血，此便是芍药花根，海盐、杭越俱好。

【阐释】首先，本条内容主述了芍药的功能主治，涉及内、外、妇、五官、肛肠、精神等诸科病症。其言"治风"，意为可治风邪所致诸病，如与桂枝、甘草、生姜、大枣等组成桂枝汤，治疗外感风寒邪气见汗出头痛的太阳中风证；"补劳"，即作为补剂的组成可治疗虚劳诸证，如桂枝汤倍芍药加饴糖组成的小建中汤，可治中焦虚寒、肝脾失调之证。芍药为妇科常用药，"主女人一切病，并产前后诸病，通月水"并治"妇人血晕"，如与当归、川芎、熟地组成四物汤，通治血虚血瘀诸证，随证加减，主女人一切病。"除烦"，因情志抑郁而烦，配当归、柴胡、白术、茯苓、薄荷、甘草等组成逍遥散，治疗肝郁血虚脾弱证，见头痛目眩，口燥咽干，烦躁易怒等症。"益气""肠风""泻血""痔瘘"等治疗，则可于桂枝汤方基础上倍加芍药和饴糖。现今芍药的临床应用与以上功效主治记载相符，且有所深入、拓展，体现了本草在古今应用中的传承和创新。

其次，《日华子本草》沿袭了陶弘景将芍药分为"赤、白"两种的分类理论，并明确提出白芍偏治血证、赤芍偏于补气的观点。另外，日华子结合实地考察，指出唐末五代时期芍药的道地产区在浙江海盐、杭州、绍兴一带，这为芍药的产地考证和浙产芍药的发展提供了可靠的历史文献资料。

（二）前胡

【原文】前胡。治一切劳，下一切气，止嗽，破癥结，开胃，下食，通五脏，主霍乱转筋，骨节烦闷，反胃呕逆，气喘，安胎，小儿一切疳气。越、衢、婺、睦等州皆产。七八月采，外黑里白。

【阐释】日华子在本条中主述前胡的主治功用。其曰"治一切劳，下一切气"，言前胡可治气劳诸症，如肺气上逆之咳嗽气喘、胃气上逆之反胃呕吐、脾胃气滞之纳呆少食、烦闷不舒、胎动不安以及气滞血瘀诸症。今临床对前胡的应用，依然传承前人之法，多用其降气化痰、散风清热之力，治疗风热咳嗽或痰热咳嗽证，症见痰热咳喘、咳痰黄稠等。此外，日华子还记录了前胡的主要产地分布、采收时节、性状质量等内容。"越、衢、婺、睦等州"即今之浙江绍兴、衢州、金华，以及杭州建德、淳安一带，这与"新浙八味"前胡的药材产区一致，为研究其道地性发展提供了权威性的历史文献信息。

三、《履巉岩本草》

（一）笑靥儿草

【原文】笑靥儿草。一名白头花草。性温，无毒。能消肿毒，去诸风气。秋间带花收之。要用旋为末。

【阐释】笑靥儿草，载于《履巉岩本草》第58味。"笑靥"一词，有笑颜、笑窝、美女笑容之义，言其花开清丽，具较好的观赏价值。观其药图，确有一番清丽灵巧之态，无怪乎《全芳备祖》《咸淳临安志》等书亦载有此花。"笑靥儿草"药名中带有"儿"化音，此是杭州地区方言的特征之一，如该书中所载猫儿薄荷、醉鱼儿草、天茄儿等亦有此特征。文中还记载笑靥儿草的别名、性味、毒性、功用、采收、用法等信息。编者团队据其药图和文字所述，考证该药为菊科植物白苞蒿

Artemisia lactiflora Wall. 的全草。白苞蒿具有清热、解毒、止血、消炎、活血、镇咳、理气、止痛的作用，其首载应为《本草拾遗》的"孟娘菜"，其后《履巉岩本草》《百草镜》《浙江药用植物志》《湖南药物志》《三明畲族民间用药》等书先后对其记载，可见其具有较高的医药学价值，这是历代本草对该药的传承发展，同时也为进一步开发新药源提供了文献依据。

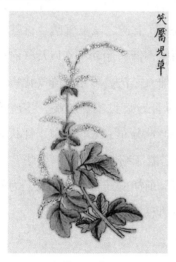

笑靥儿草

引自《南宋珍稀本草三种》之《履巉岩本草》

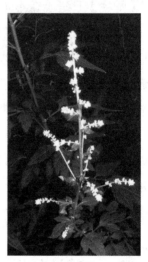

白苞蒿实物图

（二）双头莲

【原文】一名催生草。性温，有毒。治妇人难产，临产时取药，左手把之，随即生下。治小儿牙疳，烂捣贴患处。

【阐释】双头莲，首载于《履巉岩本草》，位列第112味。经考，该药为萝藦科植物七层楼 *Tylophora floribunda* Miq.。王介所绘彩图精美准确、比例协调，图中植物形态与七层楼基本一致，其对药物自加一卷须以示为藤本植物之义；药名"双头莲"意指植物果实为双生蓇葖果，形如并蒂莲花；"性温，有毒"及"治小儿牙疳，烂捣贴患处"的性味毒性、主治用法的表述，与今《江西草药》《浙江药用植物志》《贵州草药》等本草书籍所载内容无差。

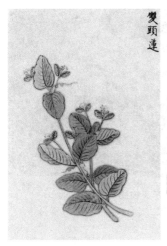
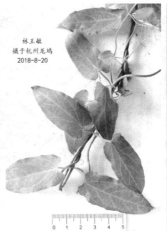
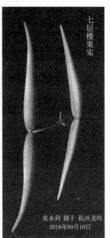

双头莲　　　　　　　　　　双头莲实物图　　　　双头莲果实实物图
引自《南宋珍稀本草三种》之
《履巉岩本草》

　　然在流传过程中，药图与文字难免存在一定问题：如该药彩图在中华再造善本《履巉岩本草》中花色为橙偏红，而《南宋珍稀本草》中花色为黄；图中聚伞花序不明显，与《中国植物志》载七层楼花序广而多歧有异；双头莲在南宋时慈云岭一带有分布，而今却未见；且文中"治妇人难产，临产时取药，左手把之，随即生下"有夸张之嫌。编者推测，花序存在偏差可能是王介绘画时七层楼处于花蕾期，其花期较长，生长过程中，花序会产生一定的变化；而花色之异，则因《履巉岩本草》对花的描绘大精小略，七层楼花小，故王介画的时候写意成分会多一些，且在南宋时期植物分类知识较现代落后，因此王氏在绘图过程中难免有不科学现象；至于古今分布有异，则可能与气候环境变迁导致植物种类发生变化有关。尽管如此，该书仍不失为一部图文并茂的本草佳作，具有极高的实用价值、学术价值和美学价值，有待深入挖掘。

（三）苦益菜

【原文】苦益菜。性凉，无毒。大凉血。善治妇人血脉不调，晒干为细末，每服壹钱至贰钱，温酒调服，不以时。艾醋汤调服亦得。

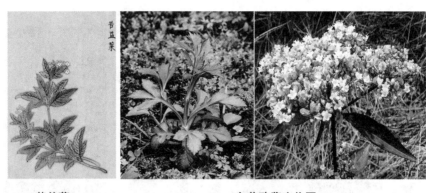

苦益菜　　　　　　　　　　白花败酱实物图
引自《南宋珍稀本草三种》之
《履巉岩本草》

【阐释】苦益菜，载于《履巉岩本草》第 114 味。《履巉岩本草》是南宋内官太尉兼丹青家王介取法《图经》，参阅《大观证类》《绍兴校定》等书，以杭州慈云岭一带的山地草药为材，写生而得。故在图文上，与《本草图经》《证类本草》有一定联系。经查阅，"苦益菜"之名首见于《本草图经》，但未述及其植物形态，仅在"蓝实"项下有"又福州有一种马蓝，与苦益菜相似"的记载，"福州马蓝"附图与《履巉岩本草》"苦益菜"彩图相似，然无详细文字描述。郑金生先生通过研究《履巉岩本草》彩图，得出"对生叶，叶三裂，白色伞形花序，原植物待考"的初步结论。编者团队在此基础上，通过查阅历代本草著作，对苦益菜图文的形态特征、生境分布、药物名称、功效主治等方面进行考证，结合实地考察，确定苦益菜的植物基原为白花败酱 *Patrinia villosa*（Thunb.）Juss.。

败酱一药始载于《神农本草经》，历来为常用中药，1977 年版《中国药典》也曾收载，将败酱科植物黄花败酱和白花败酱作为其基原，《中华本草》亦将此两种植物作为正品败酱。但由于历史的沿革和各地用药习惯的不同，在败酱的使用过程中，有较多的同名异物、同物异名现象。在近代植物分类的研究工作中，对败酱的原植物亦有不同的意见。查阅《本草经集注》《名医别录》，书中并未明确记载败酱草之基原，迨《新修本草》注"败酱草"，曰："出近道，叶似稀莶，根形似柴胡，气如败豆酱……叶似水莨及薇衔，丛生，花黄，根紫，作陈酱色，其叶殊不似豨莶也。"可知唐代所用败酱草为黄花败酱。谢宗万先生认为历代以来所记载的败酱应为败酱科败酱属的植物，原因在于本属植物均有陈败的豆酱气味，这也符合《名医别录》中对败酱的最早记载，后谢先生根据李时珍和吴其濬所载败酱均为白花败酱，认为明代之前医家所用败酱为黄花败酱，之后白花败酱在民间广泛使用。但从苦益菜的考证来看，白花败酱是在宋代逐渐被民间百姓习用，后一直作为败酱草入药，用药历史应该始于宋代，但因其名为苦益菜，未引起重视。对苦益菜的考证，将白花败酱草的用药历史追溯至宋代，为临床用药提供了文献依据，这是对本草学派守正创新之精神的具体诠释。

　　白花败酱除具有药用价值外，还具食用价值，饥荒之年可作野菜食用，有很久的食用历史，是常见的药食同源类药物。书中马兰草、车前草、龙牙草、长寿灵芝草、紫背鱼腥草、飘摇豆、三缝草等亦可做野菜。

（四）山荷叶

【原文】山荷叶。性温，有毒。能枯水银，入炉火药。

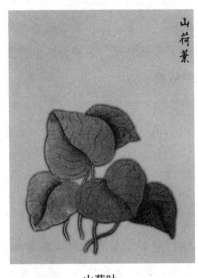

山荷叶

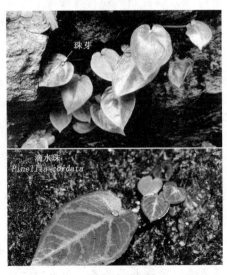

滴水珠实物图

引自《南宋珍稀本草三种》之《履巉岩本草》

【阐释】山荷叶，载于《履巉岩本草》第203味。郑金生先生考订为小檗科植物八角莲 *Dysosma pleiantha*（Hance ）Woods.。然据其彩绘图可知：该植物为草本，无地上茎；叶丛生，叶呈心形，全缘，叶片上面为绿色、下面略带红色；叶脉羽状；且在叶柄与叶片的连接处生有一个芽状物（珠芽）。以上特征与八角莲之形态特征不符。经查，《浙江药用植物志》记载的天南星科滴水珠 *Pinellia cordata* N. E. Br. 具有如下特征：多年生草本，叶自块茎顶部生出，1片，戟状心形、长三角形或长圆状卵形，全缘，侧脉羽状；叶片与叶柄相接处下部常有一珠芽，这与附图所示特征相吻合。而其生境、名称、性味、毒性亦符合滴水珠的有关记载。"能枯水银，入炉火药"，此属道教炼丹家之术语。综上所述，编者考证山荷叶之植物基原为今天南星科植物滴水珠，其物种始载可追溯至南宋时期。

王氏所绘彩图极为精美，色彩分明，比例准确，线条流畅，气韵生动，诚为丹青家之本草写生鼻祖也！因此可通过对附图的精心考证，结合生境分布、本草别名、性效主治、用法用量、使用注意等方面，以及实地考察，推断书中所载药物基原。除笑靥儿草、双头莲、苦益菜、山荷叶外，编者团队还对《履巉岩本草》中的天仙子、仙天莲、山楝青、三缝草、穿心佛指草、刺酸草、铁脚凤尾草、五倍子苗、飘摇豆、天茄儿、麸盐子、蜜蜂草、长寿灵芝草等进行了考证研究，这些为传承中药精华及开发利用中药资源提供了历史文献依据。

四、《本草正》

附子

【原文】又如药之性毒者，何可不避？即如《本草》所云某有毒、某无毒，余则甚不然之，而不知无药无毒也。故热者有热毒，寒者有寒毒，若用之不当，凡能病人者，无非毒也。即如家常茶饭，本皆养人之正味，其或过用误用，亦能毒人，而况以偏味偏性之药乎？但毒有大小，用有权宜，此不可不察耳。矧附子之性，虽云有毒，而实无大毒，但制得其法，用得其宜，何毒之有？今之人不知其妙，且并人参、熟地而俱畏之。夫人参、熟地、附子、大黄，实乃药中之四维，病而至于可畏，势非庸庸所济者，非此四物不可，设若逡巡，必误乃事，今人直至必不得已而后用附子，事已无济矣。事无济则反罪之，将附子诚废物乎？嗟夫！人之所以生者，阳气耳，正气耳。人之所以死者，阴气耳，邪气耳。人参、熟地者，治世之良相也；附子、大黄者，乱世之良将也。兵不可久用，故良将用于暂；乱不可忘治，故良相不可缺。矧夫附子虽烈，而其性扶阳，有非硝黄之比；硝、黄似缓，而其性阴泄，又非桂附可例。华元化曰：得其阳者生，得其阴者死。《内经》曰：门户不要，是仓廪不藏也。得守者生，失守者死。今之人履芒硝、大黄若坦途，视参、附、熟地为蛇蝎，愚耶？知耶？

【阐释】张介宾于此提出三点。第一，药有毒性，不可避免。此毒性正是药之偏性。热药有热毒，寒药有寒毒，而能够致人生病或祛病疗疾也全赖此毒性。第二，药虽有毒，但毒有大小，用有权宜，须细辨详察。景岳认为譬如附子一药，本草典籍皆云有毒，但实际毒性不大，只要制用之法合乎时宜，则无毒性。第三，景岳在文中提出"药中四维"观点，指出附子、人参、熟地、大黄实乃药中之四维，凡病入膏肓、岌岌可危者，非此四药不能力挽狂澜；申言"人参、熟地者，治世之良相也；附子、大黄者，乱世之良将也。兵不可久用，故良将用于暂；乱不可忘治，故良相不可缺"之论；并再次强调附子对于扶正人体阳气的重要性，具有回阳救逆、起死回生之效。当然，张氏观点是基于元明以来，医家"重寒凉，轻温补"的背景下提出的，对于纠正当时的时医风气起到不可磨灭的积极作用。时至今日，我们站在今天的角度观察，"药中四维"观仍然是指导临床诊疗疾病、处方遣药的重要指导思想，尤其是在治疗虚证、寒证时具有关键的实际治疗意义。

五、《药品化义》

（一）桑白皮

【原文】桑白皮，属阳，体轻，色白，气和，味甘而淡，（云辛云苦酸，皆非。）性平，（云寒云燥，皆非。）能升，力清肺气，性气与味俱清。入肺、大肠二经。

桑皮，皮主疏散；味甘淡，淡主于渗；体轻色白，专入肺经，疏气渗热。主治喘满咳嗽，热痰唾血。皆由实邪郁遏肺窍，不得通畅。藉此渗之散之，以利肺气，诸证自愈。故云泻肺之有余，非桑皮不可。又因皮主走表，以此治皮里膜外水气浮肿及肌肤邪热，浮风燥痒，悉能去之。盖治温以清，此为清中清品。同甘菊、扁豆，通鼻塞热壅；合沙参、黄芪，止肠红下血，皆有神效。

【阐释】贾所学继承张洁古、李东垣等人学说，并在此基础上将药学理论进行整合归纳，发展为体、色、气、味、形、性、能、力八法，较之金元时期零散无序、繁冗晦涩的药学理论，更为具体和完善，既逻辑清晰，又层次分明，易于理解。他承袭前人格物致知之法，谓"桑皮，皮主疏散；味甘淡，淡主于渗；体轻色白，专入肺经，疏气渗热"，并从"喘满咳嗽，热痰唾血"的主治中推测致病病机应是实邪阻滞肺窍，使肺的宣发肃降功能失常，肺气不得宣泄，故致喘满咳嗽；而桑皮能够淡渗泄利，故有泻利肺气之功。且桑皮又能治疗风温之邪侵犯体表肌肤的"皮里膜外水气浮肿及肌肤邪热，浮风燥痒"，由治温以清，得出桑白皮有清利之性，为清中清品，故曰"力清肺气"。同时还例举桑白皮的配伍应用：与菊花、扁豆合用，可通鼻窍，治疗鼻塞热壅；与沙参、黄芪配伍，可清热止血，治疗肠风下血。

（二）半夏

【原文】半夏。属阳中有微阴，体燥，色白，气和，味大辛、略苦，性热而烈，能降，力燥湿痰，性气与味俱浊。入脾、胃、胆三经。

半夏，非专治痰药也，味辛能散结，性燥能去湿，脾家所喜。盖痰者，湿土不运而成。东垣云：大和脾胃气，治其本也。主疗痰厥咳逆，头痛头眩，肠鸣痰泻，痰疟，诚快剂也。若呕家必用半夏，以其性燥，善能去水，水去则呕止。又能温胆，盖心惊胆怯，由于痰聚经络，胆气不得上升，以此豁痰，胆气自平。孕妇头晕呕吐，名恶阻，由胃气怯弱，中脘停痰所致。以此化痰滞而健脾，须用黄芩等药监之。伤寒时气，大小柴胡汤中皆用半夏，善却半表半里之邪。如邪气传里，里热已深者，又勿宜用。恐其性燥，损血耗津，慎之。

（《礼》云：五月半夏生，当夏之半，故名之。入水浸透，内无白星为度。和入生姜、明矾，煮熟，略干，切片用。）

【阐释】贾氏论药，必先总括阴阳所属、药之八法，以及脏腑归经，后再深言药物的功用性能、主治病证、配伍宜忌等，说理清楚，层次分明，逻辑缜密。一般医家论述半夏，多言其为治痰专药。然贾氏却能看到半夏治痰的本质，认为"盖痰者，湿土不运而成"。他引用东垣之说，指明半夏治痰之本，在于"大和脾胃气"，其味辛性燥，能祛湿散结，故为脾家所喜。凡脾胃气有不和者，皆可用之，非独痰也，如水饮呕吐、心惊胆怯、妊娠恶阻、伤寒时气，涉及小半夏汤、温胆汤、香砂六君子汤、半夏泻心汤、大小柴胡汤等方剂，并附言半夏的使用注意、名称由来和炮制之法。可见贾氏确有见地，绝非人云亦云耳。

六、《本草崇原》

（一）栝楼根

【原文】栝楼根。气味苦寒，无毒。主治消渴，身热，烦满大热，补虚，安中，续绝伤。（栝楼所在皆有之，三四月生苗，延引藤蔓；七月开花浅黄色；实在花下，大如拳，生青至九月熟黄，形如柿，内有扁子，壳色褐、仁色绿；其根直下，生年久者，长数尺，皮黄肉白，入土深者良。《本经》气味、主治合根实而概言之。至陶弘景以根名天花粉，又名瑞雪。后人又分实名栝楼，子名栝楼仁，功用遂有异同。）

栝楼根入土最深，外黄内白，气味苦寒，盖得地水之精气而上达之药也。其实黄色，内如重楼，其仁色绿多脂，性能从上而下。主治消渴、身热者，谓启在下之水精上滋，此根之功能也；治烦满大热者，谓降在上之火热下泄，此实之功能也。补虚安中，续绝伤，合根实而言也。水火上下交济，则补虚而安中，藤蔓之药能资经脉，故续绝伤。

（《乘雅》云：栝楼根实补虚安中者，热却则中安，亦即所以补液之虚。）

【阐释】《本草崇原》是历史上首部注释《神农本草经》的药学专著。张志聪注释《本经》栝楼根一药，先引本经原文，后述栝楼的生长周期：三四月生苗，七月开花，九月果实成熟。着重论及栝楼实及根的形、色，用词形象，娓娓道来，平添几番趣味。其次，张氏简要考证栝楼的药用部位，他认为《本经》言栝楼是"合根实而概言之"，至陶弘景将栝楼根命名为天花粉，又"后人又分实名栝楼，子名栝楼仁"。至此，入药部位不同，功用有殊。其考证之严谨，可见一斑。

张氏注重阐发药性本原，以格物致知之法，结合五运六气之理，形象阐释药物主治性能之所以然，对学习中药多有启发。栝楼根"入土最深，外黄内白，气味苦寒""盖得地水之精气而上达之药也"，故可治疗消渴、身热。实内有扁子，故将实、子合而言之"其实黄色，内如重楼，其仁色绿多脂，性能从上而下"，故可"降在上之火热下泄"，因此可治疗烦满大热，这对临床应用全栝楼多有启示。

张氏对《本经》原文逐字阐释，谓"补虚安中"是栝楼实、栝楼根合用之效，能让人体"水火上下交济"，并引《乘雅》"热却则中安，亦即所以补液之虚"之说，从不同角度阐发《本经》原文。最后通过以形类形的比喻，言"藤蔓之药能资经脉"，故有"续绝伤"之效。其言有理有据，令人信服。

（二）杜仲

【原文】杜仲，气味辛平，无毒。主腰膝痛，补中，益精气，坚筋骨，强志，除阴下痒湿，小便余沥。久服轻身耐老。（杜仲木皮，状如厚朴，折之有白绵相连，故一名木绵。杜字从土，仲者中也。此木始出豫州山谷，得中土之精，《本经》所以名杜仲也。李时珍曰：昔有杜仲，服此得道，因以名之谬矣。在唐宋本草或有之矣，《神农本经》未必然也。）

杜仲皮色黑而味辛平，禀阳明、少阴金水之精气。腰膝痛者，腰乃肾府，少阴主之；膝属大筋，阳明主之。杜仲禀少阴、阳明之气，故腰膝之痛可治也。

补中者，补阳明之中土也；益精气者，益少阴肾精之气也；坚筋骨者，坚阳明所属之筋、少阴所主之骨也；强志者，所以补肾也。阳明燥气下行，故除阴下痒湿，小便余沥。

久服则金水相生，精气充足，故轻身耐老。

愚按：桑皮、桑叶有丝，蚕食桑而结茧，其色洁白，其质坚牢，禀金气也。藕与莲梗有丝，生于水中，得水精也。杜仲色黑味辛而多丝，故兼禀金水之气化。

【阐释】张志聪论药或以时、以地、以形色气味等，重在阐发药物主治功效。他结合运气学说，引述桑皮、桑叶有丝以及蚕茧之白，谓其禀阳明金气；藕与莲梗有丝，然其生于水中，曰其得水之精气。以此比类，言杜仲有丝，然其皮色黑而味辛平，当禀赋自然之阳明金气与少阴水气，并通于人体之肺、肾二脏，故主治腰膝疼痛、阴下痒湿、小便余沥等症，而有补肾、益精、强筋骨之功。又言金水二者互生，久服可令精气充足，轻身耐老。他将运气学说引入药物之中，创造全新的药气理论，并将其运用得炉火纯青，对药性的解释既丝丝入扣，又透彻明白，让人着实惊叹。

七、《得配本草》

薏苡仁

【原文】俗呼米仁。甘、淡，微寒。入足阳明、手太阴经气分。除筋骨中邪气不仁。（筋受寒则急，热则缩，湿则弛，寒热皆因于湿也。）利肠胃，消水肿。（合郁李仁更效。）治肺痿肺痈，开心气，并治脚气、筋急、拘挛。（阳明主润宗筋，宗筋主束骨而利机关，阳明虚则宗筋纵弛。）利小便热淋。杀蛔，堕胎。配附子，治周痹。配桔梗，治牙齿痛。配麻黄、杏仁、甘草，治风湿身疼。佐败酱，化脓为水。蘸熟猪肺，治肺损咯血。微炒用，治疝气。引药下行，盐水煮，或用壁土炒。治泻痢，糯米拌炒。治肺痈、利二便，生用。肾水不足，脾阴不足，气虚下陷，妊妇，四者禁用。

【阐释】第一，严氏等人论薏苡仁先行简述俗名、性味、归经内容。第二，次论薏苡仁的功效、主治，阐明所治病症的病理机制。第三，该药论重在介绍薏苡仁与其余药物的配伍运用。与附子配伍，内涵薏苡附子散，可祛湿逐饮、温阳散寒，治疗周痹；与桔梗配伍，一升一降，能清热利水，治疗牙痛；与麻黄、杏仁、甘草配伍，合为麻杏薏甘汤，具解表祛湿之功，治疗风湿身疼；与败酱草配伍，暗含附子薏苡败酱散，可排脓祛痈，治疗肠痈腹痛；与熟猪肺配伍，组成食疗方，可治肺损咯血。第四，论述不同炮制品的功用偏向。第五，注明使用禁忌。可见严氏等人论述薏苡仁更侧重临床运用之搭配，为习医者从中药学过渡到方剂学，尤其是药物配伍运用方面提供了良好参考。

八、《本草纲目拾遗》

（一）紫背稀奇

【原文】紫背稀奇。《采药录》：紫背生阴山，著地布苗，叶有两大两小，面灰色，有直纹，背微紫，若起心，有藤一二尺长，叶尖，对生。

治痘毒。用活草一斤作二服，酒煎下，已成速愈，未成立消。

【阐释】《本草纲目拾遗》中诸多药物首载该书，多为赵学敏躬身考察、亲自记录的，如一粒金丹、雪里花等；也有的是转引他书，如接骨仙桃、蝎子草等，紫背稀奇亦是其一。足见赵氏搜罗之广，阅历之深。紫背稀奇引自于王安的《采药录》，此书自然在《本草纲目拾遗》之前，遗憾的是，该书今已佚失，赵学敏亦未详释书籍和作者的相关信息，其成书年代无从考证，需留待今后深入发掘与研究。

王安《采药录》中对紫背（即《本草纲目拾遗》之紫背稀奇）的形态特征记载十分详细："紫背生阴山，著地布苗，叶有两大两小，面灰色，有直纹，背微紫，若起心，有藤一二尺长，叶尖，对生。"意指该药生于山坡林下阴湿之地，具有叶对生、两大两小、腹面斑纹、背面紫色等特征的蔓性草本植物。编者据其生境、形态特征，以及"治痘毒"的主治记载，考证为龙胆科植物华双蝴蝶 *Tripterospermum chinense*（Migo）H. Smith ex Nilsson 的幼嫩全草。此药在浙江丽水地区有采收、销售，以及临床应用，目前已被收入《浙江省中药炮制规范》（2015 年版）中，根据书中记载，该药单方"治痘毒，已成速愈，未成立消"，简便有效。对紫背稀奇的本草考证研究，可以助力该药见用于世，不被埋没。同时，也可为继承古代医家用药经验及传承发扬中医学提供历史文献资料。

（二）金锁银开

【原文】《百草镜》云：俗名铁边箕，处处山野有之，叶似天门冬叶，又似土茯苓叶，但差狭小耳，藤生，或缘石砌树上竹林内亦有之，非海金沙也；其根黑色，两旁有细刺如边箕样，故名，入药用根。敏按，今俗所用治一切喉症。

【阐释】《百草镜》为清代赵学敏之胞弟赵学楷所撰。此书为草药专著，书中记载诸药的发苗时节、生境、形态、采收时月及单方验方等信息。原书惜佚，今有百余条佚文存于其兄赵学敏所撰《本草纲目拾遗》中。

赵学楷在《百草镜》中记述了金锁银开的别名、生境、植株形态、特征比较、药用部位以及主治病症信息。其曰"处处山野有之""或缘石砌树上竹林内亦有之"表明该植株多生于山地阴处；"藤生"指其为攀援性藤本植物；"叶似天门冬叶，又似土茯苓叶，但差狭小耳""非海金沙"提示叶似天门冬或土茯苓之叶，又如海金沙，但又实非海金沙；"根黑色，两旁有细刺如边箕样"指根黑色，两边具细密纤维根，质硬而韧，如刺状，故俗名"铁边箕"。据上述特征，我们认为该药为今海金沙科植物狭叶海金沙 *Lygodium microstachyum* Desv.。且狭叶海金沙与海金沙为同属植物，遵循"亲缘关系相近的植物类群含有相似的化学成分"规律，二者全草和孢子均具有清热利湿、清热解毒功效，与文中所述以根入药"治一切喉症"相符。狭叶海金沙根入药治疗喉症，这是一般本草文献未见记载的，有待进一步研究。

现今的各种文献资料均未记载狭叶海金沙在杭州有分布，然而编者团队通过对金锁银开基原的考证，结合实地考察，证实了杭州确有狭叶海金沙分布。狭叶海金沙为杭州分布新纪录，填补了狭叶海金沙分布地的空白，这正体现了本草学派的传承与创新精神。

（三）地蜈蚣

【原文】《百草镜》：地蜈蚣与神仙对坐相似，惟叶上有紫斑为别，且神仙对坐草之花，每节两朵，此则攒聚茎端，或三四或五六相聚为别，疑即石见穿。……论其功用：石打穿治黄疸，地蜈蚣治跌扑黄疸。

【阐释】《本草纲目拾遗》所载地蜈蚣，引自《百草镜》，所载"神仙对坐草"当为今报春花科植物过路黄 *Lysimachia christinae* Hance。编者通过古今文献考证和植物学比较研究，结合药性功效及实地考察进行综合分析，从植物形态特征及药性功效等方面考证发现，地蜈蚣与报春花科植物聚花过路黄 *Lysimachia congestiflora* Hemsl. 相吻合。

聚花过路黄与过路黄为同属植物，二者形态相似，均为单叶对生、花冠黄色、花萼5深裂，符合"地蜈蚣与神仙对坐相似"的描述。然聚花过路黄之花2～8朵，簇生于茎端，叶上有紫斑；而过路黄之花，单出于叶腋，每节2朵，二者之鉴别特征正与"惟叶上有紫斑为别，且神仙对坐草之花，每节两朵，此则攒聚茎端，或三四或五六相聚为别"吻合。功效主治方面，聚花过路黄具有解毒利湿、消积排石、止咳化痰功效，主治黄疸、咳嗽痰多、风寒头痛、毒蛇咬伤、跌损等，与"地蜈蚣治跌仆黄疸"亦符合。综上，编者考证地蜈蚣为报春花科植物聚花过路黄 *Lysimachia congestiflora* Hemsl.，其效用等同于过路黄，可作为药材金钱草的代用品。

从地蜈蚣的本草考证可知，聚花过路黄始载文献当为赵学楷所撰《百草镜》，此书成书早于《植物名实图考》。浙江全省各地均产聚花过路黄，资源丰富，药效明确，可以对其深入研究，将传统医学精华发扬光大。

（四）金盘草

【原文】唐·王周《金盘草》诗注：金盘草生宵江、巫山、南陵林木中，其根一年生一节，人采而服，可解毒也。其诗云：今春从南陵，得草名金盘，金盘有仁性；生在林木端，根节岁一节，食之甘而酸，风俗竞采掇，俾人防急难，巴中蛇虺毒，解之如走丸，巨叶展六出，软干分长竿，摇摇绿玉活，袅袅香荷寒，世云酷暑月，郁有神物看；天之产于此，意欲生民安，云云。味诗意，则似今之草八角，其性又能解蛇毒也。

【阐释】金盘草载于《本草纲目拾遗》卷六木部"木八角"条下。我们根据诗中"根节岁一节"推测植株具根状茎；"巨叶展六出，软干分长竿，摇摇绿玉活，袅袅香荷寒"指金盘草茎直立而绿，叶之形态与荷叶极为相似，圆形，呈盾状着生；"巴中蛇虺毒，解之如走丸""其根一年生一节，人采而服，可解毒也"表明金盘草以根入药，具解毒功效，并结合"金盘草生甯江、巫山、南陵林木中"的分布生境，考证金盘草为今小檗科植物八角莲 *Dysosma versipellis*（Hance）M. Cheng ex Ying 或六角莲 *Dysosma pleiantha*（Hance）Woods.。

赵学敏将金盘草收载于"木八角"条下，附载"草八角"，并予以按语进行讨论，虽未能确定几种药物基原，但其将近似药物进行整合、对比研究，为后人提供便利，促进了本草学发展。又如"鲇鱼须"条下分别摘录《采药录》和汪连仕所言的两种鲇鱼须，以及"毛叶仙桥"条下引载《百草镜》猫叶仙桥和《李氏草秘》仙桥草，均非同种植物。这些正印证《本草纲目拾遗·凡例》所云"虽主博收，而选录尤慎""有得之传闻或旧本，不载名解气味者，亦不妄添臆说。间有一得，则为附注于后，以就正方家。倘蒙同志之助，为一一指订舛讹，更当永志不朽"。赵氏质疑辨异、严谨治学的态度，也正是后世学者需要传承和学习的。

九、《随息居饮食谱》

梨

【原文】梨，甘凉。润肺，清胃，凉心，涤热息风，化痰已嗽，养阴濡燥，散结通肠，消痈疽，止烦渴，解丹石、烟煤、炙煿、高粱、曲蘗诸毒。治中风不语、痰热、惊狂、温暑等病。并绞汁服，名天生甘露饮。以皮薄心小，肉细无渣，略无酸味者良，北产尤佳。切片贴汤火伤，止痛不烂。中虚寒泻、乳妇、金疮忌之。新产及病后，须蒸熟食之。与芦菔相间收藏，则不烂。可捣汁熬膏，亦可酱食。

【阐释】《日用本草》记载"世之人养生也，莫先乎饮食""盖饮食所以养人，不可一日无"，王氏也说"人莫不饮食也，鲜能知味也"，认为食物具有"处处皆有，人人可服，物异功优，久服无弊"特点，故其总结并继承了前人在食疗领域的经验、精华，亲尝百味，结合临证心得，推陈出新。他认为梨具甘凉性味，主治肺胃燥热、心火亢盛、温暑等病证，对痰热咳嗽、烦躁口渴、大便秘结、惊狂等疾病的治疗效果显著，认为与甘露饮的主治功能基本一致，故誉梨为"天生甘露饮"。余如谓西瓜乃"天生白虎汤"，甘蔗为"天生复脉汤"等，这些深谙自然造化之道，治之有验的朴实经验给予后世医家以新的启迪和思考。此外他叙述了梨的产地优劣、外治方法、应用宜忌、保存贮藏等内容，这充分体现浙江本草学派药食同源的食疗特色。

第六章　方剂选录

本章所选方剂皆取自浙派本草民间医家之手，是临床用之有效，甚至取效迅速的单验秘方，或为内服，或为外用；在方剂的药物组成上也均含有浙产特色药材（如浙八味、新浙八味、浙江民间常用草药和药食同源性药材等），且有些经过特殊炮制方法加工后的药物，较一般炮制品有所不同。这些选录的方剂代表了浙派本草医家积极汲取民间医药知识，善用地产药材，活学活用，以此诊治疾病的思想。

第一节　《本草汇言》

一、百部汤

【组成】百部、薏苡仁、百合、麦门冬各三钱，桑白皮、白茯苓、沙参、黄芪、地骨皮各一钱五分。

【用法】水煎服。

【主治】久咳不已，咳吐痰涎，重亡津液，渐成肺痿，下午发热，鼻塞项强，胸胁胀满，卧则偏左其嗽少止，偏右嗽必连发，甚则喘急。

二、和肝饮

【组成】鳖甲、柴胡、当归、川芎、半夏、白芍药、枳壳各二钱。

【用法】水煎服。

【主治】胁痛。

【加减】左胁痛者，怒伤血滞也，加青皮、桃仁；右胁痛者，气逆夹痰也，加桔梗、白芥子；左右胁俱痛者，肝火盛而痰气结也，加龙胆草、香附、贝母、白芥子；两胁走注痛而有声音，是痰饮也，加苍术、白芥子、胆星、瓜蒌仁。

三、胡麻汤

【组成】胡麻仁、杜仲、当归、川芎、续断、白芍药、牛膝各二钱。

【用法】水煎服。

【主治】一切腰痛。

【加减】腰痛，宜分新久。新痛宜疏逆气，利湿热；久则补肾，兼补气血。如痛由风寒，本方加羌活、防风；风湿，加苍术、半夏；气滞，加枳壳、木香；肾虚，加生熟地黄、枸杞子、补骨脂；气血两虚，人参、黄芪、白术，倍当归、白芍药；瘀血，加乳香、没药、桃仁、红花。

四、蚕沙酒

【组成】晚蚕沙一斤（炒黄），浸酒十壶。

【用法】每日早、午、晚随量饮数杯，其渣滤干，再炒燥，用布包熨摸痛处。

【主治】缓风皮肤麻木，手足不随，腰脚痿软。又治妇人血闭，经脉不通，或癥瘕血结腹痛。

五、白术杜仲木瓜汤

【组成】於白术（土拌炒）一两，杜仲、木瓜各五钱。

【用法】水煎服。

【主治】老人脾虚，脚弱无力。

六、白及散

【组成】白及研末。

【用法】每服二钱，白汤下。

【主治】肺热吐血不止。

七、益智乌药丸

【组成】益智子（盐炒去盐）、台乌药（炒），各等分。

【用法】共为末，山药粉打糊为丸梧子大。每早服三钱，白汤下。

【主治】小便频数，脬气不足。

八、麦冬乌梅汤

【组成】麦门冬（去心）五两，乌梅肉二十个。

【用法】以水二升，煎浓汁，徐徐呷之。

【主治】下痢口渴，引饮无度。

九、麦冬知母石膏竹叶汤

【组成】麦门冬三两，知母二两，石膏一两，竹叶五钱。

【用法】熬汁饮之。

【主治】阳明热疟，大渴引饮。

【加减】人虚，加人参五钱。痰多，加川贝母、橘红各五钱。

十、参附姜炭汤

【组成】制附子五钱，人参一两，姜炭八钱。

【用法】水二大碗，煎八分，温和服。

【主治】呕血吐血，或血崩脱血，盈盆盈桶，面色青惨，六脉欲脱，四肢厥冷，或自汗出，危急者。

十一、当归养血汤

【组成】瓜蒌子去壳、川贝母、白芍药、麦冬、熟地黄、茯苓、当归、陈皮、香附、川芎、苏子各一钱五分，黄连酒炒七分。

【用法】加生姜三片，黑枣三个，水煎服。

【主治】老人阴血枯槁，痰火气结，升而不降，饮食不下，将成噎膈之证。

十二、橘皮饮

【组成】陈橘皮二两（去白）。

【用法】水一升煎五合，顿服。

【主治】诸气呃噫。

第二节 《本草纲目拾遗》

一、代参膏

【组成】於术十斤（白米泔水浸三昼夜，洗净浮皮，蒸晒十次，有脂沾手为度）。

【用法】切片熬膏，一火收成，滴纸不化；用白茯苓十斤，春末，水飞去浮，只取沉者，蒸晒十次，沾手如胶，与术膏搅匀。每服两许，米汤送下。

【功用】补中益气。

二、保元丹

【组成】黄精一斤，甘枸杞四两，酒酿五斤，好黄酒五斤。

【用法】入罐煮一炷香，每次一茶杯；药渣捣为丸，加胡桃肉八两，大黑枣八两，青州柿饼一斤。

【功用】保养元气。

三、药制柑橘饼

【组成】玄明粉、半夏、青盐、百药草、天花粉、白茯苓各五钱，诃子、甘草、乌梅（去核）各二钱，硼砂、桔梗各三钱。

【用法】上药俱用雪水煎半干，去滓，澄清取汤，煮柑橘，炭墼微火烘，日翻二次，每次轻轻细捻，使药味尽入皮内，如捻破则不妙。

【功用】清火化痰，宽中降气。

四、藕粉

【组成】 藕。

【用法】 冬日掘取老藕，捣汁澄粉干之，以刀削片，洁白如鹤羽，入食品，先以冷水少许和匀调，次以滚水冲入，即凝结如胶，色如红玉可爱，加白糖霜掺食。

【功用】 大能和营卫生津。

五、五妙汤

【组成】 头锅豆腐浆一碗，腐皮一张，生鸡蛋一个（打碎，冲入浆内），圆眼肉十四枚，白糖一两。

【用法】 上药入浆内，烧滚，五更空心服。

【主治】 产后弱症。

六、四制仙术散

【组成】 於术四两，分四制，一两黄芪煎汁炒，一两牡蛎粉炒，一两麸皮汤炒，一两石斛汤炒。

【用法】 只取术为末，服三钱，粟米汤下。

【主治】 盗汗不止，此药如神。

七、半枝莲饮

【组成】 鼠牙半支一两。

【用法】 捣汁，陈酒和服。渣敷苗头，取汗而愈。

【主治】 一切大毒，发背对口冬瓜骑马等痈。初起者消，已成者溃，出脓亦少。

第三节 《串雅内外编》

一、诸疮掺药

【组成】煅熟石膏一两，松香、白芷各三钱，樟脑一钱，轻粉五分，冰片一分。

【用法】诸药为末，用熬熟猪油调搽。

【主治】天疱疮。

二、还魂丹

【组成】蜈蚣二寸，麝香一分，白芷、天麻各四两，黄花子二钱。

【用法】诸药为末，吹鼻，即苏。

【主治】小儿急、慢惊风。

三、梅苏丸

【组成】白糖二斤，乌梅肉二斤，紫苏叶二两，炒盐一钱五分。

【用法】诸药为细末，滴水为丸，如芡子大。每服一丸，含化，不拘时候。

【功用】生津止渴。

四、药肺

【组成】猪肺一个，萝卜子五钱（研碎），白芥子一两（研碎）。

【用法】五味调和，饭锅蒸熟。饭食顿食之。一个即愈。

【主治】患痰病久不愈者。

五、法制青皮

【组成】青橘皮一斤（浸去苦味，瓤，拣净），白盐花五两，炙甘草六两，茴香四两。

【用法】以甜水一斗煮之，不住搅，勿令着底，候水尽，慢火焙干，勿令焦，去甘、茴，只取青皮密收用。

【功用】醒酒，益胃，消食。

六、法制枳实

【组成】枳实一斤，檀香五钱，片脑一钱。

【用法】诸药为末，同甘草膏为衣。随时细嚼。

【功用】消胀满逆气，除胸胁痰癖。

【主治】腹满膜胀，呕吐或呃逆，胸满胁痛，痞闷不舒。

【方论】本方以枳实为主药，功能行气破结，祛痰，消痞满；佐以檀香、冰片芳香化气，甘草膏和脾胃。诸药配合，可达到消胀、降气、宽胸、利膈的目的。

七、法制桃仁

【组成】桃仁一斤，吴茱萸、青盐各四两。

【用法】诸药共炒熟，以新瓦密封，七日取出拣去茱盐，将桃仁去皮尖。每嚼一二十枚。

【功用】辟瘴疠。

八、法制橘红

【组成】橘红十二两，檀香五钱，白豆蔻五钱，片脑一钱。

【用法】诸药为细末，甘草为衣。不拘时细嚼。

【功用】宽中下气，消食暖胃，理气降逆。

【主治】寒凝气滞的胃痛，腹胀腹泻，或脘闷噫气，伴咳逆，呕恶者。

九、参杏膏

【组成】人参、款冬花、诃子、贝母、五味子、桑白皮、紫菀、杏仁、阿胶、茯苓、甘草各五钱。

【用法】诸药为末，炼蜜为丸，如芡实大。每服一丸，不拘时候含化。

【功用】止咳嗽，化痰。

十、神妙痧药

【组成】北细辛三两，荆芥六钱，降香末三钱，郁金一钱。

【用法】诸药为末。每用一茶匙，放舌上，冷茶送下或津液下。

【主治】痧症。

十一、发汗散

【组成】绿豆粉、麻黄（去根节）、甘草各等分。

【用法】诸药为极细末。每服一钱，用无根水半茶杯调服。即时汗出自愈。

【主治】感冒风寒。

十二、贴腰膏

【组成】生姜一斤（捣汁四两），水胶一两。

【用法】诸药同煎成膏，厚纸摊。贴腰眼。甚效。

【主治】腰痛。

十三、桑木灸

【组成】干桑木。

【用法】将桑木劈成细片，扎作小把，燃火吹息，患处每吹灸片时，以瘀肉腐动为度，内服补托药。

【功用】未溃者则拔毒止痛，已溃者则补接阳气。火性畅达，通关节，去风寒。

【主治】痈疽发背不起发，或瘀肉不腐溃；及阴疮瘰疬，流臁疮，顽疮，恶疮，久不愈者。

十四、五虎下西川

【组成】穿山甲（炙，研）、黄芪、白芷、当归、生地各三钱。

【用法】黄酒三碗，或酒、水各半，煎一碗服之。

【主治】无名肿毒，痈疽发背。

【加减】在头面者，加川芎五钱；在身上者，加杜仲五钱；在两腿者，加牛膝五钱；在肢臂手足者，加桂枝五钱。

第七章　医案选按

　　本章所选医案俱是浙派本草医家临证擅用之单方、验方，以及外治疗法诊治疾病的记录。案中医家所用之方疗效突出，简便易行；所选之药也多为浙江地区所产，如夏枯草、天花粉、葛根、香附、马齿苋、樗皮、雪里花、狗卵草、六月霜、翠云草等。文中也不乏对药用植物生境、形态、采收等信息的描写，增加了可读性。

第一节　《本草汇言》

一、羞明案

　　沈则施先生曰：夏枯草大治瘰疬，散结气，有调养厥阴血脉之功。及观其退寒热，虚者以滋补药和之，实者以行散之药佐之，外以艾灸，亦渐取效。此平易简要之言也。一男子病目羞明，至夜目珠大痛，连眉棱骨及头半边痛且肿，灸厥阴、少阳二穴，痛随止，半日痛又作。以夏枯草四两，香附一两，甘草五钱，共为末。每用二钱，茶清调服，下咽则痛减半，至四五服瘥愈也。

　　【按】案中所用之方为浙派本草医家沈则施先生治疗羞明实证的经验方。其言痛势剧烈，既痛且肿，知为实证，多由肝胆火盛而起，故治当清肝泻火、散结消肿。《灵枢》云"目者，肝之官也"，为厥阴之属；"其痛连及眉棱骨及头半边"，是累及少阳。沈则施先生认为夏枯草

（唇形科植物夏枯草 *Prunella vulgaris* L. 的果穗）乃清肝泻火要药，善治瘰疬结气，大能明目，有调养厥阴血脉之功，因以为君，复配香附、甘草，行气散结，缓急止痛，并以茶清送服上引头目，下咽即痛减半，四五服而获痊愈也。是病方证切合，药简力专，直达病所，故获捷效。

二、红花救急案

刘默斋先生云：新昌一妇，病产晕已死，但胸膈微热。有医陆氏曰：此血闷也。速购红花数十斤乃可活。以大锅煮汤，盛三桶于窗格之下。异妇寝其上熏之，汤冷再加。有顷，指动，半日乃苏。按：此方亦得唐许胤宗以黄芪汤熏柳太后风病之法也。

【按】此案原载于《船窗夜话》。患妇之病发于产后，神昏不醒，为产后血晕。《经效产宝》云："产后血晕者，其状心烦，气欲绝是也……若下血多晕者，但烦而已。下血少而气逆者，则血随气上撞，心下满急……若不急疗，即危其命也。"《妇人大全良方》叙述其症："眼见黑花，头目旋晕，不能起坐，甚至昏闷不省人事。"即陆氏之谓"血闷"也。其主要病机不外虚、实两端。以药测证，推知此病盖由产后胞脉空虚，因产感寒，血为寒凝，瘀滞不行，恶露不下，血瘀气逆，上扰神明而致，是为瘀阻气闭证，急以活血祛瘀为要。陆氏取红花（菊科植物红花 *Carthamus tinctorius* L. 的花）长于活血通经、祛瘀止痛之能，效许胤宗熏治柳太后中风之法，使药力经孔窍而达四肢百骸，遂指动神苏，竟收全功，实在惊叹。此案堪称本草学派以外治熏法治疗急症之典范，若能认真揣摩，于临证必大有裨益。

三、因酒泄泻案

倪朱谟曰：先君在粤，饮酒多日，忽患泄泻。粤人丘杏山名医也，屡用健脾燥湿之剂，泄泻愈甚，更用止涩之药，其病照常不减。偶遇友人薛东轩，寓中有天花粉散子。彼因吐血，一医用天花粉一味捣烂，用布袋盛取浆沥干，晒成白粉，用白汤调数钱，和白蜜少许，日服二次。先君过彼，口渴索茶，彼亦调一碗劝服，勉应彼意，即觉腹中爽快，是日晚不泄泻。次早恳彼一包，计十两余，如彼法服之，七日泄泻竟止。余细思此，系酒热伤脏气，故泄泻也。服健脾香燥药，故转剧耳。宜乎甘寒天花粉之与蜂蜜也。

【按】酒客为病，皆因湿热内蕴所致。今病泄泻，而屡用香燥健脾之药施以温补，无异于火上浇油，推波助澜，故致泄泻愈甚，病情愈重。后易止涩之药欲作塞堵，而其病仍不减。湿热为病，宜清解湿热，其病乃却。天花粉（葫芦科植物栝楼 Trichosanthes kirilowii Maxim. 或双边栝楼 Trichosanthes rosthornii Harms 的根）性味甘寒，有生津止渴之功，清热祛湿之效，并调蜂蜜护中，不伤脏气。二药配伍，扶正祛邪，一击即中，故口渴止而泄泻消，湿热祛而中气正，单捷小剂，取效桴鼓。

四、葛根治验五则

倪朱谟曰：葛性散而解热郁，能发汗，能止汗。有人病发热头痛，身疼，无汗而渴者，汪石樵用葛根四两，甘草二钱，防风五钱，水煎一大碗服。药毕大汗，诸证解。有人病发热头痛，身疼，有汗而渴者，石樵用葛根四两，甘草三钱，桂枝五钱，黄芪一两，水煎一大碗服，药毕，汗止身凉，头痛身疼亦止。又一人病白虎历节风痛，遍身痛，且无定处，或在肩背，或在腰肋，或在臂腕，或在手指掌前后之间，或在足指胫膝上下，疼痛游走不定，其痛如虎咬，不时昏晕，昼夜大汗，石樵用葛根八两，白术三两，水煎十余碗，频频饮之，三日疾平。此三证余在南赣目睹其病，姑记之，时癸亥季夏月也。

倪朱谟曰：西医荀延生治时疫热病，烦躁不寐危证，毕见用葛根数两，煎汁频频灌之，渐睡而病转安。又治五色痢疾，噤口不食，身热脉大，势甚危困，亦如法煎饮，积痢日止，胃口可食而安。

【按】首二则医案皆为外感表热证，所见发热、头痛、身疼、口渴等症二者共俱，惟汗出有无之异。以方测证，知其一者偏实，一者偏虚。《本经》云："葛根，味甘，平。主消渴，身大热，呕吐，诸痹，起阴气，解诸毒。"于外感表热证用之，尤为中的。《伤寒论》载有桂枝加葛根汤与葛根汤，是治表虚证与表实证的经典名方，此二则用药之法与其无差，皆随虚实不同而予适宜加减，尤为精当，切中肯綮，故能一剂而已。末二则医案所见"热病烦躁不寐""五色痢疾，噤口不食，身热脉大"症，是太阳阳明合病，皆葛根所主，故亦可获效。

"历节"者，为邪气侵犯人体深入关节，出现关节疼痛、肿胀、屈伸不利等主要表现的病症。《金匮要略》曰："寸口脉沉而弱，沉即主骨，弱即主筋，沉即为肾，弱即为肝。汗出入水中，如水伤心，历节黄汗出，故曰历节……盛人脉涩小，短气，自汗出，历节疼，不可屈伸，此皆饮酒汗出当风所致……荣气不通，卫不独行，营卫俱微，三焦无所御，四属断绝，身体羸瘦，独足肿大，黄汗出，胫冷，假令发热，便为历节。"又许叔微《普济本事方》载白虎历节"诸风疼痛，游走无定，状如虫啮，昼静夜剧，及一切手足不测疼痛……攻手指，作赤肿麻木，甚则攻肩背两膝，遇暑热或大便秘即作"，可知白虎历节为感受湿热浸淫或风寒湿化毒或久感风寒未治，郁而化热生毒所致。其名"白虎"，指此历节病宜用白虎汤之法，清解阳明。历节病发，时值夏月，暑湿正盛，故外感得之，合乎时令。葛根〔豆科植物野葛 *Pueraria lobata*（Willd.）Ohwi 的根〕为太阳、阳明要药，周岩《本草思辨录》曰："凡寒阻于经，欲化未化而有表热之证，葛根能外达而解之。"又辅以"主风寒湿痹，死肌，痉，疸，止汗，除热，消食"之白术，二药相伍，共奏祛风除痹、解肌退热之效，可谓药中鹄的。其法其方，对治疗风湿痹证颇有启迪，当细细品味。

第二节 《本草从新》

一、乳痈案

康祖左乳病痈，又臆间生核，痛楚半载，祷张王，梦授以方，姜汁制香附为末，每服二钱，米饮下遂愈。

【按】中医认为乳痈的常见病因有三：乳汁淤积、肝郁胃热、感受外邪。案中康祖除患乳痈外，又伴有乳核，痛有半载，无疑系肝气郁滞，积聚于胸，郁而化火，以致气滞热壅。治法上当以消为贵，以通为主，这与本草学派医家在制方用药特色上重视气血的观点一致。香附（莎草科植物莎草 *Cyperus rotundus* L. 的根茎）在李时珍《本草纲目》中被称为"气病之总司，女科之主帅"，为疏肝解郁、行气止痛之要药，广泛用于治疗肝郁气滞证与妇科诸证。再辅以姜汁炮制，借其辛散之力，调畅气机，散郁结气，而其病可去。提示临床医生处方选药时要重视药物炮制，选取适宜的炮制品，可以达到事半功倍的疗效。

二、湿疮案

一妇患脐腹、二阴遍生湿疮，热痒而痛，出黄汁、二便涩。用鳗鲡、松脂、黄丹之类涂之，热痛愈甚。其妇嗜酒，喜食鱼虾发风之物，乃用马齿苋四两研烂，青黛一两，和涂，热痛皆去。仍服八正散而愈。此中下焦蓄蕴风热，毒气若不出，当病肠风内痔，妇不能禁酒物，果发痔。

【按】本案中马齿苋、青黛、鳗鲡、松脂等药皆为浙江药用资源，其外治方法亦是本学派医家之所长。文中患妇所得之证显然为湿热证的湿疮，其外用马齿苋（马齿苋科植物马齿苋 *Portulaca oleracea* L. 的地上部分）四两研烂，调和青黛［爵床科植物马蓝 *Baphicacanthus cusia*（Nees）Bremek.、蓼科植物蓼蓝 *Polygonum tinctorium* Ait. 或十字花科植物菘蓝 *Isatis indigotica* Fort. 的叶或茎叶经加工制得的干燥粉末、团块或颗粒］一两涂敷，旨在清热解毒、祛湿止痒；并内服八正散以利尿通淋、清利湿热。内服外敷，两相合治，药到病除。然妇人于湿热酒物不能禁止，标虽愈而本未却，终不免复生他变，若湿热蕴结大肠，则当发而为痔。此案不仅启迪医家湿疮的治疗之法，还告诫病家饮食宜忌之重要。

三、痢疾案

一妇年四十余，耽饮无度，多食鱼蟹，积毒在脏，日夜二三十泻，便与脓血杂下，大肠连肛门甚痛，用止血痢药不效，用肠风药益甚。盖肠风有血无脓也。服热药腹愈痛，血愈下。服冷药注泻食减。服温平药则若不知。年余垂毙。或教服人参散：樗皮、人参各一两，为末，空心温酒，或米饮下二钱，遂愈。

【按】樗皮［苦木科植物臭椿 *Ailanthus altissima*（Mill.）Swingle 的干皮或根皮］，止痢良药。《药性论》载"樗白皮……治赤白痢，肠滑痔疾，泻血不住"；《本草拾遗》载"主赤白久痢，疳虫，去疥䘌，主下血"；《日华子本草》曰"止泻及肠风，能缩小便"；朱震亨言其"治赤白浊，赤白带，湿气下痢，精滑梦遗，燥下湿，去肺胃陈积之痰。"可知樗皮治赤白痢疾、肠风下血、尿频精滑等症明矣。案中妇人先后经服止血痢药、肠风药、热药、冷药、温平药，均不见效，甚有加重之势。如此年余，迁延日久，致使邪甚正衰，濒临死境。垂危之际，该妇服验方人参散，仅以樗皮、人参为药，用温酒或米饮送服，药简力专，竟获痊愈，令人称奇。

第三节 《本草纲目拾遗》

一、痔疮案

朱楚良在镇海，其土人有采雪里花者，冬月严寒，此花始生。在招宝山龙潭旁，环渚而发，苗甚短小，如六月雪状，高不过二寸许，每雪时开白花如豆大。土人采得，干之入药。

敷痔：以雪里花为末，湿者干掺，干者麻油调搽一二度，其痔即消缩。

【按】书中载有雪里花共两处。一者在《本草纲目拾遗·草部》"雪里开"项下附"雪里花"；一者在《本草纲目拾遗·花部》"雪荷花"项下附"雪里花"。两者文字略异而其意相同，今摘录前者予以分析。

书中对雪里花的描述虽仅几十个字，然文字精练，俨然一部剧本，却清楚地叙述了雪里花的各项内容：①地点：（浙江宁波）镇海招宝山龙潭；②人物：叙述人——朱楚良，主角——土人；③时间：冬月、雪时；④生境：龙潭环渚；⑤植物特征：植株高矮、花的形状、颜色、大小；⑥采收处理：干之入药；⑦治疗范围：敷痔疮；⑧用法与用量：以雪里花为末，湿者干掺，干者麻油调搽一二度；⑨疗效：其痔即消缩。此案是浙派本草医家以外治疗法治疗疾病的又一记载，且雪里花是浙江宁波镇海当地用于治疗痔疮的民间药物。经编者考证，雪里花为茜草科植物日本蛇根草 Ophiorrhiza japonica Bl. 的全草，具活血祛瘀、调经止痛、止咳等功效，对治疗气滞血瘀证的痔疮有明显疗效，这也是日本蛇根草治疗痔疮的首次记载，为开展该药资源的合理利用和进一步开发提供文献依据。又云"湿者干掺，干者麻油调搽一二度"，其外用方法有殊，是出于因人制宜的考虑，体现了本学派医家用药方法的灵活性。

目前对于痔疮的治疗，西医以外治法作为临床首选方法，一般采用

本草学派

手术治疗，虽可彻底清除痔疮组织，不易复发，短时有效，但其手术费用高昂，术后疼痛明显，部分患者不愿选择；而本案中浙江镇海地区民间百姓用雪里花治疗痔疮，是临床行之有效的可靠单验方，具简、便、廉、验的治疗特色和优势，应充分地予以继承、发扬，并结合现代科技手段进行研究、开发，打造出安全、高效、低毒的药品，从而造福群众、惠及人民。

二、疝气案

庚戌，予（赵学敏）馆临安，暑后荒圃多生此草，惊蛰后发苗，似小将军而叶较小，色亦淡绿，春分后即开花，细碎，藕合色，节柎辄有花，结子如狗卵，颇壮满可观。其草蔓地，千百穗并一根，立夏后多槁。予同舍许氏子髫年患疝，发辄作厥，以狗卵草煎酒服，后永不再发。

【按】案中用狗卵草煎酒服治疗疝气是浙派本草医者的经验方、秘方。狗卵草（玄参科植物婆婆纳 *Veronica didyma* Tenore 的全草）治疝气的药用历史，可追溯至宋元时期释继洪所著之《澹寮集验秘方》。《本草纲目拾遗》载："疝气，《澹寮方》用狗卵子草（同狗卵草）鲜者二两，捣取汁，白酒和服，饥时服药尽醉，蒙被暖睡，待发大汗，自愈。此草性温，能达下部，如无鲜者，须三四月予采晒干存贮。倘用干者，止宜一两，煎白酒。加紫背天葵五钱，同煎更妙。"狗卵草既可因地制宜采收鲜品入药，又可用晒后干品，方法灵活，收效亦好。其组方简单、疗效确切，且使用便捷、价格低廉，具鲜明的学派治疗特色，应进行深入发掘和研究。

三、痞满案

丁未，余（赵学敏）馆奉化，邑人暑月俱以此（指六月霜）代茶，云消食运脾。性寒，解暑如神。五月内山村人率刈干束缚，挑入城市售卖，予以百钱买得一束，如干薄荷状，而长大倍之，茎上缀白珠成穗。土人云：子能下气消食，更甚于枝叶，偶得痞闷不快，因取一枝冲汤代茶饮，次日，即健啖异常，所言信不妄也。

【按】六月霜茶饮是浙江奉化地区民间百姓解暑热的良方圣药。学派医家在遣方立法上重视气血，认为"气血冲和，万病不生"，针对气病，提出益气调脾、平气降逆诸法。试观本例，赵学敏偶得"痞闷不快"，概因暑月湿热，中焦气机阻滞，脾胃升降失职所致。赵氏不用他方，只取六月霜（菊科植物奇蒿 Artemisia anomala S. Moore 的全草）一药，冲汤代茶，消食健脾、降气除胀，同时具清热解暑作用，疗效显著，可谓单取一药却收一方之功也。这亦是本草学派善用民间单方的特色体现。今市场上也有据六月霜开发出的相关产品，如保健饮料、茶用颗粒等，可以说是对传统药物进行深入地现代化、产业化的研究。

四、红瘰案

嘉庆癸亥，予（赵学敏）寓西溪吴氏家，次子年十五，忽腹背患起红瘰，蔓延及腰如带，或云蛇缠疮，或云丹毒，乃风火所结，血凝滞而成。予疑其入山樵采染虫毒，乃以蟾酥犀黄锭涂之，不效，二三日瘰愈，大作脓，复与以如意金黄散敷之，亦不效，次日，疮旁复起红晕，更为阔大，有老妪教以用开屏凤毛，即翠云草也。捣汁涂上，一夕立消。此草解火毒如此，又不特治血神效也。

【按】本案是杭州地区民间百姓用翠云草外治蛇串疮的记载。赵氏先涂以蟾酥犀黄锭，复与如意金黄散，皆无效。而一老妪教以外治疗法，用民间草药翠云草［卷柏科植物翠云草 Selaginella uncinata（Desv.）Spring 的全草］捣汁，涂于患处，却能一夕即消，效果立竿见影，可见一些民间草药在治疗某些疾病上有特殊疗效，值得深入挖掘。

五、咳嗽痰喘案

玉神庵尼清慧言：花生，人云服之生痰。有一大家妇咳嗽痰多，医束手不治，庵尼云上劝服花生，每日食二三两，渐觉稀少，不半年，服花生二十余斤，咳嗽与痰喘皆除，想亦从治之法也。童鹿莽言，花生本有涤痰之功，予家凡患咳嗽，止用生花生去壳膜，取净肉冲汤服，咳嗽自安，岂非化痰之功？善于瓜蒌、贝母。世俗以火炒食，反能生痰。又凡被马踢伤者，忌服花生，服之疮愈增痛。

【按】落花生（豆科植物 *Arachis hypogaea* L. 的种子）为药食两用之品。《随息居饮食谱》载其能"润肺，解毒，化痰"，《药性考》则谓该药生熟异效，"生研用下痰，炒熟用开胃醒脾，滑肠，干咳者宜餐，滋燥润火。"观本二例，凡患肺燥咳嗽或有痰喘者，皆服生花生而有效验，且以食治之，胜于用药，这是将食物活用的生动体现，亦是学派用药的特色之一。文中又附食治宜忌：有痰者宜生用，病患疮疡麻痘者当忌用。这对现今药物食治和饮食护理等方面具有一定的启发意义。

主要参考文献

[1] 朱海滨.近世浙江文化地理研究 [M].上海：复旦大学出版社，2011.

[2] 朱丽东，张建珍，等.简明浙江地理教程 [M].武汉：武汉大学出版社，2012.

[3] 浙江省医药志编纂委员会.浙江省医药志 [M].北京：方志出版社，2003.

[4] 朱德明.浙江医药史 [M].北京：人民军医出版社，1999.

[5] 朱德明.自古迄北宋时期浙江医药史 [M].北京：中医古籍出版社，2013.

[6] 朱德明.南宋时期浙江医药的发展 [M].北京：中医古籍出版社，2005.

[7] 朱德明.元明清时期浙江医药的变迁 [M].北京：中医古籍出版社，2007.

[8] 滕复，徐吉军，徐建春，等.浙江文化史 [M].杭州：浙江人民出版社，1992.

[9] 彭崇胜.中医药与中华传统文化 [M].上海：上海交通大学出版社，2017.

[10] 张平.浙江中医药文化博览（上、下卷）[M].北京：中国中医药出版社，2009.

[11] 尚志钧，林乾良，郑金生.历代中药文献精华 [M].北京：科学技术文献出版社，1989.

[12] 尚志钧.中国本草要籍考 [M].合肥：安徽科学技术出版社，2009.

[13] 范永升.浙江中医学术流派 [M].北京：中国中医药出版社，2009.

[14] 刘时觉.浙江医人考 [M].北京：人民卫生出版社，2008.

[15] 刘时觉.浙江医籍考 [M].北京：人民卫生出版社，2014.

[16] 张如安.宁波中医药文化史 [M].北京：中国中医药出版社，2012.

[17] （唐）陈藏器.《本草拾遗》辑释 [M].尚志钧辑释.合肥：安徽科学技术出版社，2002.

[18] 袁瑞华.试论陈藏器《本草拾遗》的学术贡献 [J].陕西中医，1989，10（11）：524-525.

[19] 日华子.日华子本草 [M].尚志钧辑释.皖南医学院科研处，1983.

[20] 常敏毅. 日华子本草辑注 [M]. 北京：中国医药科技出版社，2016.

[21] 郑金生. 南宋珍稀本草三种 [M]. 北京：人民卫生出版社，2007.

[22] 许玮. 履巉岩本草与南宋本草图 [J]. 新美术，2015，36（12）：16-22.

[23] （明）方广. 丹溪心法附余 [M]. 王英，曹钒，林红，校注. 北京：中国中医药出版社，2015.

[24] 严余明，竹剑平. 《本草衍义补遗》小考 [J]. 浙江中医杂志，2017，52（7）：511-513.

[25] （明）倪朱谟. 本草汇言 [M]. 郑金生等点校. 北京：中医古籍出版社，2005.

[26] 周仲瑛，于文明. 本草汇言 [M]// 中医古籍珍本集成. 长沙：湖南科学技术出版社，2014.

[27] 陈仁寿. 浅议《本草汇言》的学术成就与不足 [J]. 南京中医药大学学报（社会科学版），2003，4（3）：169-171.

[28] 吴昌国. 明代本草名著《本草汇言》研究 [J]. 中医文献杂志，2011，29（5）：5-7.

[29] 周仲瑛，于文明. 景岳全书 [M]// 中医古籍珍本集成. 长沙：湖南科学技术出版社，2014.

[30] （明）张介宾. 本草正 [M]. 北京：中国医药科技出版社，2017.

[31] （明）贾所学;（清）李延昰补订. 药品化义 [M]. 杨金萍，等校注. 北京：中国中医药出版社，2015.

[32] 陈勇，蒋麟，李政，等. 试论《药品化义》对中药功效理论的贡献 [J]. 四川中医，2005，23（5）：5-6.

[33] （明）张志聪. 本草崇原 [M]. 刘小平点校. 北京：中国中医药出版社，1992.

[34] 王慧峰，杨巧红，易华. 试论张志聪《本草崇原》的学术成就及其意义 [J]. 福建中医药，2004，35（2）：44-45.

[35] 厉飞，张卓文，陈萍萍，等. 高士宗《本草崇原》学术思想研究 [J]. 浙江中医药大学学报，2013，37（2）：141-143.

[36] （清）陈士铎. 精校本草新编 [M]. 北京：人民军医出版社，2013.

[37] （清）陈士铎. 本草新编 [M]. 柳长华，徐春波校注. 北京：中国中医药出版社，1996.

[38] 徐春波. 《本草新编》的学术特色 [J]. 山东中医药大学学报，2000，24（6）：451-452.

[39]（清）吴仪洛.本草从新 [M].上海：上海科学技术出版社，1958.

[40]（清）吴仪洛.本草从新 [M].北京：中国中医药出版社，2013.

[41] 宋捷民，管家齐，廖广辉.吴仪洛的学术思想与《本草从新》// 全国第3届临床中药学学术研讨会 [Z].中国江苏南京.2010.

[42] 龙全江，徐雪琴.《本草从新》炮制学成就初探 [J].甘肃中医学院学报，1995（3）：50-52.

[43]（清）严西亭，施澹宁，洪缉庵.得配本草 [M].上海：上海科学技术出版社，1958.

[44] 周仲瑛，于文明.得配本草 [M]// 中医古籍珍本集成（续）：本草卷.长沙：湖南科学技术出版社，2014.

[45] 欧之洋，银赟.《得配本草》的学术特点和临床实用价值 [J].中医药临床杂志，2011，23（9）：808-810.

[46]（清）赵学敏.本草纲目拾遗 [M].北京：人民卫生出版社，1957.

[47] 周仲瑛，于文明.本草纲目拾遗 [M]// 中医古籍珍本集成.长沙：湖南科学技术出版社，2014.

[48] 陈修源.《本草纲目拾遗》成书纪年考 [J].新疆中医药，1993（4）：3-4.

[49] 李超霞.《本草纲目拾遗》引用书目探讨 [D].中国中医科学院，2015.

[50] 宋捷民.赵学敏学术思想与《本草纲目拾遗》[C].湖北：中华中医药学会，2012.

[51] 尚志钧.《本草纲目拾遗》评介 [J].安徽中医学院学报，1982（4）：55-56.

[52]（清）赵学敏.串雅内外编 [M].北京：人民卫生出版社，2023.

[53] 郭振球.赵学敏《串雅》的医学成就 [J].江西中医药，1981（3）：4-6.

[54] 赵军.赵学敏在民间医药学方面的成就 [J].辽宁中医药大学学报，2011，13（9）：34-35.

[55] 吴小明.从《串雅》看浙江民间走方医的治病特点 [J].浙江中医药大学学报，2012，36（1）：9-10.

[56]（清）王士雄.随息居饮食谱 [M].北京：人民卫生出版社，1987.

[57] 张旭斌，柳小远.浅析王士雄《随息居饮食谱》的食疗特色 [J].亚太传统医药，2016，12（15）：93-94.

[58] 张山雷.本草正义 [M].程东旗点校.福州：福建科学技术出版社，2006.

[59] 盛增秀，李安民.发挥古义 充实新知——《本草正义》评议 [J].辽宁中医杂志，1989（12）：8-10.

[60]（元）徐彦纯.本草发挥[M].宋咏梅，李军伟，校注.北京：中国中医
    药出版社，2015.

[61] 李军伟.《本草发挥》的文献研究[D].山东中医药大学，2012.

[62]（明）王纶.本草集要[M].北京：中国中医药出版社，2015.

[63] 李明，荣远航，步瑞兰.《本草集要》版本考略及学术特色探讨[J].中
    医药导报，2021，27（9）：222-223+228.

[64]（明）皇甫嵩，皇甫相.本草发明[M].李玉清，向南校注.北京：中国
    中医药出版社，2015.

[65] 李玉清.皇甫嵩《本草发明》学术特色研究[J].中国中医基础医学杂
    志，2013，19（3）：235+238.

[66] 明·蒋仪.药镜[M].王振国，丁兆平校注.北京：中国中医药出版社，
    2015.

[67] 丁兆平，王振国，姜锡斌.《药镜》暨《医药镜》初刻版本考——基于
    对《药镜》序、跋、凡例的解读[J].山东中医药大学学报，2013，37
    （6）：503-505.

[68] 石凯歌，韩彬.明代药性类本草《药镜》学术特点举隅[J].广东药科大
    学学报，2021，37（5）：112-114.

[69]（明）卢之颐.本草乘雅半偈[M].刘更生，等校注.北京：中国中医药
    出版社，2016.

[70] 何任.卢子颐和《本草乘雅半偈》[J].浙江中医学院学报，1993（3）：
    38-39.

[71] 闫醒刚.《本草乘雅半偈》药象研究[D].广西中医药大学，2018.

[72]（清）凌奂.本草害利[M].北京：中医古籍出版社，1982.

[73] 秦德平.凌奂《本草害利》评介[J].皖南医学院学报，1986（2）：116-
    118.

[74] 关新军，王娅玲.《本草害利》的药物"害利"理论及其价值浅析[J].
    中华中医药杂志，2015，30（9）：3134-3136.

[75]（清）莫枚士.神农本经校注[M].郭君双，米鹏，周扬，校注.北京：
    中国中医药出版社，2015.

[76]（清）仲昴庭.本草崇原集说[M].孙多善点校.北京：人民卫生出版社，
    1997.

[77] 孙多善，周学胜.仲学辂《本草崇原集说》的学术成就[J].北京中医药
    大学学报，1995（3）：30-32.

[78]（清）周严.本草思辨录 [M].北京：人民卫生出版社，1960.

[79] 马继松，彭绍荣.《本草思辨录》介评 [J].浙江中医学院学报，1989（2）：
38-39.

[80] 李哲，徐明元，吕金山.清·周岩《本草思辨录》学术思想探讨 [J].中
国实验方剂学杂志，2010，16（8）：231-233.

[81]（清）郑肖岩辑著；曹炳章增订.增订伪药条辨 [M].科技卫生出版社，
1959.

[82] 曹炳章.规定药品考正 经验随录方 [M].王英，李健校注.北京：中国
中医药出版社，2021.

[83] 徐玮，余平.《增订伪药条辨》的学术价值 [J].浙江中医杂志，1998（7）：
325.

[84] 管成学，王兴文.苏颂评传 [M].长春：吉林文史出版社，2006.

[85] 庄添全，洪辉星，娄曾泉.苏颂研究文集 [M].厦门：鹭江出版社，
1993.

[86] 苏克福，管成学，邓明鲁.苏颂与《本草图经》研究 [M].长春：长春
出版社，1991.

[87] 苏颖.《本草图经》研究 [M].北京：人民卫生出版社，2011.

[88]（宋）苏颂.本草图经 [M].尚志钧辑校.合肥：安徽科学技术出版社，
1994.

[89] 尹旻臻，储姗姗，赵玉姣，等.《本草图经》中涉及今浙江省的州军冠
名药图考 [J].中华医史杂志，2022，52（3）：131-139.

[90] 宋林强，张水利.《本草拾遗》伏鸡子根的本草考证 [J].中药材，2018，
41（9）：2241-2243.

[91] 袁鑫，张水利，詹敏.《本草拾遗》土芋的本草考证 [J].中国中药杂志，
2010，35（9）：1204-1208.

[92] 罗晓朦，陶倩，楼柯浪，等.《履巉岩本草》笑靥儿草的本草考证 [J].
中药材，2017，40（7）：1743-1746.

[93] 张水利，熊耀康，高晓洁，等.《履巉岩本草》天茄儿的本草考证 [J].
浙江中医药大学学报，2008，32（3）：296-297.

[94] 罗晓朦，宋建琴，宋林强，等.《本草拾遗》孟娘菜的本草考证 [C].江
苏：中国药学会，2017.

[95] 林王敏，何婕瑜，俞冰，等.《履巉岩本草》双头莲的本草考证 [J].中
药材，2020，43（3）：741-744.

[96] 王莉莎，俞冰，张水利.《履巉岩本草》中刺酸草的本草考证 [J]. 浙江中医药大学学报，2020，44（4）：377–380+390.

[97] 李东波，顾秋金，俞冰，等.《履巉岩本草》麸盐子和五倍子苗的本草考证 [J]. 浙江中医药大学学报，2020，44（6）：526–532.

[98] 张水利，韩召会.《履巉岩本草》天仙子的本草考证 [J]. 浙江中医药大学学报，2012，36（7）：762–764.

[99] 张水利，韩召会.《履巉岩本草》中苦益菜的本草学研究 [J]. 浙江中医药大学学报，2012，36（3）：243–246.

[100] 陈金妹，俞冰，张水利.《履巉岩本草》山棟青的本草考证 [J/OL]. 中药材，2022（12）：3021–3025.

[101] 钟意欣禾，查彦良，俞冰，等.《履巉岩本草》中飘摇豆的本草考证 [J]. 中药材，2020，43（5）：1252–1255.

[102] 徐金铭，张水利，俞冰.《履巉岩本草》三缝草的本草考证 [J/OL]. 中药材，2023，46（2）：507–510.

[103] 汪华锋，韩召会，张水利.《履巉岩本草》山荷叶和仙天莲的本草考证 [J]. 浙江中医药大学学报，2012，36（10）：1063–1066.

[104] 高晓洁，张水利，韩召会.《履巉岩本草》铁脚凤尾草的本草考证 [J]. 浙江中医药大学学报，2012，36（6）：621–623.

[105] 高晓洁，张水利.《本草纲目拾遗》紫背稀奇的品种考证 [J]. 中国中药杂志，2008，33（24）：2986–2988.

[106] 张水利，苏青华.《本草纲目拾遗》一粒金丹的品种考证 [J]. 浙江中医药大学学报，2012，36（8）：862–864.

[107] 苏青华，张水利，韩召会.《本草纲目拾遗》中《人海记》所载蝎子草的品种考证 [J]. 中国医药科学，2011，1（8）：113–114+120.

[108] 张水利，苏青华.《本草纲目拾遗》金锁银开的再考释 [J]. 浙江中医药大学学报，2012，36（2）：122–125.

[109] 俞冰，苏青华，张水利.《本草纲目拾遗》中《百草镜》所载地蜈蚣之基原考证 [J]. 浙江中医药大学学报，2012，36（9）：963–965.

[110] 苏青华，张水利.《本草纲目拾遗》引王周"金盘草"之本草考证 [J]. 浙江中医药大学学报，2012，36（11）：1165–1167.

[111] 韩召会，张水利.《本草纲目拾遗》引汪连仕之鲇鱼须的本草考证 [J]. 浙江中医药大学学报，2012，36（4）：369–371.

[112] 张水利，高晓洁，熊耀康.《本草纲目拾遗》雪里花的品种考证 [J].

中国中药杂志，2008，33（13）：1632–1634+1637.

[113] 沈元杰，张水利.《本草纲目拾遗》狗卵草的本草考证 [J]. 浙江中医药大学学报，2012，36（12）：1285–1289.

《浙派中医丛书》总书目

原著系列

格致余论　　　　　　　　　　　　规定药品考正·经验随录方
局方发挥　　　　　　　　　　　　增订伪药条辨
本草衍义补遗　　　　　　　　　　三因极一病证方论
丹溪先生金匮钩玄　　　　　　　　察病指南
推求师意　　　　　　　　　　　　读素问钞
金匮方论衍义　　　　　　　　　　诊家枢要
温热经纬　　　　　　　　　　　　本草纲目拾遗
随息居重订霍乱论　　　　　　　　针灸资生经
王氏医案·王氏医案续编·王氏医案三编　针灸聚英
随息居饮食谱　　　　　　　　　　针灸大成
时病论　　　　　　　　　　　　　灸法秘传
医家四要　　　　　　　　　　　　宁坤秘笈
伤寒来苏全集　　　　　　　　　　宋氏女科撮要
侣山堂类辩　　　　　　　　　　　产后编
伤寒论集注　　　　　　　　　　　树蕙编
本草乘雅半偈　　　　　　　　　　医级
本草崇原　　　　　　　　　　　　医林新论·恭寿堂诊集
医学真传　　　　　　　　　　　　医林口谱六治秘书
医无闾子医贯　　　　　　　　　　医灯续焰
邯郸遗稿　　　　　　　　　　　　医学纲目
通俗伤寒论

专题系列

丹溪学派　　　　　　　　　　　　针灸学派
温病学派　　　　　　　　　　　　乌镇医派
钱塘医派　　　　　　　　　　　　宁波宋氏妇科
温补学派　　　　　　　　　　　　姚梦兰中医内科
绍派伤寒　　　　　　　　　　　　曲溪湾潘氏中医外科
永嘉医派　　　　　　　　　　　　乐清瞿氏中医眼科
医经学派　　　　　　　　　　　　富阳张氏骨科
本草学派　　　　　　　　　　　　浙江何氏妇科
伤寒学派

品牌系列

杨继洲针灸　　　　　　　　　　　王孟英
胡庆余堂　　　　　　　　　　　　楼英中医药文化
方回春堂　　　　　　　　　　　　朱丹溪中医药文化
浙八味　　　　　　　　　　　　　桐君传统中药文化